中醫古籍整理叢書重刊

黄元御醫集（二）

靈樞懸解

難經懸解

清·黄元御 撰

點校 麻瑞亭

孫洽熙

徐淑鳳

蕭芳琴

人民衛生出版社

圖書在版編目（CIP）數據

黃元御醫集．2，靈樞懸解　難經懸解/（清）黃元
御撰；麻瑞亭等點校 . —北京：人民衛生出版社，2014
（中醫古籍整理叢書重刊）
ISBN 978-7-117-19194-4

Ⅰ.①黃⋯　Ⅱ.①黃⋯ ②麻⋯　Ⅲ.①中國醫藥學—
古籍—中國—清代②《靈樞經》—研究③《難經》—研究
Ⅳ.①R2-52②R221.2③R221.9

中國版本圖書館 CIP 數據核字（2014）第 212792 號

人衛社官網　www. pmph. com	出版物查詢，在綫購書
人衛醫學網　www. ipmph. com	醫學考試輔導，醫學數
	據庫服務，醫學教育資
	源，大衆健康資訊

黃元御醫集（二）　靈樞懸解　難經懸解

撰　　者：清·黃元御
點　　校：麻瑞亭 等
出版發行：人民衛生出版社（中繼綫 010-59780011）
地　　址：北京市朝陽區潘家園南里 19 號
郵　　編：100021
E - mail：pmph @ pmph.com
購書熱綫：010-59787592　010-59787584　010-65264830
印　　刷：三河市宏达印刷有限公司（胜利）
經　　銷：新華書店
開　　本：850×1168　1/32　印張：8.5
字　　數：228 千字
版　　次：2015 年 8 月第 1 版　2022 年 11 月第 1 版第 6 次印刷
標準書號：ISBN 978-7-117-19194-4/R · 19195
定　　價：33.00 元

打擊盜版舉報電話：010-59787491　E-mail：WQ @ pmph. com
（凡屬印裝質量問題請與本社市場營銷中心聯系退換）

《黄元御醫集》共十一種，清代黄元御撰，今分六個分冊出版。

《黄元御醫集》（一）《素問懸解》（附《校餘偶識》）《素靈微蘊》。

《黄元御醫集》（二）《靈樞懸解》《難經懸解》。

《黄元御醫集》（三）《傷寒懸解》《傷寒説意》。

《黄元御醫集》（四）《金匱懸解》。

《黄元御醫集》（五）《四聖心源》《四聖懸樞》。

《黄元御醫集》（六）《長沙藥解》《玉楸藥解》。

本書爲第二分冊，收載有《靈樞懸解》《難經懸解》兩種，是詮釋《靈樞》《難經》之作。

《靈樞懸解》成書於乾隆二十一年丙子（公元一七五六年）。全書分爲九卷，八十一篇，將《靈樞經》篇次重新調整，按刺法、經絡、營衛、神氣、藏象、外候、病論、賊邪、疾病等分爲九類。各篇經文分段詮釋，於經絡腧穴、病能刺法等理論多有創見。

《難經懸解》成書於乾隆二十一年丙子（公元一七五六年）。全書分爲二卷，黄氏發素靈之微蘊，乃將八十一難次序重新調整，並一一詮釋，對人體尺寸部位、脈法病能、氣血營衛分屬、左腎右命、瀉南補北等經旨，尤有揭示、發揮。

黄氏精研《內經》《難經》凡二十餘年，廣搜博採，相互參校。晚年遂對其進行詮釋，評以獨見。析舊篇而重新編次，對各段經文芟其繁文，撷輯英秀，正其舛錯，增修音釋；溯源析流，探微索奧，發揚宏旨，冰釋舊疑，拓開新義，啟迪後學。釋文撮要精煉，義理明徹，篇第昭晰，條分縷析。清代馮承熙贊曰：“奧析天人，妙燭幽隱，自越人、仲景而後，罕有其倫。”因此，本書實爲學習研究祖國醫學經典著作的重要參考書。

　　《中醫古籍整理叢書》是我社 1982 年爲落實中共中央和國務院關於加強古籍整理的指示精神，在衛生部、國家中醫藥管理局領導下，組織全國知名中醫專家和學者，歷經近 10 年時間編撰完成。這是一次新中國成立 60 年以來規模最大、水準最高、品質最好的中醫古籍整理，是中醫理論研究和中醫文獻研究成果的全面總結。本叢書出版後，《神農本草經輯注》獲得國家科技進步三等獎、國家中醫藥管理局科技進步一等獎，《黃帝內經素問校注》《黃帝內經素問語譯》《傷寒論校注》《傷寒論語譯》等分別獲得國家中醫藥管理局科技進步一等獎、二等獎和三等獎。

　　本次所選整理書目，涵蓋面廣，多爲歷代醫家所推崇，向被尊爲必讀經典著作。特別是在《中醫古籍整理出版規劃》中《黃帝內經素問校注》《傷寒論校注》等重點中醫古籍整理出版，集中反映了當代中醫文獻理論研究成果，具有較高的學術價值，在中醫學術發展的歷史長河中，將佔有重要的歷史地位。

　　30 年過去了，這些著作一直受到廣大讀者的歡迎，在中醫界產生了很大的影響。他們的著作多成於他們的垂暮之年，是他們畢生孜孜以求、嘔心瀝血研究所得，不僅反映了他們較高的中醫文獻水準，也體現了他們畢生所學和臨床經驗之精華。諸位先賢治學嚴謹，厚積薄發，引用文獻，豐富翔實，訓詁解難，校勘嚴謹，探微索奥，注釋精當，所述按語，彰顯大家功底，是不可多得的傳世之作。

中醫古籍浩如煙海，内容廣博，年代久遠，版本在漫長的歷史流傳中，散佚、缺殘、衍誤等爲古籍的研究整理帶來很大困難。《中醫古籍整理叢書》作爲國家項目，得到了衛生部和國家中醫藥管理局的大力支持，不僅爲組織工作的實施和科研經費的保障提供了有力支援，而且爲珍本、善本版本的調閱、複製、使用等創造了便利條件。因此，本叢書的版本價值和文獻價值隨着時間的推移日益凸顯。爲保持原書原貌，我們只作了版式調整，原繁體字竪排（校注本）現改爲繁體字横排，以適應讀者閱讀習慣。

由於原版書出版時間已久，圖書市場上今已很難見到，部分著作甚至已成爲中醫讀者的收藏珍品。爲便於讀者研習，我社决定精選部分具有較大影響力的名家名著，編爲《中醫古籍整理叢書重刊》出版，以饗讀者。

人民衛生出版社
二〇一三年三月

在浩如烟海的古醫籍中，保存了中國醫藥學精湛的理論和豐富的臨證經驗。爲繼承發揚祖國醫藥學遺產，過去，我社影印、排印出版了一批古醫籍，以應急需。根據中共中央和國務院關於加强古籍整理的指示精神，以及衛生部一九八二年制定的《中醫古籍整理出版規劃》的要求，今後，我社將經過中醫專家、學者和研究人員在最佳版本基礎上整理的古醫籍，做到有計劃、有係統地陸續出版，以滿足廣大讀者和中醫藥人員的需要。

這次中醫古籍整理出版，力求保持原書原貌，並注意吸收中醫文史研究的新發現、新考證；有些醫籍經過整理後，在一定程度上可反映出當代學術研究的水平。然而，歷代中醫古籍所涉及的内容是極其廣博的，所跨越的年代也是極其久遠的。由於歷史條件所限，有些醫籍夾雜一些不當之説，或迷信色彩，或現代科學尚不能解釋的内容等，希望讀者以辯證唯物主義的觀點加以分析，正確對待，認真研究，從中吸取精華，以推動中醫學術的進一步發展。

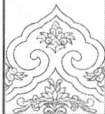

　　《黃元御醫集》共十一種，清代黃元御撰，今分六個分冊出版。本書爲第二分冊，收載有《靈樞懸解》《難經懸解》。

　　《黃帝內經靈樞經》簡稱《靈樞經》或《靈樞》，又名《鍼經》《九卷》《九靈》《九墟》等，原書九卷，八十一篇。因成書年代久遠，宋以後原本及傳本多所散佚。現存之最早傳本，係南宋史崧重新編校之二十四卷本。

　　黃氏服習《靈樞》凡二十餘年，廣搜博採，相互參校。謂："《靈樞》乃《素問》之原，凡刺法、腧穴、經絡、藏象，皆自《靈樞》發之。而錯亂舛互，亦與《素問》相同。"如誤將《標本》名之曰《衛氣》，誤將《津液五別》名之曰《五癃津液別》。至若經文之錯簡、倒置者，屢見不鮮。脫漏、衍文、錯訛、重迭者，亦間或有之。致使"《經》傳而義晦"。遂"正其錯亂，發其幽杳"，重新編次，爲刺法、經絡、營衛、神氣、藏象、外候、病論、賊邪、疾病九類，合九卷八十一篇。除極個別段落外，每段《靈樞經》經文，均予詮釋。釋文探賾索奧，發其微旨，文筆流暢，扼要精當，條分縷析，前後融貫。成書於乾隆二十一年丙子（公元一七五六年），名之曰《靈樞懸解》。

　　馮承熙繼校刻《素問懸解》《難經懸解》而後，於光緒六年庚辰（公元一八八零年）校而梓行之。據考，此刻本係本書世傳之唯一刻本，以下簡稱靈馮本。

　　《黃帝八十一難經》簡稱《難經》，秦越人撰，係中醫經典著作之一，在學術上與《内經》並重。歷代注釋《難經》者數十家，以吴人吕廣等集注之《難經集注》、元代滑壽撰著之《難經本義》爲著。

　　黃氏曰："岐黃而後，難《靈》《素》者，扁鵲耳。《素問懸解》《靈樞懸解》既成，《難經》不可不解也。但使自今以往，當生者皆使之起，則扁鵲雖死，而其德大矣。"遂對全書二卷八十一難逐一詮釋。釋文探微循源，發《靈》《素》之微蘊，融會貫通，扼要精當。成書於乾隆二十一年丙子（公元一七五六年），名之曰《難經懸解》。

　　馮承熙贊黃氏"博極群書，兼綜衆妙，蘊探玉版，鑰啟靈蘭，意蕊爭飛，心源默印"。《難經懸解》使"榛蕪路闢，匣鏡塵捐，宿障雲開，舊疑冰釋。"爲使其"廣爲流傳，庶幾斯學晦而復明，微言絶而更續，播之後代，永永無窮"，乃於同治十一年壬申（公元一八七二年）校而梓行之，以下簡稱難馮本。

　　另有一清刻本，無刻刊者序、跋，亦不載刻刊年代，錯訛脱衍較多，不如難馮本精善。

　　基於以上二書諸本均校而未點，且已逾百年，近代亦未排印刊行，傳而不廣，亟待對其進行全面點校整理，使其成爲較好的通行範本，以資今人研讀應用，是乃此次點校之本意也。

　　此次點校二書，分別以靈馮本、難馮本爲底本。其内容不删節，不改編，以保持各書原貌。

　　《靈樞懸解》補入宋代史崧《黃帝素問靈樞經敍》。因靈馮本係世傳之唯一刻本，故無主校本、旁校本。以《靈樞經》（人民衛生出版社一九五六年據明代趙府居敬堂刻本影印本）爲他校本（以下簡稱《靈樞》）。並參考隋代楊上善《黃帝内經太素》（人民衛生出版社一九五五年據蘭陵堂仿宋嘉佑本影印本），晉代皇甫謐《鍼灸甲乙經》（人民衛生出版社一九六三年據明刻《醫統正脈》本縮影本，簡稱《甲乙經》），《難經校釋》（人民衛生出版社一九七九年版），《傷寒論》（人民衛生出版社一九五七年據明代趙開美本排印本），《金匱要略方論》（人民衛生出版社一九五六年據明代趙開美刻本影印本），黃氏之《素問懸解》《難經懸解》《黃氏醫書八種》等醫籍。

《難經懸解》以清刻本爲主校本。以《難經本義》（元代滑壽著，人民衛生出版社一九六三年新一版）爲他校本。并參考《難經集注》（吳人吕廣等注，宋代王九思等輯，商務印書館一九五五年版），《難經校釋》（版本同前），《傷寒論》（版本同前），《金匱要略方論》（版本同前），黃氏之《素問懸解》《靈樞懸解》《黃氏醫書八種》等醫籍。

以上二書，均全書斷句標點，校勘以本校、他校爲主（《難經懸解》并用對校），酌情運用理校，兼以必要的訓詁。具體問題的處理，見以下各點。

（一）底本中確係明顯之錯字、訛字、別字或筆畫小誤者，如日曰混淆、已巳不分等，均予逕改，不出校記。

（二）係底本錯訛脱衍，需辨明者，則據參本或校本改正或增删，并出校注明。

（三）底本與參本或校本不一，難予肯定何者爲是者，原文不動，出校注明。

（四）黃氏詮釋中引録他書之文獻，多有删節，或縮寫改動，不失原意者，置之不論，以保持本書原貌。

（五）黃氏詮釋中或經文中，黃氏未詮釋之文義古奧難明之字、詞、句、專用術語、成語、典故等，則據訓詁專書及歷代醫哲之説，出注加以訓釋。

（六）凡屬難字、僻字、異讀字，黃氏詮釋中未注音者均注音。注音採用直音法，即漢語拼音加同音字。

（七）凡屬古體字、異體字、俗字、避諱字（如玄、歴、寗元、邱等），均予逕改，不出校記。

（八）凡屬通假字，原文不動，首見處出注説明。

（九）《難經懸解》對《黃帝八十一難經》諸難編次做了部分調整，如：二十六難爲《難經本義》《難經集注》之三十難；二十七難至三十難依次爲《難經本義》《難經集注》之二十六難至二十九難；五十三難至五十六難依次爲《難經本義》《難經集注》之五十五難、五十六難、五十三難、五十四難等，此次整理，一仍其舊。

孫洽熙

麻瑞亭　徐淑鳳

蕭芳琴

一九八五年十月十日

總目錄

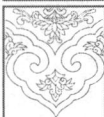

目 録

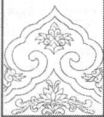

清·黃元御　撰

靈樞懸解

昔黄帝作《内經》十八卷，《靈樞》九卷，《素問》九卷，迺其數焉。世所奉行，唯《素問》耳。越人得其一二而述《難經》，皇甫謐次而爲《甲乙》，諸家之説，悉自此始。

其間或有得失，未可爲後世法。則謂如《南陽活人書》稱：咳逆者，噦也。謹按《靈樞經》曰：新穀氣入於胃，與故寒氣相爭，故曰噦。舉而並〔2〕之，則理可斷矣。又如《難經》第六十五篇，是越人標〔3〕指《靈樞·本輸》之大略，世或以爲流注。謹按《靈樞經》曰：所言節者，神氣之所游行出入也，非皮肉筋骨也。又曰：神氣者，正氣也。神氣之所游行出入者，流注也。井滎俞經合者，本腧也。舉而並之，則知相去不啻天壤之異。但恨《靈樞》不傳久矣，世莫能究。

夫爲醫者，在讀醫書耳，讀而不能爲醫者有矣，未有不讀而能爲醫者也。不讀醫書，又非世業，殺人尤毒於梃刃。是故古人有言曰：爲人子而不讀醫書，猶爲不孝也。

僕本庸昧，自髫迄壯，潛心斯道，頗涉其理。輒不自揣，參對諸書，再行校正家藏舊本《靈樞》九卷，

---

〔1〕黄帝素問靈樞叙　原不載，據《靈樞經》補。
〔2〕並　《類篇》："並，比也。"《荀子·儒效》："俄而並乎堯舜。"
〔3〕標　表明也。《文選·王文憲集序》："汝郁之幼挺淳至，黄琬之早標聰察，曾何足尚。"

共八十一篇，增修音釋，附於篇末，勒爲二十四卷，庶使好生之人，開卷易明，了無差別。除已具狀經所屬申明外，准使府指揮〔1〕依條申轉運司，選官詳定，具書送秘書省國子監。今崧專訪諸名醫，更乞參詳，免誤將來。利益無窮，功實有自。

時宋紹興乙亥仲夏望日錦官史崧題

---

〔1〕　指揮　唐宋時詔、勅、命令之統稱，公文多用之。《東坡集·應詔論四事狀》："前項指揮，請詳朝旨施行。"

昔黃帝傳醫，欲不用毒藥砭石，先立《鍼經》，而欲以微鍼除百姓之病，故諮岐伯，而作《靈樞》。《靈樞》即《鍼經》也。

《靈樞》乃《素問》之原，凡刺法、腧穴、經絡、藏象，皆自《靈樞》發之，而錯亂舛互，亦與《素問》相同。既解《素問》，《靈樞》不可不解矣。

丙子二月，方欲作之，澹明居士請先解《道德》。《道德》既成，於二月二十五日，乃刱[1]此草。正其錯亂，發其幽杳，五月二日書竣。丈夫當刪《詩》《書》，定《禮》《樂》，鸚鵡人言，不足爲也。

維時青陽[2]初謝，朱夏[3]方來，上臨赫日，下拂炎風，益以披裘帶索[4]，食玉炊桂[5]，鼻頭出火，心

〔1〕刱（chuàng 闖）　《字彙》："刱，俗刱字。"《廣雅·釋詁》："刱，創，造也。"

〔2〕青陽　《爾雅·釋天》："春爲青陽。"

〔3〕朱夏　《爾雅·釋天》："夏爲朱明。"因稱夏季爲朱夏。

〔4〕披裘帶索　荷衣束帶。"披裘"，《東皋子集·遊北山賦》："勿據梧而策杖，亦披裘而負薪。"大者爲索，小者爲繩。"披裘帶索"，出《唐書·朱桃椎傳》"披裘曳索"。在此爲我行我素之意。

〔5〕食玉炊桂　物價昂貴與米珠薪桂同。《戰國策·楚策》："今臣食玉炊桂。"

5

下如瘣〔1〕。申〔2〕以梁生適越〔3〕，陸子入洛〔4〕，旅懷鬱陶〔5〕，撫事彌深。風景山河之淚〔6〕，又復淫淫欲下也。

顧憂能傷人，悲可隕性，前乎吾者，非泰山治鬼〔7〕，則地下修文〔8〕。而僕以沉菀偃蹇〔9〕之身，巋然獨在，賴此尺籍，以消長日，憑此寸穎，以遣煩冤，岐黃之德普矣。而嘉惠藐躬〔10〕，功亦不細，長生久視〔11〕之法，即此而在，不必遠訪崆峒，遙羨蓬萊也。

迨乎論成注畢，則已〔12〕變泣成歌，破愁爲笑。人之情，已

---

〔1〕 瘣（mèi妹）《正韻》："瘣，病也。"《詩·衛風·伯兮》："願言思伯，使我心瘣。"

〔2〕 申 尋也。《國語·晉語》："申盟而還。"

〔3〕 梁生適越 "梁生"，指梁鴻，字伯鸞，後漢扶風人。有高節，隱居避患去吳，及老，求葬於吳要離冢傍。"梁生適越"，指梁鴻去吳越，卒於吳越，並葬之吳越。詳見《後漢書》。

〔4〕 陸子入洛 "陸子"，指陸機，字士衡，西晉吳君人。文學家，少有異才，文章冠世。"陸子入洛"，指機與弟雲由吳去洛陽，以求宦伸之事。

〔5〕 鬱陶（yáo搖） 《書·五子之歌》"鬱陶，精神憒結積聚之意。"

〔6〕 淚（lì麗） 《正韻》："淚，疾流貌。"

〔7〕 泰山治鬼 相傳泰山之神——泰山府君，掌人之生死。《夷堅志》："孫黑、石倪、徐楷，相繼爲泰山府君。"在此借指文人才子謝世。

〔8〕 地下修文 相傳晉·蘇韶死後現形，語其弟曰：顏淵、卜商在地下任修文郎，世因稱文人有才華而早死曰地下修文。《司空表聖詩集·狂題》："地下修文著作郎，生前饑處倒空牆。"

〔9〕 沉菀偃蹇 "沉菀"，《楚辭·九章·思美人》："申旦以舒中情分，志沉菀而莫達。"《補注》"菀，音鬱，積也。""偃蹇"，委屈意。《漢書·司馬相如傳》："棹指橋以偃蹇兮。""沉菀偃蹇"，沉悶憂鬱委曲之謂。

〔10〕 嘉惠藐躬 "嘉惠"，施惠之意。柳宗元《陳公行狀》："天子嘉惠羣臣而引慝焉。""藐"，美也，好也。《爾雅·釋詁》："藐，藐藐，美也。""躬"，《說文》："躬，身也。""嘉惠藐躬"，指教人以醫藥衛生之學，有益於健身。

〔11〕 長生久視 "久視"，不老之意。"長生久視"，謂生命長久。《呂氏春秋·重己》："莫不欲長生久視。"

〔12〕 已 《漢書·灌夫傳》："已然諾。"《注》："已，必也，謂一言許人，必信之也。"

富者不美，已貴者不榮，朱紱無擾[1]，綠蘿常親[2]，攤卷朗吟，其樂靡窮！吾今而知，莫富於山林之士[3]，莫貴乎煙霞之人[4]，此中真意，正自可悅耳。

慨自龍胡已去[5]，聖藻[6]猶存，而遺文顛倒，亂於俗士之手，遂經傳而義晦。自茲以還，玄珠永墜赤水迷津。詎意斯文未喪，千載重明，日月光天，山河麗地，古聖心傳，昭然如揭。向使身都通顯[7]，則今段奇功，淹沒於晏安豫樂[8]之中矣，何以有此！然則窮愁著書，是乃岐黃之靈，抑亦彼蒼之心[9]也，又何怨焉。

昔漢武愛司馬長卿[10]文，僕文未必如長卿，而澹明最好之，

---

〔1〕 朱紱無擾　"朱紱"，《易緯·乾鑿度下》："朱紱者，天子賜大夫之服。""朱紱無擾"，意謂在野之人，無政事困擾。

〔2〕 綠蘿常親　"綠蘿"，山名，在湖南桃源縣南十里，道家以其爲第四十二福地。"綠蘿常親"，意謂常居山林，超然於世。

〔3〕 山林之士　指山林隱逸之人。《桃花扇·餘韻》："聽他說話，像幾個山林隱逸"。

〔4〕 煙霞之人　"煙"，雲氣；"霞"，日光照於雲際所生之光采。《北史·徐則傳》："湌松餌术，栖息煙霞。""煙霞之人"，喻身居名山，道高脫俗之人。

〔5〕 龍胡已去　"龍胡"，即龍髯。在此借指黃帝。"龍胡已去"，相傳黃帝鑄鼎於荊山之陽，鼎成有龍下迎帝昇仙，羣臣攀其龍髯而隨之。後用爲悼念黃帝仙世之典。《杜工部草堂詩箋·洛陽》："故老仍流涕，龍髯幸再攀"。

〔6〕 聖藻　"藻"，文辭。"聖藻"此指《靈樞經》。

〔7〕 身都通顯　"都"，《正韻》："都，居也。""通顯"，謂仕宦顯達。《北史·鹿悆傳》、"雖任居通顯，志在謙退。""身都通顯"，身居仕宦顯達之位。

〔8〕 晏安豫樂　"晏安"，《陶淵明集·答龐參軍》："豈忘晏安，王事靡寧。""晏安豫樂"，安逸享樂。

〔9〕 彼蒼之心　"蒼"，薄青色。指天，因天色蒼蒼，故稱蒼天。"彼蒼"，天之代詞。《詩·秦風·黃鳥》："彼蒼者天。""彼蒼之心"，天意也。

〔10〕 司馬長卿　即司馬相如。

書成十八九時，連索序[1]、草[2]。逐臭海上之夫[3]，輦上君子[4]亦有此癖，序畢呈焉。恐未足發淩雲之意爾。

---

〔1〕 序　指本序。

〔2〕 草　指《靈樞懸解》手稿。

〔3〕 逐臭海上之夫　喻嗜好與人殊。《呂氏春秋·遇合》：“人有大臭者，其親戚兄弟妻妾知識無能與居者，自苦而居海上。海上有人説其臭者，晝夜隨之而弗能去。”《文選·與楊德祖書》：“人各有好尚，蘭茝蓀蕙之芳，衆人之所好，而海畔有逐臭之夫。”

〔4〕 輦上君子　指澹明居士。

靈樞懸解目錄

〔刺法〕[1]

九鍼十二原一[2]

黃帝問於岐伯曰：余子萬民，養百姓，而收其租稅。余哀其不給[3]，而屬有疾病。余欲勿使被毒藥，無用砭石，欲以微鍼通其經脈，調其血氣，營其逆順出入之會。令可傳於後世，必明爲之法，令終而不滅，久而不絕，易用難忘。爲之經紀，異其章，別其表裏，爲之終始。令各有形，先立《鍼經》。願聞其情。岐伯答曰：臣請推而次之，令有網紀，始於一，終於九焉。

《鍼經》，即《靈樞經》。帝欲不用毒藥砭石，而以微鍼除百姓之病，先立《鍼經》，故詔岐伯而作《靈樞》。

九鍼之名，各不同形，一曰鑱鍼，長一寸六分，二曰員鍼，長一寸六分，三曰鍉鍼，長三寸半，四曰鋒鍼，長一寸六分，五曰鈹鍼，長四寸，廣二分半，六曰員利鍼，長一寸六分，七曰毫鍼，長三寸六分，八曰長鍼，長七寸，九曰大鍼，長四寸。鑱，音讒。鍉，音低。

此九鍼長短之度。

鑱鍼者，頭大末銳，去瀉陽氣。員鍼者，鍼如卵形，揩摩分間，不得傷肌肉，以瀉分氣。鍉鍼者，鋒如黍粟之銳，主按脈勿陷，以致其氣。鋒鍼者，刃三隅，以發痼疾。鈹鍼者，末如劍鋒，以取大膿。員利

---

〔1〕刺法　原無，據目錄補。

〔2〕一　原脫，據目錄補。

〔3〕不給　不足也。《左傳》宣十二年："子有軍事，獸人無乃不給於鮮。"

鍼者，大如氂，且員且銳，中身微大，以取暴氣。毫鍼者，尖如蚊虻喙，静以徐往，微以久留之而養，以取痛痺。長鍼者，鋒利身薄，可以取遠痺。大鍼者[1]，尖如挺[2]，其鋒微員，以瀉機關之水也。九鍼畢矣。請言其道。氂、釐同。喙，音晦。

此九鍼之形狀功能。

小鍼之要，易陳而難入，粗守形，上守神，神乎神，客在門。未睹其疾，惡[3]知其原？刺之微，在速遲，粗守關，上守機，機之動，不離其空。空中之機，清静而微，其來不可逢，其往不可追。知機之道者，不可掛以髮，不知機道，扣之不發。知其往來，要與之期。粗之闇乎，妙哉，上獨有之。往者爲逆，來者爲順，明知逆順，正行無問。迎而奪之，惡得無虛？追而濟之，惡得無實？迎之隨之，以意和之，鍼道畢矣。

義見小鍼解。

凡用鍼者，虛則實之，滿則瀉之，宛陳則除之，邪勝則虛之。《大要》曰：徐而疾則實，疾而徐則虛，言實與虛，若有若無，察後與先，若存若亡，爲虛與實，若得若失。虛實之要，九鍼最妙。補瀉之時，以鍼爲之。瀉曰必持内之，放而出之，排陽得鍼，邪氣得瀉，按而之鍼，是謂内溫[4]，血不得散，氣不得出也。補曰隨之，隨之意若妄[5]之，若行若按，如蚊虻止，如留如還，去如弦絶，令左屬右，其氣故止，外門已閉，中氣乃實，必無留血，急取誅之。

義見小鍼解。放而出之，出其惡血也。血不得散，氣不得出者，真血真氣也。去如弦絶者，出鍼之疾，所謂徐而疾則實也。以左屬右者，繆刺之法。從右引左，令從右，左注之，邪仍屬於右也。

---

[1] 者　原脱，據本節文例補。

[2] 挺　通“梃”。《説文》：“挺，竿，竹梃也。”

[3] 惡　《韻會》：“惡，安也。何也。”

[4] 溫（yùn運）　通“蘊”。《集韻》：“溫，同蘊。”

[5] 妄　通“忘”。《易象》：“物與无妄。”

持鍼之道，堅真爲寶，正指直刺，無鍼左右，神在秋毫，屬意病者，審視血脈，刺之無殆。方刺之時，必在懸陽，及與兩衛，神屬勿去，知病存亡。血脈者，在腧橫居，視之獨澄，切之獨堅。夫氣之在脈也，邪氣在上，濁氣在中，清氣在下。故鍼陷脈則邪氣出，鍼中脈則濁氣出，鍼太深則邪氣反沉，病益甚。故曰：皮肉筋脈，各有所處，病各有所宜，各不同形，各以任其所宜，無實無虛。損不足而益有餘，是謂甚病。病益甚，取五脈者死，取三脈者恇[1]，奪陰者死，奪陽者狂。鍼害畢矣。

懸陽，陽絡之外浮者，兩衛，左右之衛氣也，方刺之時，必在懸浮之陽絡，與兩邊之衛氣，神屬於此而勿去，乃知病邪之存亡。《素問·皮部論》：陰絡之色應其經，陽絡之色變無常，寒多則凝泣，同澀。凝泣則青黑，熱多則淖澤，淖澤則黃赤是也。血脈者，在腧橫居，邪在穴腧之內，橫居而不流行，視之則獨澄，清也。切之則獨堅，不與真氣真血相同也。以下義見小鍼解。

觀其色，察其目，知其散復。一其形。聽其動靜，知其邪正。右主推之，左持而御之，氣至而去之。刺之而氣不至，無問其數，刺之而氣至，乃去之，勿復鍼。刺之害不中而去則致氣，中而不去則精泄，精泄則病益甚而恇，致氣則生爲癰瘍。鍼各有所宜，各不同形，各任其所爲，知其要者，一言而終，不知其要，流散無窮。刺知要，氣至而有效，效之信，若風之吹雲，明乎若見蒼天。刺之道畢矣。

義見小鍼解。

凡將用鍼，必先診脈，視氣之劇易，乃可以治也。五藏之氣已絕於內，而用鍼者反實其外，是謂重竭，重竭必死，其死也靜，治之者輒反其氣，取腋與膺。五藏之氣已絕於外，而用鍼者反實其內，是謂逆厥，逆厥必死，其死也躁，治之者反取其四末。

義見小鍼解。

———————————————————

[1] 恇 《說文》："恇，怯也。"《後漢書·張步傳》："内外恇懼"。

黄帝曰：願聞五藏六府所出之處。岐伯曰：五藏五腧，五五二十五腧。六府六腧，六六三十六腧。經脈十二，絡脈十五，凡二十七氣，以上下。所出爲井，所溜〔1〕爲滎，所注爲俞，所行爲經，所入爲合。二十七氣所行，皆在五〔2〕腧也。節之交，三百六十五會，所言節者，神氣之所游行出入也，非皮肉筋骨也。五藏有六府，六府有十二原，十二原出於四關。四關主治五藏。五藏有疾，當取之十二原，十二原者，五藏之所以稟三百六十五節氣味也。五藏有疾也，應出十二原，十二原各有所出，明知其原，睹其應，而知五藏之害矣。

五藏六府所出之處，藏府之氣所出通於經絡之處也。五藏之腧各五，曰井滎俞經合，五五二十五腧；六府之腧各六，曰井滎俞原經合，六六三十六腧。經脈十二，經脈十五，見經別。凡二十七氣，以相上下。脈之所出爲井，所溜爲滎，所注爲俞，所行爲經，所入爲合。義見本輸。二十七氣之所行，皆在此五腧，五腧者，經絡之源也。節之交，三百六十五穴會，所言節者，神氣之所游行出入也，是言經脈之孔穴，非皮肉筋骨也。五藏之表有六府，六府之經有十二原，十二原出於四關，關節。四關主治五藏。五藏有疾，當取之十二原，十二原者，五藏之所以稟三百六十五節之氣味也。五藏有疾，其應出於十二原，十二原各有所出，義詳本輸。明知其原，各睹其應，而知五藏之害矣。

陽中之少陰，肺也，其原出於太淵，太淵二。陽中之太陽，心也，其原出於大陵，大陵二。陰中之少陽，肝也，其原出於太衝，太衝二。陰中之至陰，脾也，其原出於太白，太白二。陰中之太陰，腎也，其原出於太谿，太谿二。膏之原，出於鳩尾，鳩尾一。肓之原，出於脖胦，脖胦一。凡此十二原者，主治五藏六府之有疾者也。脖，音字。胦，音英。

二者，左右二穴也。鳩尾，蔽心骨上穴，脖胦即氣海，在臍

---

〔1〕 溜 通“流”。《三國·魏書·賈逵傳》“又斷山溜長溪水，造小弋陽陂。”
〔2〕 五 原脫，據《靈樞·九鍼十二原》及本節黄解補。

下半寸，皆任脈穴。

今夫五藏之有疾也，譬猶刺也，猶污也，猶結也，猶閉也。刺雖久，猶可拔也，污雖久，猶可雪也，結雖久，猶可解也，閉雖久，猶可決也。或言久疾之不可取者，非其說也。夫善用鍼者，取其疾也，猶拔刺也，猶雪污也，猶解結也，猶決閉也。疾雖久，猶可畢也。言不可治者，未得其術也。

言刺法治病之易。

小鍼解二〔1〕

所謂易陳者，易言也。難入者，難著於人也。粗守形者，守刺法也。上守神者，守人之血氣有餘不足，可補瀉也。神客者，正邪共會也。神者，正氣也。客者，邪氣也。在門者，邪循正氣之所出入也。未睹其疾者，先知邪正何經之疾也。惡知其原者，先知何經之病所取之處也。刺之微，在遲速者，徐疾之意也。粗守關者，守四肢而不知血氣正邪之往來也。上守機者，知守氣也。機之動，不離其空中者，知氣之虛實，用鍼之徐疾也。空中之機，清靜以微者，鍼以〔2〕得氣，密意守氣勿失也。其來不可逢者，氣盛不可以補也。其往不可追者，氣虛不可瀉也。不可掛以髮者，言氣易失也。扣之不發者，言不知補瀉之意，血氣已盡而氣不下也。知其往來者，知氣之逆順盛虛也。要與之期者，知氣之可取之時也。粗之闇者，冥冥不知氣之微密也。妙哉，上獨有之者，盡知鍼意也。往者爲逆者，言氣之虛而小，小者逆也。來者爲順者，言形氣之平，平者順也。明知逆順，正行無問者，言知所取之處也。迎而奪之者，瀉也。追而濟之者，補也。

此解九鍼十二原小鍼之要。易陳說而難深入，以其難入，是以難著於人也。神乎神，客在門，神之所在，客亦隨之，言正邪之共會也。以神者，正氣也，客者，邪氣也，在門者，邪循正氣之所出入也。未睹其疾者，未能先知邪正何經之疾也。惡知其原

---

〔1〕 二　原脫，據目錄補。
〔2〕 以　通“已”。《國語·晉》四：“其聞之者，吾以除之矣。”

者，未能先知何經之病所取之處也。粗守關者，守四肢之關節而不知血氣正邪之往來也。上守機者，知守氣機之動靜也。機之動，不離其空中者，知孔穴之中經氣之虛實，用鍼之徐疾也。空中之氣，清靜以微者，氣機之動，難得易失，鍼以得氣，密意守氣而勿失也。扣之不發者，言不知補瀉之意，血氣已至竭盡，而邪氣猶不下也。下，去也。往者爲逆者，言氣虛而小，往多於來，小者逆也。來者爲順者，言形氣之平，來如其往，平者順也。

所謂虛則實之者，氣口虛而當補之也。滿則泄之者，氣口盛而當瀉之也。宛陳則除之者，去血脈也。邪盛則虛之者，言諸經有盛者，皆瀉其邪也。徐而疾則實者，言徐內而疾出也。疾而徐則虛者，言疾內而徐出也。言實與虛，若有若無者，言實者有氣，虛者無氣也。察後與先，若亡若存者，言氣之虛實，補瀉之先後也，察其氣之已下與常存也。爲虛與實，若得若失者，言補者佖然若有得也，瀉則怳[1]然若有失也。宛、菀同，音鬱。佖，音必。

《素問·鍼解》：刺虛則實之者，鍼下熱也，氣實乃熱也。滿而瀉之者，鍼下寒也。宛陳則除之者，去惡血也。邪盛則虛之者，出鍼勿按。徐而疾則實者，徐出鍼而疾按之。疾而徐則虛者，疾出鍼而徐按之。言實與虛者，寒溫氣多少也。若無若有者，疾不可知也。察後與先者，知病先後也。爲虛與實者，工勿失其法，若得若失者，離其法也。佖，滿也。揚子《校獵賦》：駢衍[2]佖路。佖然有得，得意之貌也。

夫氣之在脈也，邪氣在上者，言邪氣之中人也高，故邪氣在上也。濁氣在中者，言水穀皆入於胃，其精氣上注於肺，濁溜於腸胃，言寒溫不適，飲食不節[3]，而病生於腸胃，故曰濁氣在中也。清氣在下者，言清濕地氣之中人也，必從足始，故曰清氣

---

〔1〕怳　《集韻》："怳，與恍通。"《道德經》："道之爲物，惟怳惟惚。"
〔2〕駢（pián騙）衍　相連貌。《漢書·揚雄傳·校獵賦·注》"駢衍，言其亞廣大也。"
〔3〕節　原作"絕"，據《靈樞·小鍼解》及本節黃解改。

在下也。鍼陷脈則邪氣出者，取之上。鍼中脈則濁氣出者，取之陽明合也。鍼太深則邪氣反沉者，言淺浮之病，不欲深刺也，深之則邪氣從之入，故曰反沉也。皮肉筋脈各有所處者，言經絡各有所主也。取五脈者死，言病在中，氣不足，但用鍼盡大寫其諸陰之脈。取三脈者恇，言盡寫三陽之氣，令病人恇然不復也。奪陰者死，言取尺之五里，五往者也。奪陽者狂，正言也。

　　氣之在脈也，邪氣在上者，言傷於風者，上先受之，邪氣之中人也高，故邪氣在上也。濁氣在中者，言水穀入胃，其精氣上注於肺，其濁氣溜於腸胃，寒溫不適宜，飲食不節儉，病生腸胃，鬱滿不運，故曰濁氣在中也。清氣在下者，言清濕地氣之中人也，必從足始，故曰清氣在下。諸經孔穴，多在陷中，鍼陷脈則邪氣出者，取之上焦諸穴。鍼中脈則濁氣出者，取之陽明之合穴也，三里。刺其合穴，以瀉陽明胃氣之鬱，故濁氣出。鍼太深則邪氣反沉者，言邪客皮毛，淺浮之病，不欲深刺，深[1]則邪氣從之內入，故曰反沉也。皮肉筋脈，各有所處者，言經絡淺深，各有所主也。淺則及皮肉，深則及筋骨。五脈，五藏之五腧，取五脈者死，言病屬中，氣不足，又以鍼大瀉其諸陰之脈，瀉五藏五腧也。重傷其中氣也。三陽，手足三陽經，取三脈者恇，言盡瀉三陽之氣，令病人恇然怯弱，不能復舊也。五里，尺澤後之五里，奪陰者死，言取尺之五里，五往而氣盡者也。玉版：迎之五里，中道而止，五至而已，五往而藏之氣盡矣，故五五二十五，而竭其腧矣，此所謂奪其天氣者也。五里，手陽明經穴，禁刺者也。奪陽者狂，正言也，狂者恇怯不寧，傷寒汗多陽亡，而生驚狂者也，取三脈者恇，正此謂也，故曰正言。

　　觀其色，察其目，知其散復者，視其目色，以知病之存亡也。所以察其目者，五藏使五色修明，修明則聲章，聲章則言聲與平生異也。一其形，聽其動靜者，言上工知相五色於目，又知調尺寸大小緩急滑澀，以言所病也。持寸口人迎以視其脈，堅且

―――――――――――

[1] 深　原脫，據本節經文補。

盛且滑者，病日進，脈頓者，病將下，諸經實者，病三日已，氣
口候陰，人迎候陽也。知其邪正者，知論虛邪與正邪之風也。右
主推之，左持而御之者，言持鍼而出入也。氣至而去之者，言補
寫氣調而去之也，調氣在於終始。一者，持心也。視其目色二
句〔1〕，舊〔2〕誤在四時氣。持氣口人迎六句〔3〕，亦誤在四時氣。

右主推之，左持而御之，主持鍼而出入也，鍼入則以右手推
之，鍼出則以左手持而御之。按其鍼孔以御之，恐正氣泄而邪氣入也。
終始，本經篇名。一其形，聽其動靜，所以調其氣也。所謂一
者，持其心而不亂也。

所謂五藏之氣已絕於內者，脈口氣內絕不至，反取其外之病
處，與陽經之合，又留鍼以致陽氣，陽氣至則內重竭，重竭則死
矣。其死也，無氣以動，故靜。所謂五藏之氣已絕於外者，脈口
氣外絕不至，反取其四末之輸，又留鍼以致其陰氣，陰氣至則陽
氣反入，入則逆，逆則死矣。其死也，陰氣有餘，故躁。輸與
腧通。

陽氣反入，陽氣內陷也。

節之交，三百六十五會者，絡脈之滲灌諸節者也。

九鍼十二原：所言節者，神氣之所游行出入也，非皮肉筋骨
也，謂氣穴三百六十五也。

九鍼論三〔4〕

黃帝曰：余聞九鍼於夫子，衆多博大矣，余猶不能寤〔5〕，
敢問九鍼焉生？何因而有名？岐伯曰：九鍼者，天地之大數也，
始於一而終於九。故曰：一以法天，二以法地，三以法人，四以
法時，五以法音，六以法律，七以法星，八以法風，九以法野。
黃帝曰：以鍼應九之數奈何？岐伯曰：夫聖人之起天地之數也，

〔1〕 視其目色二句　指“視其目色，以知病之存亡也”二句。
〔2〕 舊　黃氏對《靈樞》世傳本之稱謂。下同。
〔3〕 持氣口人迎六句　指“持氣口人迎，以視其脈……人迎候陽也”六句。
〔4〕 三　原脫，據目錄補。
〔5〕 寤　通“悟”。《淮南子·要略》：“欲一言而寤，則尊天而保真。”

一而九之，故以立九野，九而九之，九九八十一，以起黃鐘數焉，以鍼應數也。

一者天也，天者陽也，五藏之應天者肺，肺者五藏六府之蓋也，皮者肺之合也，人之陽也，故爲之治鍼，必以大其頭而銳其末，令無得深入而陽氣出。二者地也，人之所以應土者，肉也，故爲之治鍼，必筩[1]其身而員其末，令無得傷肉分，傷則氣得竭。三者人也，人之所以成生者，血脈也，故爲之治鍼，必大其身而員其末，令可以按脈勿陷，以致其氣，令邪氣獨出。四者時也，時者四時八風之客於經絡之中，爲痼病者也，故爲之治鍼，必筩其身而鋒其末，令可以瀉熱出血，而痼病竭。五者音也，音者冬夏之分，分於子午，陰與陽別，寒與熱爭，兩氣相搏，合爲癰膿者也，故爲之治鍼，必令其末如劍鋒，可以取大膿。六者律也，律者調陰陽四時而合十二經脈，虛邪客於經絡而爲暴痹者也，故爲之治鍼，必令尖大如氂，且員且銳，中身微大，以取暴氣。七者星也，星者人之七竅，邪之所客於經而爲痛痹，舍於經絡者也，故爲之治鍼，令尖如蚊虻喙，静以徐往，微以久留，正氣因之，真邪俱往，出鍼而養者也。八者風也，風者人之股肱八節也，八正之虛風，八風傷人，内舍於骨解腰脊關節腠理之閒爲深痹也，故爲之治鍼，必長其身，鋒其末，可以取深邪遠痹。九者野也，野者人之節解皮膚之閒也，淫邪流溢於身，如風水之狀，而溜不能過於機關大節者也，故爲之治鍼，令尖如挺，其鋒微員，以取大氣之不能過於關節者也。

骨解，骨節也。

黃帝曰：鍼之長短有數乎？岐伯曰：一曰鑱鍼者，取法於巾鍼，去末寸半，卒銳之，長一寸六分，主熱在頭身也。二曰員鍼，取法於絮鍼，筩其身而卵其鋒，長一寸六分，主治分閒氣。三曰鍉鍼，取法於黍粟之銳，長三寸半，主按脈取氣，令邪出。四曰鋒鍼，取法於絮鍼，筩其身，鋒其末，長一寸六分，主癰熱

---

[1] 筩 《集韻》：“筩，音同，竹筒也。”言體圓而直。

出血。五曰鈹鍼，取法於劍鋒，廣二寸半，長四寸，主大癰膿，兩熱爭者也。六曰員利鍼，取法於氂鍼，微大其末，反小其身，令可深入內也，長一寸六分，主取癰痹者也。七曰毫鍼，取法於毫毛，長一寸六分，主寒熱痛痹[1]在絡者也。八曰長鍼，取法於綦鍼，長七寸，主取深邪遠痹者也。九曰大鍼，取法於鋒鍼，其鋒微員，長四寸，主取大氣不出關節者也。鍼形畢矣。此九鍼大小長短法也。九者，經巽之理，十二經脈陰陽之病也。

巾鍼、絮鍼、氂鍼、綦鍼、鋒鍼，皆古鍼名。巽，順也，九鍼者，經常巽順之理，具在於此，所治者，十二經脈陰陽之病也。九者，經巽之理二句[2]，舊誤在周痹。

官鍼四[3]

凡刺之要，官鍼最妙。九鍼之宜，各有所爲，長短大小，各有所施也，不得其用，病弗能移。疾淺鍼深，內傷良肉，皮膚爲癰。病深鍼淺，病氣不瀉，支[4]爲大膿。病小鍼大，氣瀉太甚，疾必爲害。病大鍼小，氣不瀉泄，亦復爲敗。失鍼之宜，大者寫，小者不移。已言其過，請言其所施。

大者瀉，小者不移，害之大者，瀉其正氣，小者，其病仍不移易也。

病在皮膚，無常處者，取以鑱鍼於病所，膚白勿取。病在分肉間，取以員鍼於病所。病在經絡痼痹者，取以鋒鍼。病在脈，氣少當補之者，取以鍉鍼，於井滎分俞。病爲大膿者，取以鈹鍼。病痹氣暴發者，取以員利鍼。病痹氣痛而不去者，取以毫鍼。病在中者，取以長鍼。病水腫而不能通關節者，取以大鍼。病在五藏固居者，取以鋒鍼，寫於井滎分俞，取以四時。

九鍼名義，見九鍼十二原。

---

〔1〕 痹 原脱，據《靈樞·九鍼論》《九鍼十二原》補。

〔2〕 九者，經巽之理二句 指“九者，經巽之理，十二經脈陰陽之病也”二句。

〔3〕 四 原脱，據目錄補。

〔4〕 支 《孫子·地形》：“我出而不利，彼出而不利，曰支。”《注》：“久也。俱不便久相持也。”

凡刺有九，以應九變。一曰腧刺，腧刺者，刺諸經滎俞藏腧也。二曰遠道刺，遠道刺者，病在上，取之下，刺府腧也。三曰經刺，經刺者，刺大經之結絡經分也。四曰絡刺，絡刺者，刺小絡之血脈也。五曰分刺，分刺者，刺分肉之閒也。六曰大瀉刺，大瀉刺者，刺大膿，以鈹鍼也。七曰毛刺，毛刺者，刺浮痹皮膚也。八曰巨刺，巨刺者，左取右，右取左。九曰焠刺，焠刺者，燔鍼取痹也。

巨刺，義詳《素問·繆刺論》。

凡刺有十二節，以應十二經。一曰偶刺，偶刺者，以手直心若背，直痛所，一刺前，一刺後，以治心痹。刺此者，傍鍼之也。二曰報刺，報刺者，刺痛無常處也。上下行者，直內無拔鍼，以左手隨病所按之，乃出鍼，復刺之也。三曰恢刺，恢刺者，直刺旁之舉之，前後恢筋急，以治筋痹也。四曰齊刺，齊刺者，直入一，傍入二，以治寒氣小深者。或曰三刺，三刺者，治痹氣小深者也。五曰揚刺，揚刺者，正內一，傍內四，而浮之，以治寒氣之博大者也。六曰直鍼刺，直鍼刺者，引皮乃刺之，以治寒氣之淺者也。七曰腧刺，腧刺者，直入直出，稀發鍼而深之，以治氣盛而熱者也。八曰短刺，短刺者，刺骨痹，稍搖而深之，致鍼骨所，以上下摩骨也。九曰浮刺，浮刺者，傍入而浮之，以治肌急而寒者也。十曰陰刺，陰刺者，左右率刺之，以治寒厥。中寒厥，足踝後少陰也。十一曰傍鍼刺，傍鍼刺者，直刺傍刺各一，以治留痹久居者也。十二曰贊刺，贊刺者，直入直出，數發鍼而淺之，出血，是謂治癰腫也。

恢，擴也。前後恢筋急者，恢擴其筋，以舒其急也。

凡刺有五，以應五藏。一曰半刺，半刺者，淺內而疾發鍼，無鍼傷肉，如拔毛狀，以取皮氣，此肺之應也。二曰豹文刺，豹文刺者，左右前後鍼之，中脈爲故，以取經絡之血者，此心之應也。三曰關刺，關刺者，直刺左右盡筋上，以取筋痹，慎無出血，此肝之應也。或曰淵刺，一曰豈刺。四曰合谷刺，合谷刺者，左右雞足，鍼於分肉之閒，以取肌痹，此脾之應也。五曰腧刺，腧刺者，直入直出，深內之至骨，以取骨痹，此腎之應也。

合谷者，肉之大會爲谷，《素問‧氣穴論》語。鍼於分肉之閒，合於肉之大會也。

黃帝問於岐伯曰：余聞九鍼於夫子，衆多矣，不可勝數，余推而論之，以爲一紀。余司誦之，子聽其理，非則語余，請正其道，令可久傳，後世無患，得其人乃傳，非其人勿言。岐伯稽首再拜曰：請聽聖王之道。黃帝曰：用鍼之理，必知形氣之所在，左右上下，陰陽表里，血氣多少，行之逆順，出入之合，謀伐有過。知解結，知補虛寫實，上下氣門，明通於四海。審其所在，寒熱淋露以輸異處。審於調氣，明於經隧，左右肢〔1〕絡，盡知其會。寒與熱爭，能合而調之，虛與實鄰，知決而通之，左右不調，把而行之，明於逆順，乃知可治，陰陽不奇，故知起時，審於本末，察其寒熱，得邪所在，萬刺不殆。知官九鍼，刺道畢矣。

淋，小便淋澀。露，崩漏帶下之類。

明於五腧，徐疾所在，屈伸出入，皆有條理。言陰與陽，合於五行，五藏六府，亦有所藏，四時八風，盡有陰陽。各得其位，合於明堂，各處色部，五藏六府。察其所痛，左右上下，知其寒溫，何經所在。審皮膚之寒溫滑澀，知其所苦，隔有上下，知其氣所在。先得其道，稀而疏之，稍深以留，故能徐入之。大熱在上，推而下之，從下上者，引而去之，視前痛者，常先取之。大寒在外，留而補之，入於中者，從合寫之，鍼所不爲，灸之所宜。上氣不足，推而揚之，下氣不足，積而從之，陰陽皆虛，火自當之。厥而寒甚，骨廉陷下，寒過於膝，下陵三里。陰絡所過，得之留止，寒入於中，推而行之。經陷下者，火則當之，結絡堅緊，火所治之。不知所苦，兩蹻之下，男陰女陽，良工所禁。鍼論畢矣。

五腧，井、滎、俞、經、合也。徐疾所在，屈伸出入，即逆

---

〔1〕 肢　通“支”。《集韻》：“肢，通作支。”

順肥瘦：出入屈折，行之疾徐之義。明堂，鼻也。面上五色，各
處其部，以察藏府之所痛，經絡之寒溫也。膈有上下，清濁所分
也。下陵，即陽明之三里也。兩蹻之下，即足太陽之申脈，足少
陰之照海也。然蹻脈者，男子數其陽，女子數其陰，脈度語。則
男宜灸陽，女宜灸陰，若男陰女陽，則爲良工之所禁也。

　　用鍼之服[1]，必有法則，上視天光，下司八正，以辟奇邪，
而觀百姓，審於虛實，無犯其邪。是得天之露，遇歲之虛，救而
不勝，反受其殃，故曰：必知天忌，乃言鍼意。法於往古，驗於
來今，觀於冥冥，通於無窮，粗之所不見，良工之所貴，莫知其
形，若神髣髴。虛邪之中人也，洒淅惡寒。正邪之中人也微，先
見於色，不知於其身，若有若無，若存若亡，有形無形，莫知其
情。是故上工之取氣，乃救其萌芽，下工守其已成，因敗其形。
是故工之用鍼也，知氣之所在，而守其門戶，明於調氣，補瀉所
在，徐疾之意，所取之處。瀉必用員，切而轉之，其氣乃行，疾
入徐出，邪氣乃出，伸而迎之，搖大其穴，氣出乃疾。補必用
方，外引其皮，令當其門，左引其樞，右推其膚，微旋而徐推
之，必端以正，安以靜，堅心無解[2]，欲微以留，氣下而疾出
之，推其皮，蓋其外門，真氣乃存。用鍼之要，無忘其神。以上
三段[3]，舊誤在《官能》。

　　上視天光，下司八正，《素問·八正神明論》：合以天光，必
合日月星辰，四時八正之氣也。合天光者，月生無瀉，月滿無補也。
司八正者，所以候八風之虛邪也。得天之露，遇歲之虛，義見歲露
論。法於往古，驗於來今，至守其門戶，解見八正神明論。瀉必
用員，補必用方，八正神明論作瀉必用方，補必用員，文異而
義通。

---

〔1〕 服　《詩·大雅》"昭哉嗣服。"《傳》："服，事也。"
〔2〕 解　通"懈"。《詩·大雅》："不解於位。"《注》："解，怠惰也。"
〔3〕 以上三段　指"黄帝問於岐伯曰：余聞九鍼於夫子……無忘其神"三段。

終始五〔1〕

凡刺之道，畢於終始，明知終始，五藏爲紀，陰陽定矣。陰者主藏，陽者主府，陽受氣於四末，陰受氣於五藏，故瀉者迎之，補者隨之。知迎知隨，氣可令和，和氣之方，必通陰陽，五藏爲陰，六府爲陽。傳之後世，以血爲盟，敬之者昌，慢之者亡，無道行私，必得夭殃。謹奉天道，請言終始。

四末，手足之端也。

終始者，經脈爲紀，持其脈口人迎，以知陰陽有餘不足，平與不平，天道畢矣。所謂平人者不病，不病者，脈口人迎應四時也，上下相應而俱往來也，六經之脈不結動也，本末寒溫相守司也，形肉血氣必相稱也，是謂平人。少氣者，脈口人迎俱少，而不稱尺寸也。如是者，則陰陽俱不足，補陽則陰竭，瀉陰則陽脫。如是者，可將以甘藥，不可飲以至劑，如此者弗灸。不已者，因而瀉之，則五藏氣壞矣。

經脈爲紀，經脈爲網紀也。

人迎一盛，病在足少陽，一盛而躁，在手少陽。人迎二盛，病在足太陽，二盛而躁，在手太陽。人迎三盛，病在足陽明，三盛而燥，在手陽明。人迎四盛，且大且數，名曰溢陽，溢陽爲外格，外格不通，死不治。

外格，陰盛而格陽，陽盛於外而絕於內也。

脈口一盛，病在足厥陰，一盛而躁，在手心主。脈口二盛，病在足少陰，二盛而躁，在手少陰。脈口三盛，病在足太陰，三盛而躁，在手太陰。脈口四盛，且大且數，名曰溢陰，溢陰爲內關，內關不通，死不治。

內關，陽盛而關陰，陰盛於外而絕於內也。

人迎與太陰脈口俱盛四倍以上，命曰關格，關格者，與〔2〕之短期。

---

〔1〕　五　原脫，據目錄補。

〔2〕　與　通“豫”。《正字通》：“與，通作豫。”“豫”，《玉篇》：“豫，或作預。”

必死不治也。

人迎一盛，瀉足少陽而補足厥陰，二瀉一補，日一取之，必切而驗之，疏而取之，上氣和乃止。人迎二盛，瀉足太陽而補足少陰，二瀉一補，二日一取之，必切而驗之，疏而取之，上氣和乃止。人迎三盛，瀉足陽明而補足太陰，二瀉一補，日二取之，必切而驗之，疏而取之，上氣和乃止。

上氣和者，手經之氣和也。此瀉陽補陰之法也。

脈口一盛，瀉足厥陰而補足少陽，二補一瀉，日一取之，必切而驗之，疏而取之，上氣和乃止。脈口二盛，瀉足少陰而補足太陽，二補一瀉，二日一取之，必切而驗之，疏而取之，上氣和乃止。脈口三盛，瀉足太陰而補足陽明，二補一瀉，日二取之，必切而驗之，疏而取之，上氣和乃止。

此瀉陰補陽之法也。

所以日二取之者，太陰主脾，陽明主胃，大富於穀氣，故可日二取之也。人迎與脈口俱盛三倍以上，命曰陰陽俱溢，如是者不開，則血脈閉塞，氣無所行，流淫於中，五藏內傷。如此者，因而灸之，則變易而為他病矣。

人迎脈口俱盛三倍以上，命曰陰陽俱溢，不俟已至四倍也。此不開瀉，則氣血閉塞，淫傷五藏。再以灸助其邪，則他病叢生矣。

凡刺之道，氣調而止，補陰瀉陽，音氣益彰，耳目聰明。反此者，血氣不行。所謂氣致而有效者，瀉則益虛，虛則脈大如其故而不堅也。堅如其故者，適雖言效，病未去也。補則益實，實者脈大如其故而益堅也，如其故而不堅者，適雖言快，病未去也。故補則實，瀉則虛，痛雖不隨鍼，病必衰去。故陰陽不相移，虛實不相傾，取之其經，必先通十二經脈之所生病，而後可得傳於終始矣。

補陰瀉陽，補裏氣而瀉表氣也。實者瀉之則益虛，故脈不堅，堅者病未去也。虛者補之則益實，故脈堅，不堅者病未去也。故補則實，瀉則虛，痛雖不隨鍼減，而病必衰去矣。陰陽不相移者，有一定補瀉之陰陽也。虛實不相傾者，有一定補瀉之虛實也。取之其經者，取之其經之陰陽之虛實也。故必先通夫十二經脈之所生病，陰陽虛實之不同，而後可得傳於終始矣。

凡刺之屬，三刺至穀氣，邪僻妄合，陰陽易居，逆順相反，浮沉異處，四時不得，稽留淫泆，須鍼而去。故一刺則陽邪出，再刺則陰邪出，三刺則穀氣至，穀氣至而止。所謂穀氣至者，已補而實，已瀉而虛，故以知穀氣至也。邪氣獨去者，陰與陽未能調，而病知愈也。故曰：補則實，瀉則虛，痛雖不隨鍼，病必衰去矣。

凡刺之屬，三刺則至穀氣。病之邪僻妄合，陰陽異居，逆順相反，浮沉異處，四時不得，稽留淫淡，此等顛倒悖亂，失政乖常，無不須鍼而去。故一刺則陽分之邪出，再刺則陰分之邪出，三刺則穀氣至。谷氣者，正氣也，穀氣至而止。所謂穀氣至者，已補而成實，已瀉而成虛，故以知穀氣至也。穀氣既至，邪氣必去，邪氣獨去者，雖陰與陽未即能調，而病可知愈也。故曰：補則實，瀉則虛，痛雖不隨鍼，病必衰去矣。

陰盛而陽虛，先補其陽，後瀉其陰而和之。陰虛而陽盛，先補其陰，後瀉其陽而和之。三脈動於足大指之間，其動也，陽明在上，厥陰在中，太陰在下。必審其實虛，虛而瀉之，是謂重虛，重虛病益甚。凡刺此者，以指按之，脈動而實且疾者，疾瀉之，虛而徐者，則補之。反此者，病益甚。

和之，令其均平也。三脈動於足大指之間，其動也，陽明在上，衝陽也，厥陰在中，太衝也，太陰在下，大都也。

瀉須一方實，深取之，稀按其痏，以極出其邪氣。補須一方虛，淺刺之，以養其脈，疾按其痏，無使邪氣得入。邪氣來也緊而疾，穀氣來也徐而和。脈實者，深刺之，以瀉其氣，脈虛者，淺刺之，使精氣無得出，以養其脈，獨出其邪氣。

痏，鍼孔也。

脈之所居，深不見者刺之，微內鍼而久留之，以致其空脈氣也。脈淺者勿刺，按絕其脈乃刺之，無令精出，獨出其邪氣耳。

所謂三刺則穀氣至者，先淺刺絕皮[1]，以出陽邪，再刺少益深，絕皮致肌肉，則陰邪出，未入分肉間也，已入分肉之間，則穀氣出。故《刺法》曰：始刺淺之，以逐邪氣，而來血氣，後刺深之，以致陰氣之邪，最後刺極深之，以下穀氣，此之謂也。此段舊誤在官鍼。

致其空脈氣，致其空中之脈氣也。空與孔同，鍼孔也。無令精出，無令精氣出也。精氣即正氣。以逐邪氣，陽邪也。

刺諸痛者，其脈皆實。痛者陰也，深刺之。癢者陽也，淺刺之。痛而以手按之不得者，陰也。病在上者，陽也。病在下者，陰也。病先起陽者，先治其陽而後治其陰。病先起陰者，先治其陰而後治其陽。故曰：從腰以上者，手太陰陽明皆主之，從腰以下者，足太陰陽明皆主之。病在上者下取之，病在下者高取之，病在頭者取之足，病在腰者取之膕。病生於頭者頭重，生於手者臂重，生於足者足重。手屈而不伸者，其病在筋，伸而不屈者，其病在骨。在骨守骨，在筋守筋。膺腧中膺，背腧中背。肩膊虛者，取之上。重舌，刺舌柱，以鈹鍼。治病者，先刺其病所從生者也。

痛者，氣阻而不行也，故深在陰分。癢者，氣行而不暢也，故淺在陽分。

刺熱厥者，留鍼反爲寒，刺寒厥者，留鍼反爲熱。刺熱厥者，二陰一陽，刺寒厥者，二陽一陰。所謂二陰者，二刺陰也，一陽者，一刺陽也。久病者，邪氣入深，刺此病者，深內而久留之，間日而復刺之，必先調其左右，去其血脈。刺道畢矣

厥病陰陽偏盛，故生寒熱。此非旦夕所成，故宜留鍼，以去其偏。凡諸久病根深，皆宜久留其鍼，去其病根也。

凡刺之法，必察其形氣。形肉未脫，少氣而脈又躁，躁厥者，必爲繆刺之，散氣可收，聚氣可布。深居靜處，占[2]神往

---

〔1〕 絕皮 「絕」，《荀子·勸學》：「假舟檝者，非能水也，而絕江河。」《注》：「絕，過也。」「絕皮」，透過皮膚也。

〔2〕 占 《玉篇》「占，候也。」

來，閉戶塞牖，魂魄不散，專意一神，精氣之分，毋聞人聲，以收其精，必一其神，令志在鍼，淺而留之，微而浮之，以移其神，氣至乃休。男內女外，堅拒勿出，謹守勿內，是謂得氣。

男子不足於內，故堅拒勿出，女子不足於外，故謹守勿內。音納。

凡刺之禁，新內勿刺，新刺勿內。已醉勿刺，已刺勿醉。新怒勿刺，已刺勿怒。新勞勿刺，已刺勿勞。已飽勿刺，已刺勿飽。已飢勿刺，已刺勿飢。已渴勿刺，已刺勿渴。大驚大恐，必定其氣，乃刺之。乘車來者，臥而休之，如食頃，乃刺之。出行來者，坐而休之，如行十里頃，乃刺之。凡此十二禁者，其脈亂氣散，逆其營衛，經脈不次。因而刺之，則陽病入於陰，陰病出爲陽，邪氣復生。粗工勿察，是謂伐身，形體淫泆，乃消腦髓，津液不化，脫其五味，是謂失氣也。

腦髓津液，化於五味，脫其五味，脫其化生精液之源也。

太陽之脈，其終也，戴眼，反折瘈瘲，其色白，絕汗乃出，出則終矣。少陽終者，耳聾，百節盡縱，目系絕，目系絕一日半則死矣。其死也，色先青白，乃死。陽明終者，口目動作，喜驚，妄言，色黃，其上下之經盛而不行則終矣。少陰終者，面黑，齒長而垢，腹脹閉塞，上下不通而終矣。厥陰終者，中熱，嗌乾，喜溺，心煩，甚則舌卷卵上縮而終矣。太陰終者，腹脹閉，不得息，氣噫喜嘔，嘔則逆，逆則面赤，不逆則上下不通，上下不通則面黑皮毛焦而終矣。

此段與《素問·診要經終論》同。《難經》：終始者，脈之紀也。寸口、人迎、陰陽之氣通於朝使，如環無端，故曰始也。終者，三陰三陽之脈絕，絕則死，死各有形，故曰終也。

官能六[1]

雷公問於黃帝曰：鍼論曰：得其人乃傳，非其人勿言，何以知其可傳？黃帝曰：各得其人，任之其能，故能明其事。雷公

――――――――――

〔1〕 六 原脫，據目錄補。

曰：願聞官能奈何？黃帝曰：明目者，可使視色。聰耳者，可使
聽音。捷疾辭語者，可使傳論。語徐而安靜，手巧而心審諦者，
可使行鍼艾，理血氣而調諸逆順，察陰陽而兼諸方。緩節柔筋，
而心和調者，可使導引行氣。疾毒言語，輕人者，可使唾癰呪
病[1]。爪苦手毒，爲事善傷者，可使按積抑痹。手毒者，可使
試按龜。置龜於器下，而按其上，五十日而死矣。手甘者，復生
如故也。各得其能，方乃可行，其名乃彰。不得其人，其功不
成，其師無名。故曰：得其人乃言，非其人勿傳，此之謂也。

靈樞懸解卷一終

---

[1] 疾毒言語，輕人者，可使唾癰呪病　楊上善云："心嫉毒言，好輕人，有此二
　　惡，物所畏之，故可使唾呪。"

〔刺法〕[1]

刺節真邪七[2]

黃帝問於岐伯曰：余聞刺有五節奈何？岐伯曰：固有五節，一曰振埃，二曰發矇，三曰去爪，四曰徹衣，五曰解惑。黃帝曰：夫子言五節。余未知其意。岐伯曰：振埃者，刺外經，去陽病也。發矇者，刺府腧，去府病也。去爪者，刺關節肢絡也。徹衣者，盡刺諸陽之奇腧也。解惑者，盡知調陰陽，補寫有餘不足，相傾移也。

義詳下文。

黃帝曰：刺節言振埃，夫子乃言刺外經，去陽病，余不知其所謂也，願卒聞之。岐伯曰：振埃者，陽氣大逆，上滿於胸中，憤䐜肩息，大氣逆上，喘喝坐伏，病惡埃煙，餲不得息，請言振埃，尚疾於振埃。帝曰：善取之何如？岐伯曰：取之天容。黃帝曰：其咳上氣，窮詘[3]胸痛者，取之奈何？岐伯曰：取之廉泉。黃帝曰：取之有數乎？岐伯曰：取天容者，無過一里，取廉泉者，血變而止。餲與噎同。

憤䐜肩息，胸滿氣阻，喘氣肩搖也。病惡埃煙，惡見煙塵也。餲不得息，咽喉餲塞，不得布息也。天容，手太陽穴。一里，鍼刺之數。

黃帝曰：善哉！刺節言發矇，余不得其意。夫發矇者，

---

〔1〕刺法　原無，據目録補。

〔2〕七　原脱，據目録補。

〔3〕詘（qū 曲）　通“屈”。《韻會》：“詘，通作屈。”《禮·喪服大記》：“凡陳衣不詘。”

耳無所聞，目無所見，夫子乃言刺府腧，去府病，何腧使然？願聞其故。岐伯曰：妙乎哉問也！此刺之大約，鍼之極也，神明之類也，口說書卷，猶不能及也，請言發矇，尚疾於發矇也。黃帝曰：善。願卒聞之。岐伯曰：刺此者，必於日中，刺其聽宮，中其眸子，聲聞於耳，此其腧也。黃帝曰：善。何謂聲聞於耳？岐伯曰：刺邪以手堅按其兩鼻竅而疾偃，其聲必應於鍼也。

夫發矇者，耳無所聞，目無所見，是以發其蒙蔽，使之見聞也。乃言刺府腧，去府病，此何府之腧使之聾瞶如此也？聽宮，手太陽穴。眸子，當是足少陽之童子髎也。童與瞳通。邪氣在經，刺之以手堅按其兩鼻之竅而疾偃臥，氣不下通而鼓動於鍼孔之內，靜而聽之，其聲必應於鍼下也。

黃帝曰：善。此所謂弗見爲之，而無目視，見而取之，神明相得者也。刺節言去爪，夫子乃言刺關節肢絡，願卒聞之。岐伯曰：腰脊者，身之大關節也。肢脛者，人之管以趨翔[1]也。莖垂者，身中之機，陰精之候，津液之道也。故飲食不節，喜怒不時，津液內溢，乃下留於睾，血道不通，日大不休，俛仰不便，趨翔不能。此病滎然有水，不上不下，鈹石所取，形不可匿，常不得蔽，故命曰去爪。

腰脊者，一身之大關節也。四肢膝脛者，人之管以趨翔也。管，主也。莖垂者，宗筋之聚，身中之機，宗筋，所以束骨而利機關。陰精輸泄之候，津液流注之道也。故飲食不節，喜怒不時，傷其脾肝，疏泄失政，津液內溢，乃下流於睾丸。經絡堙瘀，血道不通，睾丸日大不休，以致腰脊俛仰不便，肢脛趨翔不能。此病滎然內有積水，不上不下，停佇[2]陰囊。鈹石所取，形不可匿，常不得匿，取之則去，易如去爪，故命曰去爪。

黃帝曰：善。刺節言徹衣，夫子乃言盡刺諸陽之奇腧，未有

---

〔1〕 趨翔　"趨"，《釋名》："疾行曰趨。""翔"，《說文》："回飛也。""趨翔"，快步行走如飛之意。

〔2〕 佇（zhù 貯） 通"貯"。《文選·遊天台山賦》："惠風佇芳於陽林。"善《注》："佇，猶積也。"

常處也，願卒聞之。岐伯曰：是陽氣有餘，而陰氣不足。陰氣不足則內熱，陽氣有餘則外熱，內外相搏，熱如懷炭，外畏綿帛近，不可近身，又不可近席。腠理閉塞，則汗不出，舌焦脣槁，腊乾嗌燥，飲食不讓美惡。黃帝曰：善。取之奈何？岐伯曰：取之於其天府、大杼三痏，又刺中膂以去其熱，補足手太陰以出其汗，熱去汗稀，疾如徹衣。腊，音昔。

腊乾，胸乾之訛。乾肉曰腊，於義無當。飲食不讓美惡，不識美惡也。天府，手太陰穴。大杼、中膂，足太陽也。

黃帝曰：善。刺節言解惑，夫子乃言盡知調陰陽，補瀉有餘不足，相傾移也，惑何以解之？岐伯曰：大風在身，血脈偏虛，虛者不足，實者有餘，輕重不得，傾側宛伏，不知東西，不知南北，乍上乍下，乍反乍覆，顛倒無常，甚於迷惑。黃帝曰：善。取之奈何？岐伯曰：瀉其有餘，補其不足，陰陽平復，用鍼若此，疾於解惑。宛、菀同。

大風在身，閉其營衛，營衛鬱遏，則血脈偏實，其風所未閉之經，則血脈偏虛。虛者不足，實乃有餘，輕重不相得，是以傾側宛伏，不知東西南北，自覺上下反覆，顛倒無常，此真甚於迷惑也。

黃帝曰：余聞刺有五邪，何謂五邪？岐伯曰：病有持癰者，有容大者，有狹小者，有熱者，有寒者，是謂五邪。黃帝曰：刺五邪奈何？岐伯曰：凡刺五邪之方，不過五章，癉熱消滅，腫聚散亡，寒痹益溫，小者益陽，大者必去，請道其方。凡刺癰邪，無迎隴，易俗移性，不得膿，詭道更行，去其鄉，不安處所，乃散亡，諸陰陽過癰者，取之其腧瀉之。凡刺大邪，日以小，泄奪其有餘，乃益虛，剽其通，鍼其邪，肌肉親視之，毋有反其真，刺諸陽分肉間。凡刺小邪，日以大，補其不足，乃無害，視其所在，迎之界，遠近盡至，其不得外侵而行之，乃自費，刺分肉間。凡刺熱邪，越而蒼，出遊不歸，乃無病，爲開通，辟門户，使邪得出，病乃已。凡刺寒邪，日以溫，徐往徐來，致其神，門户已閉，氣不分，虛實得調，其氣存也。辟、闢同。

持癰，蓄積癰膿也。容大，寬容廣大也。狹小，窄狹微小
也。熱，癉熱也。寒，寒痹也。五章，五條也。癉熱消滅，熱。
腫聚散亡，持癰。寒痹益溫，寒。小者益陽，狹小。大者必去，容
大。此刺五邪之五章也。凡刺癰邪，無迎其隴盛之勢，隴與隆同。
若易俗移性，違其自然之宜，必不得膿，宜詭道更行，使腫聚去
其鄉而不安處所，乃能散亡，諸陰陽經絡之有過而成癰者，取之
其腧而瀉之，此刺持癰之方也。凡刺大邪，日以漸小，瀉奪其有
餘，乃始益虛，剝其通達之路，剝即刺也。以鍼其邪，肌肉親視
之，毋有反其真，刺諸陽分肉之閒，此刺容大之方也。凡刺小
邪，日以漸大，補其不足，乃可無害，視其所在，而迎之於界，
遠近之氣盡至，其不得外侵而行之，乃自費，侵，當作浸，漸也。
費，大也。宜刺分肉之閒，此刺狹小之方也。凡刺熱[1]邪，越而
蒼，越，潒越也，蒼，當作滄，熱氣潒越，則變爲滄涼。出遊不歸，乃
無病，熱氣遊散。爲開通，辟門戶，使邪得出，病乃已，此刺熱
邪之方也。凡刺寒邪，日以溫，日以漸溫。徐往徐來，致其神，
門戶已閉，氣不分，氣不分散。虛實得調，其氣存，此刺寒邪之
方也。

黃帝曰：官鍼奈何？岐伯曰：刺癰者，用鈹鍼，刺大者，用
鋒鍼，刺小者，用員利鍼，刺熱者，用鑱鍼，刺寒者，用毫鍼
也。請言解論，與天地相應，與四時相副，人參天地，故可爲
解。下有漸洳[2]，上生葦蒲，此所以知形氣之多少也。陰陽者，
寒暑也，熱則滋濡而在上，根荄少汁。人氣在外[3]，皮膚緻，
腠理閉，汗不出，血氣強，肉堅澀。當是之時，善行水者，不能
往冰，善穿地者，不能鑿凍，善用鍼者，亦不能取四厥，血脈凝
結，堅搏不往來者，亦未可即柔。故行水者，必待天溫，冰釋凍
解，而水可行，地可穿也。人脈猶是也，治厥者，必先熨調和其

---

[1] 熱 原脱，據本節經文及前後文例補。
[2] 洳 《集韻》：“洳，同挈，漸濕也。”濕潤之意。
[3] 人氣在外 《靈樞·刺節真邪》其下有：“皮膚緩，腠理開，血氣減，汗大泄，
皮淖澤，寒則地凍水冰，人氣在中”二十五字。

經，掌與腋，肘與脚，項與脊以調之，火氣已通，血脈乃行。然後視其病，脈淖澤者，刺而平之，堅緊者，破而散之，氣下乃止。此所謂解結也。

官鍼奈何，於九鍼中當用何鍼也？解論，解結之論也。下有漸洳之水，則上生葦蒲，形氣多少，必有外驗，亦如是也。

用鍼之類，在於調氣，氣積於胃，以通營衛，各行其道。宗氣留於海，其下者注於氣街，其上者走於息道。故厥在於足，宗氣不下，脈中之血，凝而留止，弗之火調，不能取之。用鍼者，必先察其經絡之實虛，切而循之，按而彈之，視其應動者，乃後取而下之。六經調者，謂之不病，雖病，謂之自已也。一經上實下虛而不通者，此必有橫絡盛加於大經，令之不通，視而瀉之，此所謂解結也。

宗氣，肺中之大氣，一身諸氣之宗也。

上寒下熱，先刺其項太陽，久留之，已刺則熨項與肩胛，令熱下合乃止，此所謂推而上之者也。上熱下寒，視其虛脈而陷之於經絡者取之，氣下乃止，此所謂引而下之者也。大熱徧身，狂而妄見、妄聞、妄言，視足陽明及大絡取之，虛者補之，血而實者瀉之。因其偃臥，居其頭前，以兩手四指挾按頸動脈，久持之，卷而切推，下至缺盆中，而復止[1]如前，熱去乃止。此所謂推而散之者也。

刺項太陽，足太陽之天柱、大杼也。令熱下合乃止，令上熱與下相合也。居其頭前，醫居病者之頭前也。按頸動脈，足陽明之人迎也。按之卷手而切推之，下至缺盆中，而復止如前，所以推其經熱而使之下也，熱去乃止而不推。此推而散之之法也。

黃帝曰：有一脈生數十病者，或痛、或癰、或熱、或寒、或癢、或痹、或不仁，變化無窮，其故何也？岐伯曰：此皆邪氣之所生也。黃帝曰：余聞氣者，有真氣，有正氣，有邪氣，何謂真氣？岐伯曰：真氣者，所受於天，與穀氣并而充身者也。正氣

---

〔1〕　止　猶還也。《戰國策·齊策》：“孟嘗君乃止。”

者，正風也，從一方來，非實風，又非虛風也。邪氣者，虛風之
賊傷人者也，其中人也深，不能自去。正風者，其中人也淺，合
而自去，其氣來柔弱，不能勝真氣，故自去。虛邪之中人也，洒
淅動形，起毫毛而發腠理。其入深，內搏於骨，則爲骨痹，搏於
筋，則爲筋攣，搏於脈中，則爲血閉不通，則爲癰，搏於肉，與
衛氣相搏，陽勝者則爲熱，陰勝者則爲寒，寒則真氣去，去則
虛，虛則寒，搏於皮膚之間，其氣外發，腠理開，毫毛搖，氣往
來行，則爲癢，留而不去，則爲痹，衛氣不行，則爲不仁。

　　此答帝問痛、癰、寒、熱、癢、痹、不仁之義。

　　虛邪偏客於身半，其入深，內居營衛，營衛稍衰，則真氣
去，邪氣獨留，發爲偏枯，其邪氣淺者，脈偏痛。虛邪之入於身
也深，寒與熱相搏，久留而內著。寒勝其熱，則骨痛肉枯，熱勝
其寒，則爛肉腐肌爲膿，內傷骨，內傷骨爲骨蝕。有所疾前筋，
筋屈不伸，邪氣居其間而不反，發爲筋溜。有所結，氣歸之，衛
氣留之，不得反，津液久留，合而爲腸溜，久者數歲乃成，以手
按之柔。已有所結，氣歸之，津液留之，邪氣中之，凝結日以益
甚，連以聚居，爲昔瘤，以手按之堅。有所結，深中骨，氣因於
骨，骨與氣并，日以益大，則爲骨疽。有所結，中於肉，宗氣歸
之，邪留而不去，有熱則化而爲膿，無熱則爲肉疽。凡此數氣
者，其發無常處，而有常名也。黃帝曰：善。請藏之靈蘭之室，
不敢妄出也。

　　此推明黃帝未問之義。溜與瘤通。昔瘤，瘤成於夙昔，非旦
暮所結者。骨疽，氣鬱於骨中而突起者。肉疽，氣鬱於肉中，無
熱無膿，堅鞕而突起者。

逆順八[1]

　　黃帝問於伯高曰：余聞氣有逆順，脈有盛衰，刺有大約，可
得聞乎？伯高曰：氣之逆順者，所以應天地陰陽四時五行也。脈
之盛衰者，所以候血氣之虛實有餘不足也。刺之大約者，必明知

────────────

〔1〕八　原脫，據目錄補。

病之可刺，與其未可刺，與其已不可刺也。黃帝曰：候之奈何？
伯高曰：無迎逢逢之氣，無擊堂堂之陣。《刺法》曰：無刺熇熇
之熱，無刺漉漉之汗，無刺渾渾之脈，無刺病與脈相逆者。黃帝
曰：候其可刺奈何？伯高曰：上工，刺其未生者也。其次，刺其
未盛者也。其次，刺其已衰者也。下工，刺其方襲者也，與其形
之盛者也，與其病之與脈相逆者也。故曰：方其盛也，勿敢毀
傷，刺其已衰，事必大昌。故曰：上工治未病，不治已病，此之
謂也。逢，音蓬。熇，音囂。漉，音鹿。

逢逢，盛也。熇熇，熱旺也。漉漉，汗多也。渾渾，脈大
也。方襲，邪方感襲也，言已非未生時矣。

行鍼九[1]

黃帝問於岐伯曰：余聞九鍼於夫子，而行之於百姓，百姓之
血氣，各不同形。或神動而氣先鍼行，或氣與鍼相逢，或鍼已出
氣獨行，或數刺乃知，或發鍼而氣逆，或數刺病益劇。凡此六
者，各不同形，願聞其方。岐伯曰：重陽之人，其神易動，其氣
易往也。黃帝曰：何謂重陽之人？岐伯曰：重陽之人，熇熇高
高，言語善疾，舉足善高，心肺之藏氣有餘，陽氣滑盛而揚，故
神動而氣先行。黃帝曰：重陽之人，而神不先行者何也？岐伯
曰：此人頗有陰者也。黃帝曰：何以知頗有陰也？岐伯曰：多陽
者多喜，多陰者多怒，數怒而易解，故曰頗有陰。其陰陽之離合
難，故其神不能先行也。黃帝曰：其氣與鍼相逢奈何？岐伯曰：
陰陽和調而血氣淖澤滑利，故鍼入而氣出，疾而相逢也。黃帝
曰：鍼已出而氣獨行者，何氣使然？岐伯曰：其陰氣多而陽氣
少，陰氣沉而陽氣浮者內藏，鍼已出，氣乃隨其後，故獨行也。
黃帝曰：數刺乃知，何氣使然？岐伯曰：此人之多陰而少陽，其
氣沉而氣往難，故數刺乃知也。黃帝曰：刺入而氣逆者，何氣使
然？岐伯曰：其氣逆，與其數刺病益甚者，非陰陽之氣，浮沉之
勢也，此皆粗之所敗，上之所失，其形氣無過焉。熇，音枵。

---

[1] 九　原脫，據目錄補。

熇熇高高，氣高而揚也。數怒而易解，數怒而易消也。易解是其陽多，數怒是其有陰，故曰頗有陰也。粗之所敗，上之所失，粗工之所敗，上工之所失也。

血絡論十[1]

黃帝曰：願聞其奇邪而不在經者。岐伯曰：血絡是也。黃帝曰：刺血絡而仆者何也？血出而射者何也？血少黑而濁者，何也？血出清而半爲汁者，何也？發鍼而腫者，何也？血出若多若少而面色蒼蒼者何也？發鍼而面色不變而煩悗者，何也？多出血而不動搖者，何也？願聞其故。

血絡，邪中於絡，氣阻而血壅者也。

岐伯曰：脈氣盛而血虛者，刺之則脫氣，脫氣則仆。血氣俱盛而陰氣多者，其血滑，刺之則射。陽氣蓄積，久留而不瀉者，其血黑以濁，故不能射。新飲而液滲於絡，而未合和於血也，故血出而汁別焉。其不新飲者，身中有水，久則爲腫。陰氣積於陽，其氣因於絡，刺之血未出而氣先行，故腫。陰陽之氣，其新相得而未合和，因而瀉之，則陰陽俱脫，表裏相離，故脫色而蒼蒼然。刺之血出多，色不變而煩悗者，刺絡而虛經，虛經之屬於陰者，陰脫，故煩悗[2]。陰陽相得而合爲痹者，此爲內溢於經，外注於絡。如是者，陰陽俱有餘，雖多出血，而弗能虛也。

脈之氣盛而血虛者，刺之則脫其氣，脫氣則身仆。血氣俱盛而陰氣多者，陰氣逼束，其血滑利，刺之則射，見竅而奔也。陽氣蓄積，經血久留而不瀉者，埋瘀腐敗，其血黑以濁，膠而莫流，故不能射。新飲水而液滲於絡，未經和合於血，故血出而清汁別焉。其不新飲者，身中宿有積水，久則流溢經絡，而爲腫脹。水中陰氣積於陽分，其氣因於絡脈，已將作腫，刺之血未出而陰氣先行，充塞絡中，故發腫滿，不俟日久而四溢也。陰陽之氣，其新相得而未和合，彼此環抱不堅，因而瀉之，則陰陽俱

---

〔1〕十　原脫，據目錄補。

〔2〕悗　原作“悶”，據《靈樞·血絡論》及本節黃解改。

脱，無以榮華皮膚，故脱色而面蒼蒼然。刺之血出多，色不變而煩悗者，刺其絡而虛其經。經爲陰，虛其經之屬於陰者，陰脱，故生煩悗。陰陽相合而爲痹者，隧道埋阻，此爲氣血内溢於經，外注於絡。如是者，陰陽俱有餘，雖多出血，而弗能虛也，故不動搖。

黄帝曰：相之奈何？岐伯曰：血脈者，盛堅横以赤，上下無常處，小者如鍼，大者如筯，則而瀉之，萬全也，故無失數矣。失數而反，各如其度。黄帝曰：鍼入而肉著者，何也？岐伯曰：熱氣因於鍼則鍼熱，熱則肉著於鍼，故堅焉。

失數而反，各如其度，苟失其數則反其道，而各如其度也。

論勇十一〔1〕

黄帝問於少俞曰：夫人之忍痛與不忍痛者，非勇怯之分也。夫勇士之不忍痛者，見難則前，見痛則止，夫怯士之忍痛者，聞難則恐，遇痛則動，夫勇士之忍痛者，見難不恐，遇痛不動，夫怯士之不忍痛者，見難與痛，面轉目眴，恐不能言，失氣驚悸，顏色變化，乍死乍生。余見其然也，不知其何由？願聞其故。少俞曰：夫忍痛與不忍痛者，皮膚之薄厚，肌肉之堅脆，緩急之分也，非勇怯之謂也。黄帝曰：願聞勇怯之所由然。少俞曰：勇士者，目深以固，長衡直揚，三焦理横，其心端直，其肝大以堅，其膽滿以傍，怒則氣盛而胸張，肝舉而膽横，眥裂而目揚，毛起而面蒼，此勇士之由然者也。

長衡直揚，五變則作長衝直揚，言其目突而眉直也。

黄帝曰：願聞怯士之所由然。少俞曰：怯士者，目大而不減，陰陽相失，三焦理縱，𩩲骬短而小，肝系緩，其膽不滿而縱，腸胃挺，脇下空，雖方大怒，氣不能滿其胸，肝肺雖舉，氣衰復下，故不能久怒，此怯士之所由然者也。𩩲，音揭。骬，音於。

減與緘通，收也。𩩲骬，蔽心骨也。挺，長也。鬆長不收。

黄帝曰：怯士之得酒，怒不避勇士者，何藏使然？少俞曰：

―――――――――――

〔1〕十一　原脱，據目録補。

酒者，水穀之精，熟穀之液也，其氣慓悍，其入於胃中，則胃脹，氣上逆，滿於胸中，肝浮膽橫。當是之時，故比於勇士，與勇士同類，不知避之。氣衰則悔，名曰酒悖也。

悖，亂也。

論痛十二[1]

黃帝問於少俞曰：筋骨之強弱，肌肉之堅脆，皮膚之厚薄，腠理之疏密各不同，其於鍼石火焫之痛何如？腸胃之厚薄堅脆亦不等，其於毒藥何如？願盡聞之。少俞曰：人之骨強筋弱肉緩皮膚厚者，耐痛，其於鍼石之痛，火焫亦然。黃帝曰：其耐火焫者，何以知之？少俞曰：加以黑色而美骨者，耐火焫。黃帝曰：其不耐鍼石之痛者，何以知之？少俞曰：堅肉薄皮者，不耐鍼石之痛，於火焫亦然。黃帝曰：人之勝毒，何以知之？少俞曰：胃厚色黑大骨及肥者，皆勝毒，其瘦而薄胃者，皆不勝毒也。黃帝曰：人之病，或同時而傷，或易已，或難已，其故何如？少俞曰：同時而傷，其身多熱者，易已，多寒者，難已。

其身多熱者，陽盛而氣通，故易已，多寒者，陰盛而氣滯，故難已。

五邪十三[2]

邪在肺，則病皮膚痛，寒熱，上氣喘，汗出，咳動肩背。取之膺中外腧，背三節、五節之傍，以手疾按之，快然，乃刺之，取之缺盆中以越之。

肺藏氣而主皮毛，故邪在肺，則皮膚痛，寒熱汗出，上氣喘咳。膺中外腧，手太陰之雲門、中府也。背三節之傍，肺腧也，五節之傍，心腧也。皆足太陽經穴。按之快然，即是其穴，乃刺之。缺盆，足陽明經穴。經脈：肺手太陰之脈，是動則病肺脹滿，膨膨而喘咳，缺盆中痛，故取之缺盆中以越之。越，散也。

邪在肝，則兩脇中痛，寒中，惡血在內，行善掣節，時脚

---

[1] 十二 原脱，據目錄補。

[2] 十三 原脱，據目錄補。

腫。取之行閒，以引脇下，補三里，以溫胃中，取血脈，以散惡血，取耳閒青脈，以去其掣。

肝藏血而主筋，筋聚關節，脈行兩脇，故兩脇中痛。惡血在內，行善掣節。掣，牽也，脾主四支，木刑土敗，脾氣不能下達，關節壅阻，故時腳腫。寒中者，土被木賊，則寒水侮土也。取之厥陰之行閒，穴名。以引脇下之痛。補陽明之三里，以溫胃中之寒。取血脈之結瘀，以散惡血。取耳中之青脈，以去其牽掣，足少陽之脈循耳閒，厥陰與少陽爲表裏也。

邪在脾胃，則病肌肉痛。陽氣有餘，陰氣不足，則熱中善飢，陽氣不足，陰氣有餘，則寒中腸鳴腹痛，陰陽俱有餘，若俱不足，則有寒有熱。皆調於三里。

脾胃同主肌肉，故邪在脾胃，則病肌肉痛。陽盛陰虛，則熱中善飢，陽虛陰盛，則寒中腸鳴腹痛，陰陽俱盛，若俱虛，則有寒有熱，陰盛則下寒，陰虛則下熱，陽盛則上熱，陽虛則下寒也。皆調於足陽明之三里，以均其寒熱。

邪在腎，則病骨痛陰痹。陰痹者，按之而不得，腹脹腰痛，大便難，肩背頸項痛，時眩。取之湧泉、崑崙，視有血者，盡取之。

腎主骨，故邪在腎，則病骨痛。腎爲陰，陰旺則凝澀不行，故病陰痹。陰分痹著。陰痹者，病在隱微，故按之而不得。水旺則土濕木陷，疏泄不行，故腹脹腰痛，大便難。少陰不升，則太陽不降，太陽行身之背，濁氣上逆，故肩背頸項痛。寒水主藏，時眩者，寒水失藏而膽火升浮也。膽火化氣相火。湧泉，足少陰穴。崑崙，足太陽穴。

邪在心，則病心痛喜悲，時眩仆。視有餘不足，而調之其腧也。

心痛，水賊火也。心主喜，肺主悲，喜悲，金侮火也。時眩仆，君火失根而升浮也。調之其腧，手厥陰心主之腧也。少陰無腧。

五亂十四〔1〕

黃帝曰：經脈十二者，別爲五行，分爲四時，何失而亂？何得而治？岐伯曰：五行有序，四時有分，相順則治，相逆則亂。黃帝曰：何謂相順？岐伯曰：經脈十二者，以應十二月，十二月者，分爲四時。四時者，春秋冬夏，其氣各異，營衛相隨，陰陽已和，清濁不相干，如是則順而治。黃帝曰：何謂逆而亂？岐伯曰：清氣在陰，濁氣在陽，營氣順脈，衛氣逆行，清濁相干，亂於胸中，是謂大悗。故氣亂於心，則煩心密嘿，俛首靜伏，亂於肺，則俛仰喘喝，接手以呼，亂於腸胃，則爲霍亂，亂於臂脛，則爲四厥，亂於頭，則爲厥逆，頭重眩仆。悗，音悶。

清氣在陰，陷而不升也。濁氣在陽，逆而不降也。悗者，氣亂而不清也。接手以呼，以手捫心也。四厥，四支厥逆也。四支寒冷，謂之厥逆。厥逆頭痛眩仆，濁氣逆升而不降也。

黃帝曰：五亂者，刺之有道乎？岐伯曰：有道以來，有道以去，審知其道，是謂身寶。黃帝曰：善。願聞其道。岐伯曰：氣在於心者，取之手少陰、心主之俞。氣在於肺者，取之手太陰滎、足少陰俞。氣在於腸胃者，取之足太陰、陽明，不下者，取之三里。氣在於頭者，取之天柱、大杼，不知，取太陽滎俞。氣在於臂足，取之先去血脈，後取其陽明、少陽之滎俞。黃帝曰：補瀉奈何？岐伯曰：徐入徐出，謂之導氣，補瀉無形，謂之同精，是非有餘不足也，亂氣之相逆也。黃帝曰：允乎哉道！明乎哉論！請著之玉版，命曰治亂也。

有道以來，有由以來也。有道以去，有法以去也。手少陰之俞，神門也。心主之俞，大陵也。手太陰滎，魚際也。足少陰俞，太谿也。足太陰、陽明，太陰之俞，太白也，陽明之俞，陷谷也。三里，足陽明穴也。天柱，大杼，足太陽穴也。太陽之滎，通谷也。太陽之俞，束骨也。手陽明之滎俞，二間、三間也。手少陽之滎俞，液門、中渚也。足陽明之滎俞，內庭、陷谷

---

〔1〕　十四　原脱，據目錄補。

也。足少陽之滎俞，俠谿、臨泣也。徐入徐出，謂之導氣，導其亂氣，使之復治也。補瀉無形，謂之同精，同其精氣之本原，未嘗增損也。精，正氣也。是非以其有餘不足，而用補瀉也，爲其亂氣之相逆，調之使其順而治耳。

五禁十五[1]

黃帝問於岐伯曰：余聞刺有五禁，何謂五禁？岐伯曰：禁其不可刺也。黃帝曰：余聞刺有五奪。岐伯曰：無瀉其不可奪者也。黃帝曰：余聞刺有五過。岐伯曰：補瀉無過其度。黃帝曰：余聞刺有五逆。岐伯曰：病與脈相逆，故命曰五逆。黃帝曰：余聞刺有九宜。岐伯曰：明知九鍼之論，是謂九宜。

義詳下文。

黃帝曰：何謂五禁？願聞其不可刺之時。岐伯曰：甲乙日自乘，無刺頭，無發矇於耳內，丙丁日自乘，無振埃於肩、喉、廉泉，戊己日自乘四季，無刺腹，去爪瀉水，庚辛日自乘，無刺關節於[2]股膝，壬癸日自乘，無刺足脛，是謂五禁。

自乘者，日之乘時當令也。發矇，發其蒙蔽也。振埃，振其塵埃也。

黃帝曰：何謂五奪？岐伯曰：形肉已奪，是一奪也，大奪血之後，是二奪也，大汗出之後，是三奪也，大泄之後，是四奪也，新產及大血之後，是五奪也，此皆不可寫。

五奪皆大虛證，故不可寫。

黃帝曰：何謂五逆？岐伯曰：熱病脈靜，汗已出，脈盛躁，是一逆也，病泄，脈洪大，是二逆也，著痹不移，䐃肉破，身熱，脈偏絕，是三逆也，淫而奪形，身熱，色夭然白，及後下血衃，血衃篤重，是謂四逆也，寒熱奪形，脈堅搏，是謂五逆也。

著痹不移，䐃肉破，氣偏痹塞不移，身難反側，臀肉磨傷也。淫而奪形，病氣浸淫不已，漸至形脫也。

---

〔1〕 十五 原脫，據目錄補。
〔2〕 於 猶與也。《戰國策·齊策》：“今趙之與秦也，猶齊之於魯也。”

玉版十六〔1〕

黄帝曰：余以小鍼爲細物也，夫子乃言上合之於天，下合之於地，中合之於人，余以爲過鍼之意矣，願聞其故。岐伯曰：何物大於天乎！夫大於鍼者，唯五兵者焉。五兵者，死之備也，非生之具。且夫人者，天地之鎮也，其不可不參乎！夫治民者，亦唯鍼焉，夫鍼之與五兵，其孰小乎？

宇宙之中，無大於天者，天之所以大者，生也。天地之大德曰生。小鍼雖細，而亦能生人，故與天並大。五兵雖大，但能殺人，不能生人，何以爲大？且夫人者，天地之鎮也，與天地並重。其不可不參焉，與天地參。佐天地以生人也。夫生人者，亦唯鍼耳，則鍼之與五兵，其孰大而孰小乎？

黄帝曰：病之生時，有善怒不測，飲食不節，陰氣不足，陽氣有餘，營氣不行，乃發爲癰疽。陰陽不通，兩熱相搏，乃化爲膿，小鍼能取之乎？岐伯曰：聖人不能使化者爲之，邪不可留也。故兩軍相當，旗幟相望，白刃陳於中野者，此非一日之謀也。能使其民令行禁止，士卒無白刃之難者，非一日之教也，須臾之得也。夫至使身被癰疽之病，膿血之聚者，不亦離道遠乎！夫癰疽之生，膿血之成也，不從天下，不從地出，積微之所生也，故聖人自治於未有形也，愚者遭其已成也。

聖人不能使天地自然之化，以人力而爲之，然而邪之在身，則不可留也。癰疽膿血者，邪氣伏留，積微成大之所生也。

黄帝曰：其已形，不予遭，膿已成，不予見，爲之奈何？岐伯曰：膿已成，十死一生，故聖人弗使已成，而明爲良方，著之竹帛，使能者踵而傳之後世，無有終時者，爲其不予遭也。黄帝曰：其已有膿血而後遭者，不導之以小鍼治乎？岐伯曰：以小治小者其功小，以大治大者多害，故其已成膿血者，其唯砭石、鈹鋒之所取也。

砭石，石鍼。鈹鋒，鈹鍼也。

---

〔1〕十六　原脱，據目錄補。

黃帝曰：多害者，其不可全乎？岐伯曰：其在逆順焉。黃帝曰：願聞逆順。岐伯曰：以爲傷者，其白眼青，黑眼小，是一逆也，內藥而嘔者，是二逆也，腹痛渴甚，是三逆也，肩項中不便，是四逆也，音嘶色脫，是五逆也。除此五者，爲順矣。

多害者，全與不全，其在逆順，順則可全，逆則不可全也。以爲傷者，害之成傷者也。白眼青，木侮金也。黑眼小，火侮水也。內藥而嘔，胃敗而氣逆也。腹脹痛渴甚，風木之賊土也。肩項不便，肺氣逆衝也。音嘶色脫，肺肝俱敗也。肺主音，肝主色。

黃帝曰：諸病皆有逆順，可得聞乎？岐伯曰：腹脹，身熱，脈大，是一逆也，復鳴而滿，四肢清[1]，泄，其脈大，是二逆也，衄而不止，脈大，是三逆也，咳且溲血，脫形，其脈小勁，是四逆也，咳，脫形，身熱，脈小以疾，是謂五逆也。如是者，不過十五日而死矣。

腹脹，身熱，脈大，裏濕盛而表陽格也。腹鳴而滿，四肢清，泄而脈大，肝脾鬱陷而敗泄也。衄而不止，脈大，肺胃阻逆而上脫也。咳且溲血，脫形，其脈小勁，中氣虧敗，肝陷而肺逆也。咳而脫形，身熱，脈小以疾，脾敗胃逆，肺膽不降也。

其腹大脹，四末清，脫形，泄甚，是一逆也，腹脹便血，其脈大，時絕，是二逆也，咳，溲血，形肉脫，脈搏，是三逆也，嘔血，胸滿引背，脈小而疾，是四逆也，咳嘔腹脹，且飧泄，其脈絕，是五逆也。如是者，不及一時而死矣。工不察此者而刺之，是謂逆治。

此之五逆，較上之五逆更劇，是死在頃刻之間者也。

黃帝曰：夫子之言鍼甚駿，以配天地，上數天文，下度地紀，內別五藏，外次六府，經脈二十八會，盡有周紀，能殺生人，不能起死者，子能反之乎？岐伯曰：能殺生人，不能起死者也。黃帝曰：余聞之，則爲不仁[2]，然願聞其道，弗行於人。

---

〔1〕 清 通"清"。《集韻》："清，與清同。寒也。"

〔2〕 仁 通"忍"。《釋名》："仁，忍也。"

岐伯曰：是明道也，其必然也，其如刀劍之可以殺人，如飲酒使人醉也，雖勿診，猶可知矣。黃帝曰：願卒聞之。岐伯曰：人之所以受氣者，穀也。穀之所注者，胃也。胃者，水穀氣血之海也。海之所行雲氣者，天下也。胃之所出氣血者，經隧也。經隧者，五藏六府之大絡也，迎而奪之而已矣。黃帝曰：上下有數乎？岐伯曰：迎之五里，中道而止，五至而已，五往而藏之氣盡矣，故五五二十五，而竭其腧矣。此所謂奪其天氣者也，非能絕其命而傾其壽也。黃帝曰：願卒聞之。岐伯曰：闚門而刺之者，死於家中，入門而刺之者，死於堂上。黃帝曰：善乎方，明哉道，請著之玉版，以爲重寶，傳之後世，以爲刺禁，令民勿敢犯也。

駿與峻同，高大也。能殺生人，不能起死者也，言不能反也。迎而奪之，奪其胃氣也。五里，手陽明穴，此藏府之大絡，經隧之要害。迎之於此，而奪其氣，則經隧之氣，中道而止。不過五至而已，鍼五下而藏氣絕。故五五二十五下，而竭其五藏之腧矣。此所謂奪其天氣，使之夭年，非能立絕其命，而即傾其壽者也。門，氣門，生氣通天論：氣門乃閉。即孔穴也。闚門而刺之者，刺入淺也。入門而刺之者，刺入深也。死於家中，死之稍遲也。死於堂上，死之至速也。本輸：陰尺動脈，在五里，五腧之禁也。《素問·氣穴論》：大禁二十五，在天府下五寸，即此迎之五里之義也。

師傳十七[1]

黃帝曰：余聞先師，有所心藏，弗著於方，余願聞而藏之，則而行之，上以治民，下以治身，使百姓無病，上下和親，德澤下流，子孫無憂，傳於後世，無有終時，可得聞乎？岐伯曰：遠乎哉問也！夫治民與自治，治彼與治此，治小與治大，治國與治家，未有逆而能治之也，夫惟順而已矣。順者，非獨陰陽脈，論氣之逆順也，百姓人民，皆欲順其志也。黃帝曰：順之奈何？岐

―――――――――

〔1〕 十七　原脱，據目錄補。

伯曰：入國問俗，入家問諱，上堂問禮，臨病人問所便。黃帝曰：便病人奈何？岐伯曰：夫中熱消癉則便寒，寒中之屬則便熱。胃中熱則消穀，令人懸心善飢，臍以上皮熱，腸中熱則出黃如糜，臍以下皮熱。胃中寒則腹脹，腸中寒則腸鳴飱泄。胃中寒，腸中熱，則脹而且泄，胃中熱，腸中寒，則疾飢，少腹痛脹。黃帝曰：胃欲寒飲，腸欲熱飲，兩者相逆，便之奈何？且夫王公大人，血食之君，驕恣縱欲，輕人，而無能禁之，禁之則逆其志，順之則加其病，便之奈何？治之何先？岐伯曰：人之情，莫不惡死而樂生，告之以其敗，語之以其善，導之以其所便，開之以其所苦，雖有無道之人，惡有不聽者乎？黃帝曰：治之奈何？岐伯曰：春夏先治其標，後治其本，秋冬先治其本，後治其標。黃帝曰：便其相逆者奈何？岐伯曰：便此者，飲食衣服，亦欲適寒溫。衣服者，寒無悽愴，暑無出汗，飲食者，熱無灼灼，寒無滄滄。寒溫中適，故氣將持，乃不致〔1〕邪僻也。

　　中熱消癉則便寒，得寒而便也。寒中之屬則便熱，得熱而便也。腸中熱則出黃如糜，糞黃而膠粘也。胃中寒，腸中熱，則脹而且泄，泄即出黃如糜也。春夏先治其標，後治其本，陽氣發泄之時，多外熱而內寒也。秋冬先治其本，後治其標，陽氣收藏之時，多內熱而外寒也。

外揣十八〔2〕

　　黃帝曰：余聞九鍼九篇，余親受其調，頗得其意。夫九鍼者，始於一而終於九，然未得其要道也。夫九鍼者，小之則無內，大之則無外，深不可為下，高不可為蓋，恍惚無窮，流溢無極，余知其合於天道、人事、四時之變也，然余願雜之毫毛，渾束為一，可乎？

　　調，調度也。深不可為下，無有下之者也。高不可為蓋，無有蓋之者也。雜之毫毛，渾束為一者，合之大小高深，而歸於簡

---

〔1〕　致　原作"至"，據《靈樞·師傳》改。
〔2〕　十八　原脫，據目錄補。

要也。

岐伯曰：明乎哉問也，非獨鍼道也，治國亦然。黃帝曰：余願聞鍼道，非國事也。岐伯曰：夫治國者，夫惟道焉，非道，何可小大深淺雜合而爲一乎。黃帝曰：願卒聞之。岐伯曰：日與月焉，水與鏡焉，鼓與響焉。夫日月之明，不失其影，水鏡之察，不失其形，鼓響之應，不失其聲，動搖則應和，盡得其情。

鍼法之要，不雜[1]色脈，得其法者，如日月之明，不失其影，水鏡之察，不失其形，鼓響之應，不失其聲，凡有動搖，則應和之捷，纖毫不失，盡得其情也。

黃帝曰：窘乎哉！昭昭之明不可蔽，其不可蔽，不失陰陽也。合而察之，切而驗之，見而得之，若清水明鏡之不失其形也。五音不彰，五色不明，五藏波蕩，若是則外內相襲，若鼓之應桴，響之應聲，影之似形。故遠者司外揣內，近者司內揣外，是謂陰陽之極，天地之蓋。請藏之靈蘭之室，弗敢使泄也。

明不可蔽，以善察色脈，不失陰陽也。合而察之，切而驗之，見而得之，直若清水明鏡之不失其形也。設其五音不彰，五色不明，則五藏波蕩，必生大病。若是則外內相襲，若鼓之應桴，響之應聲，影之似形，無不符也。故遠者司外以揣內，近者司內以揣外，是謂陰陽之極，天地之蓋也。蓋者，大於天地也。

禁服十九[2]

雷公問於黃帝曰：細子得受業，通於《九鍼》六十篇，旦暮勤服之，近者編絕，久者簡垢，然尚諷誦弗置，未盡解於意矣。外揣言渾束爲一，未知所謂也。夫大則無外，小則無內，大小無極，高下無度，束之奈何？士之才力，或有厚薄，智慮褊淺，不能博大深奧，自強於學若細子。細子恐其散於後世，絕於子孫，

---

[1] 不雜　“不”，通“丕”。助詞。無義。《書·康誥》：“惟乃丕顯考文王。”“雜”，《玉篇》：“雜，同也。”“不雜”，乃合也。

[2] 十九　原脫，據目錄補。

敢問約之奈何？

外揣：夫九鍼者，小之則無內，大之則無外，深不可爲下，高不可爲蓋。願雜之毫毛，渾束爲一，可乎？約之，即渾束爲一，令其簡約也。

黃帝曰：善乎哉問也！此先師之所禁，坐私傳之也，割臂歃血之盟也，子若欲得之，何不齋乎！雷公再拜而起曰：請聞命。於是乃齋宿三日而請曰：敢問今日正陽，細子願以受盟。黃帝乃與俱入齋室，割臂歃血。黃帝親祝曰：今日正陽，歃血傳方，有敢背此言者，反受其殃。雷公再拜曰：細子受之。黃帝乃左握其手，右授之書，曰：慎之慎之，吾爲子言之。

先師，僦貸季[1]。帝曰先師之所禁，雷公曰旦暮勤服之，此禁服所由名也。

凡刺之理，經脈爲始，營其所行，制其度量，內次五藏，外別六府，審察衛氣，爲百病母，調諸虛實，虛實乃止，瀉其血絡，血盡不殆矣。

風者，百病之始，先傷衛氣，乃生百病，故審察衛氣，爲百病母。調諸虛實之偏，虛實乃止。止者，不偏虛，不偏實也。瀉其血絡，血盡邪除，故人不殆也。

雷公曰：此皆細子之所以通，未知其所約也。黃帝曰：夫約方者，猶約囊也，囊滿而弗約，則輸泄，方成弗約，則神與弗俱。雷公曰：願爲下材者，弗滿而約之。黃帝曰：未滿而知約之以爲工，不可以爲天下師。雷公曰：願聞爲工。

下材，下士之材也。

黃帝曰：寸口主中，人迎主外，兩者相應，俱往俱來，若引繩，大小齊等。春夏人迎微大，秋冬寸口微大，如是者，名曰平人。人迎大一倍於寸口，病在足少陽，一倍而躁，在手少陽。人迎二倍，病在足太陽，二倍而躁，在手太陽。人迎三倍，病在足

---

[1] 僦貸季 《素問·移精變氣論》王冰注云："岐伯祖世之師僦貸季也。"

陽明，三倍而躁，在手陽明。盛則爲熱，虛則爲寒，緊則爲痛痹，代則乍甚乍閒。盛則瀉之，虛則補之，緊痛則取之分肉，代則取血絡且飲藥，陷下則灸之，不盛不虛，以經取之，名曰經刺。人迎四倍，且大且數，名曰溢陽，溢陽爲外格，死不治。必審按其本末，察其寒熱，以驗其藏府之病。

　　溢陽，陽氣之滿溢。溢陽爲外格，陰盛於內，陽氣絕根而格除於外也，故死不治。

　　寸口大一倍於人迎，病在足厥陰，一倍而躁，在手心主。寸口二倍，病在足少陰，二倍而躁，在手少陰。寸口三倍，病在足太陰，三倍而躁，在手太陰。盛則脹滿，寒中，食不化，虛則熱中，出糜，少氣，溺色變，緊則痛痹，代則乍痛乍止。盛則瀉之，虛則補之，緊則先刺而後灸之，代則取血絡而後調之，陷下則徒灸之，陷下者，脈血結於中，中有著血，血寒，故宜灸之，不盛不虛，以經取之，寸口四倍，且大且數，名曰溢陰，溢陰爲內關，死不治。必審察其本末之寒溫，以驗其藏府之病。通其營俞，乃可傳於大數。大數曰：盛則使瀉之，虛則徒補之，緊則灸刺且飲藥，陷下則徒灸之，不盛不虛，以經取之。所謂經治者，飲藥，亦曰灸刺。脈急則引，脈大以弱，則欲安靜，用力無勞也。

　　溢陰爲內關，陽盛於內，陰氣絕根而關閉於外也，故死不治。以經取之，以經常之法取之，謂之經治。脈急則引，以導引之法，通達而鬆緩之也。脈大以弱，則欲安靜，用力無勞苦也。

　　　　　　　　　　靈樞懸解卷二終

〔經絡〕[1]

經脈二十[2]

雷公問於黃帝曰：禁服之言，凡刺之理，經脈爲始，營其所行，制其度量，內次五藏，外別六府，願盡聞其道。黃帝曰：經脈者，所以能決死生，處百病，調虛實，不可不通。

凡刺之理，經脈爲始，營其所行，營其所行之道路。制其度量，制其度量之長短。內次五藏，內次五藏之部。外別六府外別六府之分。六語，禁服之言。

肺手太陰之脈，起於中焦，下絡大腸，還循胃口，上膈，屬肺，從肺系橫出腋下，下循臑內，行少陰心主之前，下肘中，循臂內，上骨下廉，入寸口，上魚，循魚際，出大指之端。其支者，從腕後直出次指內廉，出其端。是動則病肺脹滿，膨膨而喘咳，缺盆中痛，甚則交兩手而瞀，此爲臂厥。是主肺所生病者，咳，上氣喘渴，煩心，胸滿，臑臂內前廉痛厥，掌中熱。氣有餘則肩背痛，風寒汗出中風，小便數而欠，氣虛則肩背痛寒，少氣不足以息，溺色變。爲此諸病，盛則瀉之，虛則補之，熱則疾之，寒則留之，陷下則灸之，不盛不虛，以經取之。盛者，寸口大三倍於人迎，虛者，則寸口反小於人迎也。

手之三陰，自胸走手。肺手太陰之脈，起於中焦，下絡大腸，太陰陽明爲表裏也。還循胃口，上膈，屬肺，從肺系橫出腋下，中府之分也。下循臑內，

〔1〕〔經絡〕　原無，據目錄補。
〔2〕二十　原脱，據目錄補。

臂內嫩肉曰臑。行少陰厥陰二經之前，手三陰行於臂內，太陰在前。下肘中，循臂內，上骨下廉，掌後高骨。入寸口而成尺寸。上魚，大指根肥肉曰魚。循魚際，穴名，即寸口脈。出大指之端，手太陰之少商也。其支者，從腕後直出次指內廉，出其端，而交於手陽明經。人迎，足陽明之動脈，在喉旁。

大腸手陽明之脈，起於大指次指之端，循指上廉，出合谷兩骨之閒，上入兩筋之中，循臂上廉，入肘外廉，上臑外前廉，上肩，出髃骨之前廉，上出於柱骨之會上，下入缺盆，絡肺，下膈，屬大腸。其支者，從缺盆上頸，貫頰，入下齒中，還出挾口，交人中，左之右，右之左，上挾鼻孔。是動則病齒痛，頸腫。是主津液所生病者，目黃，口乾，鼽衄，喉痹，肩前臑痛，大指次指痛不用。氣有餘則當脈所過者熱腫，虛則寒慄不復。爲此諸病，盛則瀉之，虛則補之，熱則疾之，寒則留之，陷下則灸之，不盛不虛，以經取之。盛者，人迎大三倍於寸口，虛者[1]，人迎反小於寸口也。

手之三陽，自手走頭。大腸手陽明之脈，起於大指次指之端，大指之次指。手陽明之商陽也。循指上廉，出合谷穴名，在大指次指兩岐，手陽明動脈。兩骨之閒，大指次指兩岐骨閒。上入兩筋之中，循臂上廉，手三陽行於臂外，陽明在前。入肘外廉，髃骨，肩上巨骨。上出於柱骨之會上，柱骨，項後大柱骨，即督脈之大椎，六陽所會。下入缺盆，絡肺，陽明太陰爲表裏也。下膈，屬大腸。其支者，從缺盆上頸，貫頰，入下齒中，還出挾口，交人中，左之右，右之左，之，至也。上挾鼻孔，手陽明之迎香也。自迎香而交於足陽明經。熱則疾之，疾出其鍼也。寒則留之，久留其鍼也。

胃足陽明之脈，起於鼻之交頞中，旁納太陽之脈，下循鼻外，入上齒中，還出挾口環唇，下交承漿，卻循頤後下廉，出大迎，循頰車，上耳前，過客主人，循髮際，至額顱。其支者，從

---

[1] 者 原作“則”，音近之誤，據《靈樞·經脈》及本篇文例改。

大迎前下人迎，循喉嚨，入缺盆，下膈，屬胃，絡脾。其直者，從缺盆下乳內廉，下挾臍，入氣街中。其支者，起於胃口，下循腹裏，下至氣街中而合，以下髀關，抵伏兔，下膝臏中，下循脛外廉，下足跗，入中指內間。其支者，下廉三寸而別，下入中指外間。其支者，別跗上，入大指間，出其端。是動則病灑灑振寒，善呻，數欠，顏黑，病至則惡人與火，聞木音則惕然而驚，獨閉戶塞牖而處，甚則欲上高而歌，棄衣而走，賁響腹脹，是謂骭厥。是主血所生病者，狂瘧温淫汗出，鼽衄，口喎，唇胗，頸腫，喉痹，大腹水腫，膝臏腫痛，循膺、乳、氣街、股、伏兔、骭外廉、足跗上皆痛，中指不用。氣盛則身[1]以前皆熱，其有餘於胃則消穀善飢，溺色黃，氣不足則身以前皆寒慄，胃中寒則脹滿。爲此諸病，盛則瀉之，虛則補之，熱則疾之，寒則留之，陷下則灸之，不盛不虛，以經取之。盛者，人迎大三倍於寸口，虛者，人迎反小於寸口也。

　　足之三陽，自頭走足。胃足陽明之脈，起於鼻之交頞中，頞，鼻莖，即山根。旁納太陽之脈，足太陽脈起目內眥，足陽明脈由此下行。下循鼻外，足陽明之承泣也。穴在目下。入上齒中，還出挾口環脣，下交承漿，任脈穴名。卻循頤後下廉，出大迎，陽明穴名。循挾車，陽明穴名。上耳前，過客主人，足少陽穴名。循髮際，至額顱。其支者，從大迎前下人迎，陽明穴名，喉旁動脈。循喉嚨，入缺盆，陽明穴名。下膈，屬胃，絡脾，陽明與太陰爲表裏也。其直者，從缺盆下乳內廉，下挾臍，入氣街中。陽明穴名，毛際兩旁動脈。其支者，起於胃口，下循腹裏，下至氣街中而合，以下髀關，穴名。抵伏兔，穴名。下膝臏中，膝蓋曰臏。下循脛外廉，骭骨曰脛。足三陽行於骹外，陽明在前。下足跗，足背。入中指內間，大指之次指。足陽明之屬兌也。其支者，下廉三寸而別，下入中指外間。其支者，別跗上，入大指間，出其端，而交於足太陰經。惡人與火，聞木音惕然而驚，獨閉戶塞牖而處，上高而歌，

---

〔1〕身　原脫，據《靈樞·經脈》補。

棄衣而走，義詳《素問》脈解、陽明脈解。骭，脛骨也，足陽明自膝臏而下脛外，故病骭厥。中指不用，即大指之次指也。

脾足太陰之脈，起於大指之端，循指內側白肉際，過核骨後，上內踝前廉，上腨內，循脛骨後，交出厥陰之前，上膝股內前廉，入腹，屬脾，絡胃，上膈，挾咽，連舌本，散舌下。其支者，復從胃別上膈，注心中。是動則病舌本強，食則嘔，胃脘痛，腹脹，善噫，得後與氣則快然如衰，身體皆重。是主脾所生病者，舌本痛，體不能動搖，食不下，煩心，心下急痛，溏，瘕泄，水閉，黃疸，不能臥，強立，股膝內腫厥，足大指不用。為此諸病，盛則瀉之，虛則補之，熱則疾之，寒則留之，陷下則灸之，不盛不虛，以經取之。盛者，寸口大三倍於人迎，虛者，寸口反小於人迎也。腨，音篆。

足之三陰，自足走胸。脾足太陰之脈，起於大指之端，足太陰之隱白也。循指內側白肉際，過核骨後，大指後圓骨。上內踝前廉，足三陰行於骹內，太陰在前。上腨內，骹肚。循脛骨後，交出厥陰之前，足太陰厥陰同起大指，其於腨下，厥陰在太陰之前。厥陰自中都上行，方出太陰之後，太陰自漏谷上行，方出厥陰之前。上膝股內前廉，入腹，屬脾，絡胃，太陰與陽明為表裏也。上膈，挾咽，連舌本，散舌下。其支者，復從胃別上膈，注心中，而交於手少陰經。得後與氣則快然如衰，義見《素問·脈解》。

心手少陰之脈，起於心中，出屬心系，下膈，絡小腸。其支者，從心系上挾咽，繫目系。其直者，復從心系卻上肺，下出腋下，下循臑內後廉，行太陰心主之後，下肘內，循臂內後廉，抵掌後銳骨之端，入掌內後廉，循小指之內，出其端。是動則病嗌乾，心痛，渴而欲飲，是為臂厥。是主心所生病者，目黃，脇痛，臑臂內後廉痛厥，掌中熱痛。為此諸病，盛則瀉之，虛則補之，熱則疾之，寒則留之，陷下則灸之，不盛不虛，以經取之。盛者，寸口大再倍於人迎，虛者，寸口反小於人迎也。

心手少陰之脈，起於心中，出屬心系，下膈，絡小腸，少陰與太陽為表裏也。其支者，從心系上挾咽，繫目系。其直者，復從心系卻上肺，下出腋下，手少陰之極泉也。下循臑內後廉，少陰在後。行太陰心主二脈之後，下肘內，循臂內後廉，抵掌後銳骨之端，少陰神門，手外踝上動脈。入掌內後廉，循小指之內，出其端，手少陰之少衝也。

小腸手太陽之脈，起於小指之端，循手外側，上腕，出踝中，直上循臂骨下廉，出肘內側兩筋之閒，上循臑外後廉，出肩解，繞肩胛，交肩上，入缺盆，絡心，循咽，下膈，抵胃，屬小腸。其支者，從缺盆循頸，上頰，至目銳眥，卻入耳中。其支者，別頰，上䪼，抵鼻，至目內眥，斜絡於顴。是動則病嗌痛，頷腫，不可以顧，肩似拔，臑似折。是主液所生病者，耳聾，目黃，頰腫，頸、頷、肩、臑、肘、臂外後廉痛。爲此諸病，盛則瀉之，虛則補之，熱則疾之，寒則留之，陷下則灸之，不盛不虛，以經取之。盛者，人迎大再倍於寸口，虛者，人迎反小於寸口也。

小腸手太陽之脈，起於小指之端，手太陽之少澤也。循手外側，上腕，出踝中，直上循臂骨下廉，太陽在後。出肘內側兩筋之閒，上循臑外後廉，出肩解，肩後骨縫。繞肩胛，肩髆。交肩上，會於督脈之大椎。入缺盆，絡心，太陽與少陰爲表裏也。循咽，下膈，抵胃，屬小腸。其支者，從缺盆循頸，上頰，至目銳眥，卻入耳中，手太陽之聽宮也。其支者，別頰，上䪼，抵鼻，至目內眥，而交於足太陽經。斜絡於顴。

膀胱足太陽之脈，起於目內眥，上額，交巔。其支者，從巔至耳上角。其直者，從巔入絡腦，還出別下項，循肩髆內，挾脊，抵腰中，入循膂，絡腎，屬膀胱。其支者，從腰中下挾脊，貫臀，入膕中。其支者，從髆內左右別，下貫胛，挾脊內，過髀樞，循髀外，從後廉下合膕中，以下貫踹內，出外踝之後，循京骨，至小指外側。是動則病衝頭痛，目似脫，項似拔，脊痛，腰似折，髀不可以曲，膕如結，踹如裂，是爲踝厥。是主筋所生病者，痔、瘧、狂、癲疾，頭顖、項痛，目黃，淚出，鼽衄，項、背、腰、尻、膕、踹、腳皆痛，小指不用。爲此諸病，盛則瀉之，虛則補之，熱則疾之，寒則留之，陷下則灸之，不盛不虛，以經取之。盛者，人迎大再倍於寸口，虛者，人迎反小於寸口也。顑，音信。

膀胱足太陽之脈，起於目內眥，足太陽之睛明也。上額，交巔。其支者，從巔至耳上角。其直者，從巔入絡腦，還出別下項，循肩髆內，挾脊，抵腰中，入循膂，脊兩旁肉。絡腎，太陽與少陰爲表裏也。屬膀胱。其支者，從腰中下挾脊，貫臀，尻旁大肉。入膕中。膝後曲處。其支者，從髆內左右別，下貫胛，此太陽經挾脊之外行。挾脊內，過髀樞，髀骨樞機。循髀外，從後廉下合膕中，太陽在後。以下貫踹內，出外踝之後，循京骨，穴名。至小指外側，足太陽之至陰也。

腎足少陰之脈，起於小指之下，邪走足心，出於然谷之下，循內踝之後，別入跟中，以上踹內，出膕內廉，上股內後廉，貫脊，屬腎，絡膀胱。其直者，從腎上貫肝[1]膈，入肺中，循喉嚨，挾舌本。其支者，從肺出絡心，注胸中。是動則病飢不欲食，面如漆柴，咳唾則有血，喝喝而喘，坐而欲起，目䀮䀮如無所見，心如懸，若飢狀，氣不足則善恐，心惕惕如人將捕之，是爲骨厥。是主腎所生病者，口熱，舌乾，咽腫，上氣，嗌乾及痛，煩心，心痛，黃疸，腸澼，脊股內後廉痛，痿厥，嗜臥，足下熱而痛。爲此諸病，盛則瀉之，虛則補之，熱則疾之，寒則留之，陷下則灸之，不盛不虛，以經取之。灸則強食生肉，緩帶被髮，大杖重履而步。盛者，寸口大再倍於人迎，虛者，寸口反小於人迎也。

腎足少陰之脈，起於小指之下，邪走足心，足少陰之湧泉也。出於然谷之下，穴名。循內踝之後，太谿，少陰動脈。別入跟中，腳跟。以上踹內，出膕內廉，上股內後廉，少陰在後。貫脊，屬腎，絡膀胱，少陰與太陽爲表裏也。其直者，從腎上貫肝[2]膈，入肺中，循喉嚨，挾舌本。其支者，從肺出絡心，注胸中，

---

〔1〕〔2〕肝　原作“胸”，據《靈樞·經脈》改。

足少陰之俞府也。陷下，腎氣虛也，虛故灸之。灸則強食生肉，令其難消，緩帶被髮，大杖重履而步，令其用力，所以使脾土困乏，不至刑傷腎水也。

心主手厥陰心包絡之脈，起於胸中，出屬心包絡，下膈，歷絡三焦。其支者，循胸，出脅，下腋三寸，上抵腋下，循臑內，行太陰少陰之間，入肘中，下臂，行兩筋之間，入掌中，循中指，出其端。其支者，別掌中，循小指次指，出其端。是動則病手心熱，臂肘攣急，腋腫，甚則胸脅支滿，心中憺憺大動，面赤，目黃，喜笑不休。是主脈所生病者，煩心，心痛，掌中熱。爲此諸病，盛則瀉之，虛則補之，熱則疾之，寒則留之，陷下則灸之，不盛不虛，以經取之。盛者[1]，寸口大一倍於人迎，虛者[2]，寸口反小於人迎也。

心主手厥陰心包絡之脈，起於胸中，出屬心包絡，下膈，歷絡三焦，三焦有上、中、下三部，故曰歷絡。厥陰與少陽爲表裏也。其支者，循胸，出脅，下腋三寸，手厥陰之天池也。上抵腋下，循臑內，行太陰少陰之間，厥陰在中。入肘中，下臂，行兩筋之間，入掌中，循小指次指，出其端，小指之次指。而交於手少陽經。

三焦手少陽之脈，起於小指次指之端，上出兩指之間，循手表腕，出臂外兩骨之間，上貫肘，循臑外，上肩，而交出足少陽之後，入缺盆，布膻中，散絡心包，下膈，循屬三焦。其支者，從膻中上出缺盆，上項，繫耳後，直上出耳上角，以屈下頰，至䪼。其支者，從耳後入耳中，出走耳前，過客主人前，交頰，至目銳眥。是動則病耳聾渾渾焞焞，嗌腫，喉痹。是主氣所生病者，汗出，目銳眥痛，頰痛，耳後、肩、臑、肘、臂外皆痛，小指次指不用。爲此諸病，盛則瀉之，虛則補之，熱則疾之，寒則留之，陷下則灸之，不盛不虛，以經取之。盛者，人迎大一倍於寸口，虛者，人迎反小於寸口也。

---

〔1〕〔2〕者　原作"則"，音近之誤，據《靈樞·經脈》及本篇文例改。

三焦手少陽之脈，起於小指次指之端，小指之次指。手少陽之關衝也。上出兩指之間，小指次指之間。循手表腕，出臂外兩骨之間，上貫肘，少陽在中。循臑外，上肩，而交出足少陽之後，自天髎出足少陽後。入缺盆，布膻中，膻中者，心主之宮城也。散絡心包，少陽與厥陰爲表裏也。下膈，循屬三焦。三焦部大，循其部而屬之。其支者，從膻中上出缺盆，上項，繫耳後，直上出耳上角，以屈下頰，至䪼。目下。其支者，從耳後入耳中，出走耳前，過客主人足少陽穴。前，交頰，至目銳眥，而交於足少陽經。

膽足少陽之脈，起於目銳眥，上抵頭角，下耳後，循頸，行手少陽之前，至肩上，卻交出手少陽之後，入缺盆。其支者，從耳後入耳中，出走耳前，至目銳眥後。其支者，別銳眥，下大迎，合於手少陽，抵於䪼。下加頰車，下頸，合缺盆，以下胸中，貫膈，絡肝，屬膽，循脅裏，出氣街，繞毛際，橫入髀厭中。其直者，從缺盆下腋，循胸，過季脅，下合髀厭中，以下循髀陽，出膝外廉，下外輔骨之前，直下抵絕骨之端，下出外踝之前，循足跗上，入小指次指之間。其支者，別跗上，入大指之間，循大指岐骨內，出其端，還貫爪甲，出三毛。是動則病口苦，善太息，心脅痛，不能轉側，甚則面微有塵，體無膏澤，足外反熱，是爲陽厥。是主骨所生病者，頭痛，頷痛，目銳眥痛，缺盆中腫痛，腋下腫，馬刀挾癭，汗出振寒，瘧，胸、脅、肋、髀、膝外至脛、絕骨、外踝前及諸節皆痛，小指次指不用。爲此諸病，盛則瀉之，虛則補之，熱則疾之，寒則留之，陷下則灸之，不盛不虛，以經取之。盛者，人迎大一倍於寸口，虛者，人迎反小於寸口也。

膽足少陽之脈，起於目銳眥，足少陽之童子髎也。上抵頭角，下耳後，循頸，行手少陽之前，至肩上，卻交出手少陽之後，入缺盆。其支者，從耳後入耳中，出走耳前，至目銳眥後。其支者，別銳眥，下大迎，足陽明穴。合於手少陽，抵於䪼，下加頰車，足陽明穴。下頸，合缺盆，以下胸中，貫膈，絡肝，少陽與厥陰爲表裏也。屬膽，循脅裏，足三陽自頭走足，陽明行身之前，太陽行身之後，少陽行身之側。出氣街，足陽明穴。繞毛際，橫入髀厭中。即髀樞。其直者，從缺盆下腋，循胸，過季脇，下合髀厭中，以下循髀陽，出膝外廉，下外輔骨之前，少陽在中。外輔骨，膝外高骨。直下抵絕骨之端，外踝上骨際。下出外踝之前，循足跗上，入小指次指之閒，足少陽之竅陰也。其支者，別跗上，入大指之閒，循大指岐骨內，出其端，還貫爪甲，出三毛，而交於足厥陰經。馬刀挾癭，瘰癧腫鞕，如瘿瘤癧絡累生，旁挾胸脇，彎如馬刀，少陽上逆之病也。經氣壅塞，故生此證。

肝足厥陰之脈，起於大指叢毛之際，上循足跗上廉，去內踝一寸，上踝八寸，交出太陰之後，上膕內廉，循股陰，入毛中，過陰器，抵少腹，挾胃，屬肝，絡膽，上貫膈，布脇肋，循喉嚨之後，上入頏顙，連目系，上出額、與督脈會於巔。其支者，從目系下頰裏，環脣內。其支者，復從肝別貫膈，上注肺。是動則病腰痛不可以俛仰，丈夫㿉疝，婦人少腹腫，甚則嗌乾，面塵，脫色。是主肝所生病者，胸滿，嘔逆，飧泄，狐疝，遺溺，閉癃。爲此諸病，盛則瀉之，虛則補之，熱則疾之，寒則留之，陷下則灸之，不盛不虛，以經取之。盛者，寸口大一倍於人迎，虛者，寸口反小於人迎也。

肝足厥陰之脈，起於大指叢毛之際，叢毛即三毛。足厥陰之大敦也。上循足跗上廉，去內踝一寸，上踝八寸，中都之上。交出太陰之後，厥陰在中。上膕內廉，循股陰，入毛中，過陰器，抵少腹，挾胃，屬肝，絡膽，厥陰與少陽爲表裏也。上貫膈，布脇肋，足三陰自足走胸，太陰行身之前，少陰行身之後，厥陰行身之側。循喉嚨之後，上入頏顙，連目系，上出額，與督脈會於巔。其支者，從目系下頰裏，環脣內。其支者，復從肝別貫膈，上注肺，而交於手太陰經。

此十二經之一周也，是即營氣所行之次。十二經孔穴，詳見《素問》氣穴、氣府諸篇。

經脈十二者，伏行分肉之閒，深不可見，其可見者，手太陰過於外踝之上，無所隱故也。諸脈之浮而常見者，皆絡脈也。經脈為裏，支而橫者為絡，絡之別者為孫。盛而血者疾誅之，盛者瀉之，虛者飲藥以補之。

手太陰過於外踝之上，即寸口也。經脈為裏至末，舊誤在脈度。

雷公曰：何以知經脈之與絡脈異也？黃帝曰：經脈者，常不可見也，其虛實也，以氣口知之，脈之見者，皆絡脈也。諸絡脈皆不能經大節之間，必行絕道而出入，復合於皮中，其會皆見於外。雷公曰：細子無以明其然也。黃帝曰：六經絡，手陽明少陽之大絡，起於五指間，上合肘中。飲酒者，衛氣先行皮膚，先充絡脈，絡脈先盛，故衛氣已平，營氣乃滿，而經脈大盛。脈之卒然動者，皆邪氣居之，留於本末，不動則熱，不堅則陷且空，不與眾同，是以知其何脈之動也。故諸刺絡脈者，必刺其結上甚血者。雖無結，急取之，以瀉其邪而出其血，留之發為痹也。

大節，大關節也，經脈必由大節而行。絡脈不能經大節之間，必行經脈之絕道而出入，絕道，經脈不行之處。周絡一身，復合於皮膚之中。其所會合，皆見於外也。六經絡脈，手陽明少陽之大絡，起於五指間，上合於肘中。手陽明之絡，名偏歷，分絡於大指、食指，出合谷之次，別走太陰，手少陽之絡，名外關，散絡於中指、名指[1]、小指，出陽池之次，別走厥陰，是起於五指間也，即手背之青筋外露也。二脈上行，總於肘中，厥陰經曲澤之次相合。飲酒者，酒氣慓悍，直走衛氣，衛氣先行皮膚，先充絡脈，絡脈先盛，故衛氣已平，盛極而平。然後內灌於經，營氣乃滿，而經脈大盛。凡脈之卒然動者，皆邪氣居之，留於經絡之本末，不動則熱，不堅則陷且空，不與眾同，是以知其何脈之動也。故諸刺絡脈者，必刺其結上盛血者。雖無結，亦急取之，以瀉其邪而出其血，留之則發為痹病也。

凡診絡脈，脈色青則寒且痛，赤則有熱。胃中寒，手魚之絡多青矣，胃中有熱，魚際絡赤。其暴黑者，留久痹也。其有赤、有黑、有青者，寒熱氣也。其青短者，少氣也。凡刺寒熱者，皆

---

[1] 名指 即無名指。

多血絡，必閒日而一取之，血盡而止，乃調其虛實。其小而短者，少氣，甚者瀉之則悶，悶甚則仆，不得言，悶則急坐之也。

皆多血絡，皆多蓄血之絡也。

雷公曰：願卒聞經脈之始生。黃帝曰：人始生，先成精，精成而腦髓生，骨爲幹，脈爲營，筋爲剛，肉爲墻，皮膚堅而毛髮長，穀入於胃，脈道乃通，血氣乃行。

人之初生，爰有祖氣[1]，祖氣一分，精神皆化，而形質初兆，則先成其精。精者，官骸之始基也。腎藏精而主骨，腦髓者，腎精所結，故精成而腦髓生。腦髓生則骨立，骨爲之幹，脈爲之營，筋爲之剛，肉爲之墻，皮膚以生，毛髮續長，形完胎落。穀入於胃，脈道乃通，血氣乃行。此經脈所由生也。

經別二十一[2]

黃帝問於岐伯曰：余聞人之合於天道也，內有五藏，以應五音、五色、五味、五時、五位也，外有六府，以應六律。六律建陰陽諸經，而合之十二月、十二辰、十二節、十二時、十二經水、十二經脈者，此五藏六府之所以應天道。夫十二經脈者，人之所以生，病之所以成，人之所以治，病之所以起，學之所始，工之所止也，粗之所易，上之所難也。請問其離合出入奈何？岐伯稽首再拜曰：明乎哉問也！此粗之所過，上之所息也，請卒言之。

六律建陰陽諸經，以六律建立陰陽十二經也。上，上工。過，忽而過之。息，謂止而究之也。

足太陽之正，別入於膕中，其一道下尻五寸，別入於肛，屬於膀胱，散之腎，循膂，當心入散，直者從膂上出於項，復屬於太陽，此爲一經也。

此足太陽之經別入者。

足少陰之正，至膕中，別走太陽而合，上至腎，當十四椎，

---

〔1〕 祖氣　“祖”，《廣韻》“祖，始也。”“祖氣”，原始之氣。

〔2〕 二十一　原脫，據目録補。

出屬帶脈，直者繫舌本，復出於項，合於太陽，此爲一合。成以諸陰之別，皆爲正也。

足少陰與足太陽爲表裏，足少陰之正，至膕中而合太陽，此爲一合也。諸陽經之正，成以諸陰之別道相合，皆爲正脈，非支絡也。

足少陽之正，繞髀，入毛際，合於厥陰，別者，入季脇之間，循胸裏，屬膽，散之上肝，貫心，以上挾咽，出頤頷中，散於面，繫目系，合少陽於外眥也。

此足少陽之經別入者。

足厥陰之正，別跗上，上至毛際，合於少陽，與別俱行，此爲二合也。

足厥陰與足少陽爲表裏，足厥陰之正，至毛際而合少陽，此爲二合也。

足陽明之正，上至髀，入於腹裏，屬胃，散之脾，上通於心，上循咽，出於口，上頞頔，還繫目系，合於陽明也。

此陽明之經別入者。

足太陰之正，上至髀，合於陽明，與別俱行，上結於咽，貫舌中，此爲三合也。

足太陰與足陽明爲表裏，至髀上而合陽明，此爲三合也。

手太陽之正，指地，別於肩解，入腋，走心，繫小腸也。

此手太陽之經別入者。指地者，在外而內行也。

手少陰之正，別入於淵腋兩筋之間，屬於心，上走喉嚨，出於面，合目內眥，此爲四合也。

手少陰與手太陽爲表裏，至內眥而合太陽，此爲四合也。淵腋，穴名。

手少陽之正，指天，別於巔，入缺盆，下走三焦，散於胸中也。

此手少陽之經別入者。指天，在內而外行也。

手心主之正，別下淵腋三寸，入胸中，別屬三焦，出循喉嚨，出耳後，合少陽完骨之下，此爲五合也。

手心主與手少陽爲表裏，至完骨而合少陽，此爲五合也。完骨，耳後骨。

手陽明之正，從手循膺乳，別於肩髃，入柱骨，下走大腸，屬於肺，上循喉嚨，出缺盆，合於陽明也。

此手陽明之經別入者。

手太陰之正，別入淵腋少陰之前，入走肺，散之大腸，上出缺盆，循喉嚨，復合於陽明，此爲六合也。

手太陰與手陽明爲表裏，至喉嚨而合陽明，此爲六合也。淵腋，足少陽穴。少陰，手少陰經。

手太陰之別，名曰列缺，起於腕上分閒，並太陰之經，直入掌中，散入於魚際。其病實則手銳掌熱，虛則欠欬，小便遺數，取之去腕半寸，別走陽明也。

列缺，穴名，在經渠後，手太陰自此別走於陽明。并太陰之經，太陰之正經也。手陽明起於手指，故實則手銳掌熱。銳掌，掌之盡處。欠欬，伸腰開口，以舒鬱悶也。取之去腕半寸，別走陽明之穴，即列缺也。

手少陰之別，名曰通里，去腕一寸半，別而上行，循經入於心中，繫舌本，屬目系。其實則支膈，虛則不能言，取之掌後一寸，別走太陽也。

通里，穴名，在陰郄後，手少陰自此別走手太陽，支膈，膈上偏支作滿，金被火刑，肺氣不降也。不能言，心主言也。《難經》：肺主聲，入心爲言。掌後一寸，別走太陽，即通里也。

手心主之別，名曰內關，去腕二寸，出於兩筋之閒，循經以上，繫於心，包絡心系。實則心痛，虛則爲頭强，取之兩筋閒也。

內關，穴名，手心主自此別走手少陽。取之兩筋閒，即內關也。

手陽明之別，名曰偏歷，去腕三寸，別入太陰，其別者，上循臂，乘肩髃，上曲頰，偏齒，其別者，入耳，合於宗脈。實則齲、聾，虛則齒寒，痹隔，取之所別也。

偏歷，穴名，手陽明自此別走手太陰。偏齒，半邊之齒也。合於宗脈，耳者，宗脈之所聚也。齲，齒病也。痹隔，經絡痹塞不通也。取之所別，即偏歷也。後倣此。

手太陽之別，名曰支正，上腕五寸，內注少陰，其別者，上走肘，絡肩髃。實則節弛肘廢，虛則生肬，小者如指痂疥，取之所別也。肬，音尤。

支正，穴名，手太陽自此別走手少陰。肬，贅瘤也。小者如指痂疥，如指上所生之疥粒也。

手少陽之別，名曰外關，去腕二寸，外繞[1]臂，注胸中，合心主。病實則肘攣，虛則不收，取之所別也。

外關，穴名，手少陽自此別走手心主。

足陽明之別，名曰豐隆，去踝八寸，別走太陰，其別者，循脛骨外廉，上絡頭項，合諸經之氣，下絡喉嗌。其病氣逆則喉痹瘁瘖，實則狂癲，虛則足不收，脛枯，取之所別也。

豐隆，穴名，足陽明自此別走足太陰。瘁，憔瘁也。

足太陽之別，名曰飛陽，去踝七寸，別走少陰。實則鼽窒，頭背痛，虛則鼽衄，取之所別也。

飛陽，穴名，足太陽自此別走足少陰。

足少陽之別，名曰光明，去踝五寸，別走厥陰，下絡足跗。實則厥，虛則痿躄，坐不能起，取之所別也。

光明，穴名，足少陽自此別走足厥陰。

足太陰之別，名曰公孫，去本節之後一寸，別走陽明，其別者，入絡腸胃。厥氣上逆則霍亂，實則腸中切痛，虛則鼓脹，取之所別也。

公孫，穴名，足太陰自此別走足陽明。

足少陰之別，名曰大鐘，當踝後，繞跟，別走太陽，其別者，并經上走於心包下，外貫腰脊。其病氣逆則煩悶，實則閉癃，虛則腰痛，取之所別也。

---

[1] 繞 原作"遶"，據《靈樞·經脈》改。

大鐘，穴名，足少陰自此別走足太陽。

足厥陰之別，名曰蠡溝，去內踝五寸，別走少陽，其別者，循脛上睪，結於莖。其病氣逆則睪腫卒疝，實則挺長，虛則暴癢，取之所別也。睪，音高。

蠡溝，穴名，足厥陰自此別走足少陽。睪，丸，陰囊也。

任脈之別，名曰尾翳，下鳩尾，散於腹。實則腹皮痛，虛則癢搔，取之所別也。

尾翳，穴名，任脈自此別走衝、督。鳩尾，蔽心骨，穴名。詳尾翳，當是中庭別名。中庭在鳩尾之上，故曰下鳩尾，散於腹。舊注謂爲會陰，非。

督脈之別，名曰長強，挾膂，上項，散頭上，下當肩胛左右，別走太陽，入貫膂。實則脊強，虛則頭重，高搖之，挾脊之有過者，取之所別也。

長強，穴名，督脈自此別走任、衝。下當肩胛左右，又別走太陽。高搖之，頭之高也。

脾之大絡，名曰大包，出淵腋下三寸，布胸脇。實則身盡痛，虛則百節盡皆縱，此脈若羅絡之血者，皆取之脾之大絡脈也。

大包，穴名。脾爲五藏之長，故另有大絡羅列也。此脈所部，若有絡血羅列可見者，皆取之大包。《素問·玉機真藏論》：胃之大絡，名曰虛里，脾胃皆有大絡也。

凡此十五絡者，實則必見，虛則必下。視之不見，求之上下，人經不同，絡脈異所別也。自手太陰之別以下十六段，舊誤在經脈。

諸經之別，皆絡脈也，共十五絡。實則必見於外，虛則必下，不可下也。視之而不見，當求之上下之閒，蓋以人經虛實不同，絡脈異於其所別走之處故也。

經筋二十二[1]

足少陽之筋，起於小指次指，上結外踝，上循脛外廉，結於膝外廉。其支者，別走外輔骨，上走髀，前者結於伏兔之上，後者結於尻。其直者，上乘䏚季脇，上走腋前廉，繫於膺乳，結於缺盆。直者，上出腋，貫缺盆，出太陽之前，循耳後，上額角，交巔上，下走頷，上結於頄。支者，結於目眥，爲外維。其病小指次指支轉筋，引膝外轉筋，不可屈伸，膕筋急，前引髀，後引尻，即上乘䏚季脇痛，上引缺盆、膺乳、頸維筋急。從左之右，右目不開，上過右角，并蹻脈而行，左絡於右，故傷左角，右足不用，命曰維筋相交。治在燔鍼劫刺，以知爲數，以痛爲腧。名曰孟春痹也。

伏兔，膝上六寸股外高肉。尻，尾，尾骶骨。䏚脇，季脇盡處頓肋骨。頄，顴頰間骨。維筋，維絡頭、項、胸、膺之筋。少陽甲木從左右行，故右目不開，右足不用，以其維筋自左而右交也，故命曰維筋相交。以知爲數，知，覺也。以痛爲腧，痛者，是其腧穴也。孟春痹者，足少陽應正月之氣也，義見手足陰陽繫日月中。

足太陽之筋，起於足小指，上結於踝，邪上結於膝，其下循足外踝，結於踵，上循跟，結於膕。其別者，結於踹外，上膕中內廉，與膕中并，上結於臀，上挾脊，上項。其支者，別入結於舌本。其直者，結於枕骨，上頭，下顏，結於鼻。其支者，爲目上網，下結於頄。其支者，從腋後外廉結於肩髃。其支者，入腋下，上出缺盆，上結於完骨。其支者，出缺盆，邪上出於頄。其病小指支跟腫痛，膕攣，脊反折，項筋急，肩不舉，腋支缺盆中紐痛，不可左右搖。治在燔鍼劫刺，以知爲數，以痛爲腧。名曰仲春痹也。

顏，額上也。完骨，耳後骨。小指支跟腫痛，痛連脚跟也。腋支缺盆中紐痛，紐折作痛，如物支拄也，仲春痹，足太陽應二

---

[1] 二十二　原脱，據目錄補。

月之氣也。

　　足陽明之筋，起於中三指，結於跗上，邪外上加於輔骨，上結於膝外廉，直上結於髀樞，上循脅，屬脊。其直者，上循骭，結於膝。其支者，結於外輔骨，合少陽。其直者，上循伏兔，上結於髀，聚於陰器，上腹而布，至缺盆而結，上頸，上挾口，合於頄，下結於鼻，上合於太陽。太陽爲目上網，陽明爲目下網。其支者，從頰結於耳前。其病足中指支脛轉筋，腳跳堅，伏兔轉筋，髀前腫，㿉疝，腹筋急，引缺盆及頰，卒口僻，急者目不合，熱則筋縱，目不開，頰筋有寒則急，引頰移口，有熱則筋弛縱，緩不勝收，故僻。治之以馬膏，膏其急者，以白酒和桂，以塗其緩者，以桑鉤鉤之。即以生桑灰置之坎中，高下以坐等，以膏熨急頰，且飲美酒，噉美炙肉，不飲酒者，自强也，爲之三拊而已。治在燔鍼劫刺，以知爲數，以痛爲腧。名曰季春痹也。

　　骭，脛骨也。伏兔，股外豐肉，足陽明經脈所行，故穴名伏兔。聚於陰器，陰陽總宗筋之會，會於氣街，而陽明爲之長也。《素問·痿論》語。腳跳堅，腳筋跳動而堅鞕也。桑鉤鉤之，使口正而不僻也。高下以坐等，令坎中高下與人坐相等也。三拊而已，熨後拊摩病上，三次而愈也。季春痹，足陽明應三月之氣也。

　　手陽明之筋，起於大指次指之端，結於腕，上循臂，上結於肘外，上臑，結於髃。其支者，繞肩胛，挾脊。直者，從肩髃上頸。其支者，上頰，結於頄。直者，上出手太陽之前，上左角，絡頭，下右頷。其病當所過者支痛及轉筋，肩不舉，頸不可左右視。治在燔鍼劫刺，以知爲數，以痛爲腧。名曰孟夏痹也。

　　上左角，絡頭，下右頷，左手之筋也。右手之筋，上右角，絡頭，下左頷。陽明之脈，左之右，右之左，筋亦如是。孟夏痹，手陽明應四月之氣也。

　　手太陽之筋，起於小指之上，結於腕，上循臂內廉，結於肘內銳骨之後，彈之應小指之上，入結於腋下。其支者，後走腋後廉，上繞肩胛，循頸，出走太陽之前，結於耳後完骨。其支者，

入耳中。直者，出耳上，下結於頷，上屬目外眥。其病小指支肘
內銳骨後廉痛，循臂陰，入腋下，腋下痛，腋後廉痛，繞肩胛引
頸而痛，應耳中鳴痛，引頷，目瞑，良久乃得視，頸筋急，則爲
筋瘻頸腫，寒熱在頸。其爲腫者，復而銳之。本支者，上曲牙，
循耳前，屬目外眥，上頷，結於角，其痛當所過者支轉筋。治在
燔鍼劫刺，以知爲數，以痛爲腧。名曰仲夏痺也。

彈之應小指之上，彈之痠麻，應於小指之上也。頸筋急，則
爲筋瘻頸腫，瘰癧病也。復而銳之，復刺而用銳鍼，即小鍼也。
仲夏痺，手太陽應五月之氣也。

手少陽之筋，起於小指次指之端，結於腕，上循臂，結於
肘，上繞臑外廉，上肩，走頸，合手太陽。其支者，當曲頰，入
繫舌本。其支者，上曲牙，循耳前，屬目外眥。上乘頷，結於
角。其病當所過者即支轉筋，舌卷。治在燔鍼劫刺，以知爲數，
以痛爲腧。名曰季夏痺也。

季夏痺，手少陽應六月之氣也。

足太陰之筋，起於大指之端內側，上結於內踝。其直者，絡
於膝內輔骨，上循陰股，結於髀，聚於陰器，上腹，結於臍，循
腹裏，結於肋，散於胸中。其內者，著於脊。其病足大指支內踝
痛，轉筋痛，膝內輔骨痛，陰股引髀而痛，陰器紐痛，下[1]引
臍兩脇痛，引膺中脊內痛。治在燔鍼劫刺，以知爲數，以痛爲
腧。名曰孟秋痺也。

孟秋痺，足太陰應七月之氣也。

足少陰之筋，起於小指之下，並足太陰之筋，邪走內踝之
下，結於踵，與太陽之筋合而上結於內輔之下，並太陰之筋而上
循陰股，結於陰器，循脊內，挾膂，上至項，結於枕骨，與足太
陽之筋合。其病足下轉筋，及所過而結者皆痛及轉筋。病在此
者，主癇瘛及痙，在外者不能俛，在內者不能仰，故陽病者，腰
反折，不能俛，陰病者，不能仰。治在燔鍼劫刺，以知爲數，以

[1] 下　據此經筋循行路綫，應爲“上”字。

痛爲腧。在内者，熨引飮藥。此筋折紐，紐發數甚者，死不治。
名曰仲秋痹也。

瘛，驚也。瘲，筋急而抽引也。痙，筋短而身勁也。筋脈短
急，其在外者，即不能俛，外，身後也。其在内者，即不能仰。
故太陽病者，腰反折，不能俛，其經行身之後也，少陰病者，身
傴僂，不能仰，其經行身之前也。少陰自前而行於後。此筋折紐，
折其樞紐也。紐發數甚，折紐數發而數甚也。仲秋痹，足少陰應
八月之氣也。

足厥陰之筋，起於大指之上，上結於内踝之前，上循脛，上
結内輔之下，上循陰股，結於陰器，絡諸筋。其病足大指支内踝
之前痛，内輔痛，陰股痛，轉筋，陰器〔1〕不用。傷於内則不起，
傷於寒則陰縮入，傷於熱則縱挺不收，治在行水清陰氣。其病轉
筋者，治在燔鍼劫刺，以知爲數，以痛爲腧。名曰季秋痹也。

結於陰器，肝主筋，前陰者，宗筋之所聚也。絡諸筋，前陰
皆聯絡於諸筋也。傷於内則不起，縱欲傷精，則陰痿也。傷於寒
則陰縮入，寒則筋急也。傷於熱則縱挺不收，熱則筋鬆也。治在
行水清陰氣，熱則補腎水，以清陰分之熱也。季秋痹，足厥陰應
九月之氣也。

手厥陰之筋，起於中指，與太陰之筋並行，結於肘内廉，上
臂陰，結腋下，下散前後挾脇。其支者，入腋，散胸中，結於
脇。其病當所過者支轉筋，前及胸痛，息賁。治在燔鍼劫刺，以
知爲數，以痛爲腧。名曰孟冬痹也。

息賁，喘息賁逆。孟冬痹，手厥陰應十月之氣也。

手少陰之筋，起於小指之内側，結於鋭骨，上結肘内廉，上
入腋，交太陰，挾乳裏，結於胸中，循胸，下繫於臍。其病内
急，心承伏梁，下爲肘網，當所過者支轉筋，筋痛。治在燔鍼劫
刺，以知爲數，以痛爲腧。其成伏梁唾膿血者，死不治。名曰仲
冬痹也。

---

〔1〕 器 原作“氣”，音同之誤，據《靈樞·經筋》及醫理改。

銳骨，掌後銳骨。肘網，肘如網羅牽引。仲冬痹，手少陰應十一月之氣也。

手太陰之筋，起於大指之上，循指上行，結於魚後，行寸口外側，上循臂，結肘中，上臑內廉，入腋下，出缺盆，結肩前髃，上結缺盆，下結胸裏，散貫賁，合賁下，抵季脅。其病當所過者支轉筋，痛甚成息賁，脅急，吐血。治在燔鍼劫刺，以知爲數，以痛爲腧。名曰季冬痹也。

賁，賁門，《難經》：胃爲賁門。胃之上口。季冬痹，手太陰應十二月之氣也。

經筋之病，寒則反折筋急，熱則筋弛縱不收，陰痿不用。陽急則反折，陰急則俛不伸。焠刺者，刺寒急也，熱則筋弛不收，無用燔鍼。足之陽明，手之太陽，筋急則口目爲僻，眥急不能卒視，治皆如右方也。

焠鍼，即燔鍼，以火燒其鍼也。燔鍼治寒而筋急者，熱而筋縱者，不可用也。

經水二十三[1]

黄帝問於岐伯曰：經脈十二者，外合於十二經水，而內屬於五藏六府。夫十二經水者，其有大小、深淺、廣狹、遠近各不同，五藏六府之高下、大小、受穀之多少亦不等，相應奈何？夫經水者，受水而行之，五藏者，合神氣魂魄而藏之，六府者，受穀而行之，受氣而揚之，經脈者，受血而營之，合而以治奈何？刺之深淺，灸之壯數，可得聞乎？

義詳下文。

岐伯答曰：善哉問也！天至高，不可度，地至廣，不可量，此之謂也。且夫人生於天地之間，六合之內，此天之高，地之廣也，非人力之所度量而至也。若夫八尺之士，皮肉在此，外可度量切循而得之，其死可解剖而視之，其藏之堅脆，府之大小，穀之多少，脈之長短，血之清濁，氣之多少，十二經之多血少氣，

---

[1] 二十三　原脱，據目錄補。

與其少血多氣，與其皆多血氣，與其皆少血氣，皆有大數。其治以鍼艾，各調其經氣，固其常有合乎。黃帝曰：余聞之，快於耳，不解於心，願卒聞之。岐伯答曰：此人之所以參天地而應陰陽也，不可不察。

人之十二經脈，合於十二經水，其理玄遠。天之至高不可度，地之至廣不可量，何由而知天地與人相合也？且夫人生於天地之閒，六合之內，渺焉中處，而天地之高廣，亦非人力之所度量而至也。若夫人，則無不可度量而知，外可切循，內可解剖，其藏府之形象，氣血之多少，皆有大數。即其小者，以測大者，則經脈之與經水，固其常有合也。

足太陽外合於清水，內屬於膀胱，而通水道焉。足少陽外合於渭水，內屬於膽。足陽明外合於海水，內屬於胃。足太陰外合於湖水，內屬於脾。足少陰外合於汝水，內屬於腎。足厥陰外合於澠水，內屬於肝。手太陽外合於淮水，內屬於小腸，而水道出焉。手少陽外合於漯水，內屬於三焦。手陽明外合於江水，內屬於大腸。手太陰外合於河水，內屬於肺。手少陰外合於濟水，內屬於心。手心主外合於漳水，內屬於心包。

手足太陽，皆主水道，足太陽以寒水主令，手太陽以丙火而化寒水也。

凡此五藏六府十二經水者，外有源泉，而內有所稟，此皆內外相貫，如環無端，人經亦然。故天為陽，地為陰，腰以上為天，腰以下為地。故海以北者為陰，湖以北者為陰中之陰，漳以南者為陽，河以北至漳者為陽中之陰，漯以南至江者為陽中之太陽。此一隅之陰陽也，所以人與天地相參也。

經脈之陰陽配於經水之陰陽，故人與天地相參。

黃帝曰：夫經水之應經脈也，其遠近淺深，水血之多少各不同，合而以刺之奈何？岐伯答曰：足陽明，五藏六府之海也，其脈大血多，氣盛熱壯，刺此者不深弗散，不留不瀉也。足陽明刺深六分，留十呼，足太陽深五分，留七呼，足少陽深四分，留五呼，足太陰深三分，留四呼，足少陰深二分，留三呼，足厥陰深一分，留二呼。手之陰陽，其受氣之道近，其氣之來疾，其刺深者，皆無過二分，其留，皆無過一呼。其少長大小肥瘦，以意科[1]之，命曰法天之常，灸之亦然。灸而過此者，得惡火，則骨枯脈澀，刺而過此[2]者，則脫氣。

此言刺法深淺之度，留鍼遲速之候。

黃帝曰：夫經脈之小大，血之多少，膚之薄厚，肉之堅脆，及膕之小大，可為量度乎？岐伯答曰：其可為度量者，取其中度也，不甚脫肉，而血氣不衰也。若夫度之人，痟瘦而形肉脫者，惡可以度量刺乎！審、切、循、捫、按，視其寒溫盛衰而調之，是謂因適而為之真也。痟，與消同。

可為度量者，取其人之中度也，此不甚脫肉，而血氣不衰者也。若夫所度之人，痟瘦而形肉脫者，則不可以度量刺，宜審、切、循、捫、按，視其寒溫盛衰而調之，是謂因其所適而為之真也。真，切當也。

陰陽清濁二十四[3]

黃帝曰：余聞十二經脈以應十二經水者，其五色各異，清濁不同，人之血氣若一，應之奈何？岐伯曰：人之血氣，苟能若一，則天下為一矣，惡有亂者乎？黃帝曰：余問一人，非問天下之眾。岐伯曰：夫一人者，亦有亂氣，天下之眾，亦有亂人，其合為一耳。黃帝曰：願聞人氣之清濁。岐伯曰：受穀者濁，受氣者清，清者注陰，濁者注陽。濁而清者，上出於咽，清而濁者，則下行。清濁相干，命曰亂氣。

干，犯也。

黃帝曰：夫陰清而陽濁，濁者有清，清者有濁，清濁別之奈何？岐伯曰：氣之大別，清者上注於肺，濁者下走於胃。胃之清氣，上出於口，肺之濁氣，下注於經，內積於海。

胃之清氣，上出於口，所謂濁而清者，上出於咽也。肺之濁

---

[1] 科 《廣韻》："斷也。"《宋史·徽宗紀》："詔諸路疑獄當奏而不奏者，科罪。"

[2] 此 原脫，據《靈樞·經水》補。

[3] 二十四 原脫，據目錄補。

氣，下注於經，内積於海，所謂清而濁者，則下行也。海，
胃也。

　　黄帝曰：諸陽皆濁，何陽獨甚乎？岐伯曰：手太陽獨受陽之
濁，手太陰獨受陰之清。其清者上走空竅，其濁者下行諸經。諸
陰皆清，足太陰獨受其濁。

　　空竅，上焦諸官竅也。

　　黄帝曰：治之奈何？岐伯曰：清者其氣滑，濁者其氣澀，此
氣之常也，故刺陰者，深而留之，刺陽者，淺而疾之，清濁相干
者，以數調之也。

　　數，法也。

靈樞懸解卷三終

本輸二十五[1]

黄帝問於岐伯曰：凡刺之道，必通十二經絡之所終始，絡脈之所別處，五腧之所留，六府之所與合，四時之所出入，五藏之所溜處，闊狹之度，淺深之狀，高下所至，願聞其解。岐伯曰：請言其次也。

十二經絡之所終始，十二經之起止也。絡脈之所別處，經別之十五絡脈也。五腧之所留，井滎俞經合五穴之所在也。六府之所與合，六府與五藏表裏相配合也。四時之所出入，四時陰陽之出入也。五藏之所溜處，五藏之滎穴，經氣之所溜也。所溜爲滎。闊狹之度，言其遠近。淺深之狀，言其浮沉。高下所至，言其上下也。

肺出於少商，少商者，手大指端内側也，爲井木，溜於魚際，魚際者，手魚也，爲滎，注於太淵，太淵，魚後一寸陷者中也，爲俞，行於經渠，經渠，寸口中也，動而不居，爲經，入於尺澤，尺澤，肘中之動脈也，爲合，手太陰經也。滎，音營。

此手太陰肺經之五腧。手魚，手大指根豐肉，其形如魚。際，邊也。動而不居，不止也。

心出於中衝，中衝，手中指之端也，爲井木，溜於勞宫，勞宫，掌中中指本節之内閒也，爲滎，注於大陵，大陵，掌後兩骨之閒方下者也，爲俞，行於閒使，閒使之道，兩筋之閒，三寸之中也，有過則至，無過則止，爲經，入於曲澤，曲澤，肘内廉下陷者之中也，屈而得之，爲合，手少陰經也。

---

[1] 二十五 原脱，據目録補。

此手少陰心經之五腧。五腧皆手厥陰之穴，逆順肥瘦：手少陰之脈獨無俞，諸邪之在於心者，皆在於心之包絡是也。

肝出於大敦，大敦者，足大指之端及三毛之中也，爲井木，溜於行間，行間，足大指間也，爲滎，注於太衝，太衝，行間上二寸陷者之中也，爲俞，行於中封，中封，內踝之前一寸半陷者之中，使逆則宛，使和則通，搖足而得之，爲經，入於曲泉，曲泉，輔骨之下，大筋之上也，屈膝而得之，爲合，足厥陰經也。

此足厥陰肝經之五腧。使，使道也。《素問·十二藏相使》：使道閉塞而不通。使逆則宛，使道逆則宛塞，肝木下陷，則經脈阻閉也。

脾出於隱白，隱白者，足大指之端內側也，爲井木，溜於大都，大都，本節之後下陷者之中也，爲滎，注於太白，太白，腕骨之下也，爲俞，行於商丘，商丘，內踝之下陷者之中也，爲經，入於陰之陵泉，陰之陵泉，輔骨之下陷者之中也，伸而得之，爲合，足太陰經也。

此足太陰脾經之五腧。

腎出於湧泉，湧泉者，足心也，爲井木，溜於然谷，然谷，然骨之下者也，爲滎，注於太谿，太谿，內踝之後[1]，跟骨之上陷者中也，爲俞，行於復留，復留，上內踝二寸，動而不休，爲經，入於陰谷，陰谷，輔骨之後，大筋之下，小筋之上也，按之應手，屈膝而得之，爲合，足少陰經也。

此足少陰腎經之五腧。

膀胱出於至陰，至陰者，足小指之端也，爲井金，溜於通谷，通谷，本節之前外側也，爲滎，注於束骨，束骨，本節之後陷者中也，爲俞，過於京骨，京骨，足外側大骨之下也，爲原，行於崑崙，崑崙，外踝之後，跟骨之上也，爲經，入於委中，委中，膕中央也，爲合，委而取之，足太陽經也。

此足太陽膀胱經之六腧。

---

[1] 之後　原脱，據《靈樞·本輸》補。

膽出於竅陰，竅陰者，足小指次指之端也，爲井金，溜於俠
谿，俠谿，足小指次指之間也，爲榮，注於臨泣，臨泣，上行一
寸半陷者中也，爲俞，過於丘墟，丘墟，外踝之前下陷者中也，
爲原，行於陽輔，陽輔，外踝之上，輔骨之前及絶骨之端也，爲
經，入於陽之陵泉，陽之陵泉，膝外陷者中也，爲合，伸而得
之，足少陽經也。

此足少陽膽經之六腧。

胃出於厲兑，厲兑者，足大指次指之端也，爲井金，溜於内
庭，内庭，次指外間也，爲榮，注於陷谷，陷谷，上中指内間，
上行二寸陷者中也，爲俞，過於衝陽，衝陽，足跗上五寸陷者中
也，爲原，搖足而得之，行於解谿，解谿，上衝陽一寸半陷者中
也，爲經，入於下陵，下陵，膝下三寸骱骨外三里也，爲合，復
下三里三寸，爲巨虚上廉，復下上廉三寸，爲巨虚下廉，大腸屬
上，小腸屬下，足陽明胃脈也，大腸小腸，皆屬於胃，足陽明
經也。

此足陽明胃經之六腧。大腸屬上，巨虚上廉也，小腸屬下，
巨虚下廉也，此總是足陽明胃脈。以胃爲六府之長，故大腸小腸
皆屬於胃。

大腸者，上合手陽明，出於商陽，商陽，大指次指之端也，
爲井金，溜於本節之前，二間，爲榮，注於本節之後，三間，爲
俞，過於合谷，合谷，在大指岐骨之間，爲原，行於陽谿，陽
谿，在兩筋間陷者中也，爲經，入於曲池，曲池，在肘外輔骨陷
者中也，爲合，屈臂而得之，手陽明經也。

此手陽明大腸經之六腧。

小腸者，上合手太陽，出於少澤，少澤，小指之端也，爲井
金，溜於前谷，前谷，在手外廉本節前陷者中也，爲榮，注於後
谿，後谿，在手外側本節之後也，爲俞，過於腕骨，腕骨，在手
外側腕骨之前也，爲原，行於陽谷，陽谷，在鋭骨之下陷者中
也，爲經，入於小海，小海，在肘内大骨之外，去端半寸陷者中
也，爲合，伸臂而得之，手太陽經也。

此手太陽小腸經之六腧。

三焦者，上合於手少陽，出於關衝，關衝，手小指次指之端也，爲井金，溜於腋門，腋門，小指次指之閒也，爲滎，注於中渚，中渚，本節之後陷者中也，爲俞，過於陽池，陽池，在腕上陷者之中也，爲原，行於支溝，支溝，上腕上三寸，兩骨之閒陷者中也，爲經，入於天井，天井，在肘外大骨之上陷者中也，爲合，屈肘乃得之，三焦下腧，在於足太陽之前，少陽之後，出於膕中外廉，名曰委陽，是太陽絡也，手少陽經也。

此手少陽三焦經之六輸。委陽，足太陽穴。

是謂五藏六府之腧，五五二十五腧，六六三十六腧也。六府皆出足之三陽，上合於手者也。

藏府之脈，雖分手足，其實本是同經，以六陰之經，升於足而降於手，六陽之經，升於手而降於足。故六府之經，皆出足之三陽，而上合於手，手之三陽，即足三陽之上半也。五藏五腧，井木、滎火、俞土、經金、合水，六府六腧，井金、滎水、俞木、經火、合土，義詳六十四難。六府多一原穴，當與腧穴俱屬木也。

三焦者，足太陽少陰之所將，太陽之別也。上踝五寸，別入貫腨腸，出於委陽，並太陽之正，入絡膀胱，約下焦。實則閉癃，虛則遺溺，遺溺則補之，閉癃則瀉之。

三焦者，足太陽少陰之所將領，是太陽之別也。上外踝五寸，別太陽而入貫腨腸，骹肚。出於太陽之委陽，並太陽之正經，入絡膀胱，約束下焦。相火實則膀胱閉癃，相火虛則小便遺溺，三焦爲少陽相火。遺溺則補之益其相火，閉癃則瀉之泄其相火也。

肺合大腸，大腸者，傳道之府。心合小腸，小腸者，受盛之府。肝合膽，膽者，中正之府。脾合胃，胃者，五穀之府。腎合膀胱，膀胱者，津液之府。少陽屬腎，腎上連肺，故將兩藏。三焦者，中瀆之府也，水道出焉，屬膀胱，是孤之府也。是六府之所與合者。

《素問·十二藏相使》〔1〕：大腸者，傳道之官，變化出焉。小腸者，受盛之官，化物出焉。膽者，中正之官，決斷出焉。膀胱者，州都之官，津液藏焉。三焦者，決瀆之官，水道出焉。少陽三焦屬腎，腎上連肺，以辛金而生癸水，故兼將兩藏。緣三焦者，中瀆之府也，水道出焉，屬於膀胱，是以並將於腎。蓋水善藏，火善泄，膀胱以州都之官，津液藏焉，不能出也，得三焦之經，並太陽之正，入絡膀胱，泄以相火之力，則州都衝決，水道出矣，故曰決瀆之官。此曰中〔2〕瀆之府，以其下行於川瀆之中也。其所以決瀆而出水者，相火在腎，溫生風木，以疏泄之也。心主者，心之包絡，非藏也。三焦雖與心主表裏，而心主無藏，是三焦爲孤之府也。藏府相合，是六府之所與合者。答帝問六府之所與合語。

缺盆之中，任脈也，名曰天突。一次，任脈側之動脈，足陽明也，名曰人迎。二次脈，手陽明也，名曰扶突。三次脈，手太陽也，名曰天窗。四次脈，足少陽也，名曰天容。五次脈，手少陽也，名曰天牖。六次脈，足太陽也，名曰天柱。七次脈，頸中央之脈，督脈也，名曰風府。腋內動脈，手太陰也，名曰天府。腋下三寸，手心主也，名曰天池。

手足六陽，皆行於頸，其位次如此。手之三陰，自胸走手，脈在腋內與腋下。

足陽明，挾喉之動脈，其腧在膺中。手陽明，次在其腧外，不至曲頰一寸。手太陽，當曲頰。足少陽，在耳下〔3〕曲頰之後。手少陽，出耳後，上加完骨之上。足太陽，挾項大筋之中髮際。陰尺動脈，在五里，五腧之禁也。

足陽明，挾喉之動脈，即人迎也。其腧在膺中，氣戶、庫房之穴也。手陽明，次在其腧外，不至曲頰一寸，即扶突也。手太陽，當曲頰，即天窗也。足少陽，在耳下曲頰之後，即天容也。

---

〔1〕 十二藏相使 《素問》王注本作《靈蘭秘典論》，黃氏據全元起本篇名改。

〔2〕 中 原作"決"，據本節經文及上下文義改。

〔3〕 耳下 一其下原衍"曲"字。據《靈樞·本輸》及本節黃解刪。

足少陽頸中無穴，天容是手太陽經穴。手少陽，出耳後，上加完骨之上，即天牖也。足太陽，挾項大筋之中髮際，即天柱也。陰尺動脈，在五里，手太陰尺澤之後，手陽明之五里也。小鍼解：奪陰者死，言取尺之五里，五往者也。玉版：迎之五里，五往而藏之氣盡矣。以上諸穴，是五臟之禁也。禁，不可刺。

刺上關者，呿不能欠。刺下關者，欠不能呿。刺犢鼻者，屈不能伸。刺兩關者，伸不能屈。

上關，足少陽之客主人，開口取之，刺之則呿不能欠。呿，開口也。《莊子》：公孫龍口去不合。欠，開口而即合也。下關，足陽明經穴，閉而[1]取之，刺之則欠不能呿。犢鼻，足陽明經穴，卻足取之，刺之則屈不能伸。兩關，手厥陰之內關，手少陽之外關，伸手取之，刺之則伸不能屈。此皆禁刺之穴也。

春取絡脈、諸滎、大經分肉之間，甚者深取之，間者淺取之。夏取孫絡、諸腧、肌肉、皮膚之上。秋取諸合，餘如春法。冬取諸井、諸腧之分，欲深而留。此四時之序，氣之所處，病之所舍，藏之所宜。

根結二十六[2]

岐伯曰：天地相感，寒暑相移，陰陽之道，孰少孰多？陰道偶，陽道奇，發於春夏，陰氣少，陽氣多，陰陽不調，何補何瀉？發於秋冬，陽氣少，陰氣多，陰氣盛而陽氣衰，故莖葉枯槁，濕雨下歸，陰陽相移，何瀉何補？奇邪離經，不可勝數，不知根結，五藏六府，折關敗樞，開闔而走，陰陽大失，不可復取。九鍼之玄，要在終始，故能知終始，一言而畢，不知終始，鍼道咸絕。

天地相感，寒暑相移，陰陽之道，孰少孰多？陰道偶，雙數爲偶，如二、四、六、八、十。陽道奇，單數爲奇，如一、三、五、七、九。春夏陽旺，發於春夏，陰氣少，陽氣多，此當何補何瀉？秋

---

[1] 而　據上文"開口取之"，疑爲"口"字之訛。

[2] 二十六　原脫，據目錄補。

冬陰旺，發於秋冬，陽氣少，陰氣多，陰氣盛而陽氣衰，故莖葉枯槁不沾，天地之澤，濕雨下歸其根，濕生於地，雨降於天。陰陽相移，前盛今衰，前衰今盛。此當何補何瀉？陰陽變化，奇邪離經，離常。淫泆流衍，不可勝數，然病機雖繁，悉有根結。根，始。結，終。不知根結，五藏六府，折關敗樞，開闔而走，陰陽大失，不可復取。九鍼之玄，其要全在終始，終始即根結也。故能知終始，一言而畢，得其要也，不知終始，鍼道咸絕，失其要也。

太陽根於至陰，結於命門，命門者，目也。陽明根於厲兌，結於顙大，顙大者，鉗耳也。少陽根於竅陰，結於窗籠，窗籠者，耳中也。太陽爲開，陽明爲闔，少陽爲樞。開折則皮肉節瀆而暴病起矣，故暴病者，取之太陽，視有餘不足。瀆者，皮肉宛焦而弱也。闔折則氣無所止息而痿疾起矣，故痿疾者，取之陽明，視有餘不足。無所止息者，真氣稽留，邪氣居之也。樞折即[1]骨繇而不安於地，故骨繇者，取之少陽，視有餘不足。骨繇者，節緩而不收也，所謂骨繇者，搖故也，當窮其本也。

太陽根於至陰，太陽井穴，在足小指。結於命門，命門者，目內眥之睛明也。穴名。陽明根於厲兌，陽明[2]井穴，在足次指。結於顙大，大迎在頄頰之上，故曰顙大。顙大者，鉗耳下之大迎也。穴名。鉗耳，猶言挾耳也。少陽根於竅陰，少陽井穴，在足名指。結於窗籠，窗籠者，耳中之聽宮也。穴名。聽宮在耳前，手太陽穴，足少陽之所會也。太陽，陽之將衰，在表，爲開，陽明，陽之正盛，在裏，爲闔，少陽，未盛未衰，在中，爲樞。表裏之半。故開折則表陽不固，皮肉節瀆而暴病起矣，風寒外感。故暴病者，取之太陽，仲景《傷寒》太陽經病是也。視其有餘不足，以爲補瀉。節瀆者，皮肉宛焦而軟弱也。《難經》：手太陰氣絕，則津液去，皮節傷。節瀆，節節傷敗也。宛、菀同。闔折則裏陽不運，中氣無所止息而痿疾起矣，故痿疾者，取之陽明，義詳《素問·痿論》。視其有餘不

---

〔1〕 即 原作“則”，據《靈樞·根結》及本節黃解改。
〔2〕 明 原作“名”，據文義改。

足，以爲補瀉。無所止息者，真氣稽留不布，中氣壅阻，不能四達，是無所歸宿也。而邪氣居之也。樞折即骨繇而不安於地，故骨繇者，取之少陽，視其有餘不足，以爲補瀉。骨繇者，節緩而不收也，所謂骨繇者，搖故也，以肝主筋，而諸筋皆聚於節，肝膽同氣，筋膜鬆懈，則節緩而不收，故骨繇而不健。所謂骨繇者，骨節搖動不堅故也，故當窮其根本也。太陽之病在皮毛，陽明之病在肌肉，少陽之病在筋膜，各有其部也。

太陰根於隱白，結於太倉。少陰根於湧泉，結於廉泉。厥陰根於大敦，結於玉英，絡於膻中。太陰爲開，厥陰爲闔，少陰爲樞。開折則倉廩無所輸，膈洞，膈洞者，取之太陰，視有餘不足。開折者，氣不足而生病也。闔折即氣絕而喜悲，悲者，取之厥陰，視有餘不足。樞折則脈有所結而不通，不通者，取之少陰，視有餘不足。有結者，皆取之不足。

太陰根於隱白，太陰井穴，在足大指。結於太倉，太倉，任脈之中脘也。穴名。少陰根於湧泉，少陰井穴，在足心。結於廉泉，廉泉，任脈之穴也。厥陰根於大敦，厥陰井穴，在足大指。結於玉英，玉英，任脈之玉堂也，絡於膻中，膻中，心主之宮城也。脹論語。太陰，陰之將衰，在外，爲開，厥陰，陰之交盡，在內，爲闔，少陰，未衰未盛，在中，爲樞。內外之交。開折則倉廩無所輸納而胸膈空洞，膈洞者，取之太陰，視其有餘不足。開折者，脾氣不足而生病也。脾虛不能化穀。闔析即氣絕而喜悲，木虛金旺，肝爲肺刑，燥勝則悲。悲者，取之厥陰，視其有餘不足。樞折則脈有所結而不通，心主脈，水勝火負，則脈不通。不通者，取之少陰，視其有餘不足。凡有結者，皆取之不足，以其陰中之陽虧也。

足太陽根於至陰，溜於京骨，注於崑崙，入於天柱、飛揚也。

天柱在項，飛揚在足。

足陽明根於厲兌，溜於衝陽，注於下陵，入於人迎、豐隆也。

人迎在頸，豐隆在足。

足少陽根於竅陰，溜於丘墟，注於陽輔，入於天容、光明也。

天衝在頭，天容，手太陽穴，當是天衝。光明在足。

手太陽根於少澤，溜於陽谷，注於少海[1]，入於天窻、支正也。

天窻在頸，支正在手。

手陽明根於商陽，溜於合谷，注於陽谿，入於扶突、偏歷也。

扶突在頸，偏歷在手。

手少陽根於關衝，溜於陽池，注於支溝，入於天牖、外關也。

天牖在頸，外關在手。餘腧具詳本輸。

此所謂十二經之盛絡，皆當取之。

手足六陽，左右十二經，諸腧是其盛絡，乃經脈盛大之處，鍼刺者，皆當取之。

標本舊本誤名衛氣，按經文正之。二十七[2]

黃帝曰：五藏者，所以藏精神魂魄者也，六府者，所以受水穀而行化物者也，其氣內干五藏，而外絡肢節。其浮氣之不循經者，爲衛氣，其精氣之行於內者，爲營氣。陰陽相隨，外內相貫，如環之無端，亭亭淳淳乎，孰能窮之！然其分別陰陽，皆有標本虛實所離之處，能別陰陽十二經者，知病之所生，候虛實之所在者，能得病之高下，知六府之氣街者，能知解結契紹於門户，能知虛實之堅輭者，知補瀉之所在，能知六經之標本者，可以無惑於天下。

亭亭淳淳，渾淪無迹之意。氣街，氣之道路也。紹，續也，解結契紹，解其榮結而契契，合。其斷續也。石，即實也。

---

〔1〕 少海　當據王注本《素問·氣府論》王冰注改作“小海”，以免與手少陰經之少海混淆。

〔2〕 二十七　原脱，據目録補。

　　岐伯曰：博哉！聖帝之論！臣請盡意悉言之。足太陽之本，在跟以上五寸中，標在兩絡命門，命門者，目也。足少陽之本，在竅陰之間，標在窗籠之前，窗籠者，耳也。足陽明之本，在厲兌，標在人迎，頰挾頏顙也。足少陰之本，在內踝下上三寸中，標在背腧與舌下兩脈也。足厥陰之本，在行間上五寸所，標在背腧也。足太陰之本，在中封前上四寸之中，標在背腧與舌本也。

　　手太陽之本，在外踝之後，標在命門之上一寸也。手少陽之本，在小指次指之間上二寸，標在耳後上角下外眥也。手陽明之本，在肘骨中，上至別陽，標在顏下合鉗上也。手少陰之本，在銳骨之端，標在背腧也。手心主之本，在掌後兩筋之間二寸中，標在腋下三寸也。手太陰之本，在寸口之中，標在腋內動也。

　　足太陽之本，在跟以上五寸中，跗陽也，標在兩絡命門，命門者，目睛明也。睛明左右兩穴，故曰兩絡。足少陽之本，在竅陰之間，穴名。標在窗籠之前，窗籠者，耳聽宮也。足陽明之本，在厲兌，穴名。標在人迎，頰挾頏顙之旁也。足少陰之本在內踝下上三寸中，太谿也，標在背腧，腎腧也，舌下兩脈，廉泉也。任脈穴。足厥陰之本，在行間上五寸所，中封也，標在背腧，肝俞也。足太陰之本，在中封前上四寸之中，三陰交也，標在背腧，脾俞也，舌本，舌根也。

　　手太陽之本，在外踝之後，支正也，標在命門之上一寸，足太陽之攢竹也。手足太陽之會。手少陽之本，在小指次指之間上二寸，液門也，標在耳後上角下外眥，絲竹空也。手陽明之本，在肘骨中，曲池也，上至別陽，疑是肘髎別名，標在顏下庭下。合鉗上，即根結鉗耳。足陽明之頰車也。手少陰之本，在銳骨之端，神門也，標在背腧，心俞也。手心主之本，在掌後兩筋之間二寸中，內關也，標在腋下三寸，天池也。手太陰之本，在寸口之中，太淵也，標在腋內動脈，天府也。

　　凡候此者，下虛則厥，下盛則熱，上虛則眩，上盛則熱痛。故石者絕而止之，虛者引而起之。

　　請言氣街，胸氣有街，腹氣有街，頭氣有街，脛氣有街。故氣在頭者，止之於腦，氣在胸者，止之膺與背腧，氣在腹者，止之背腧與衝脈於臍左右之動脈者，氣在脛者，止之於氣街與承山、踝上以下。取此者，用毫鍼，必先按而在久，應於手，乃刺而予之。所治者，頭痛眩仆，腹痛中滿暴脹，及有新積。痛可移者，易已也，積不痛，難已也。

石，即實也。氣街，氣之通衢也。胸旁曰膺。背腧，足太陽經諸藏府之腧也。臍左右之動脈，肓腧、天樞諸穴也。肓腧，足少陰穴。天樞，足陽明穴。氣在脛者，止之於氣街，足陽明經穴。承山，足太陽經穴。取此者，用毫鍼，取此四街也。刺而予之，予之以鍼也。所治者，四街之所治者也。

動腧二十八〔1〕

黃帝曰：經脈十二，而手太陰、足少陰、陽明獨動不休何也？岐伯曰：是陽明胃脈也。胃爲五藏六府之海，其清氣上注於肺，肺氣從太陰而行之。其行也，以息往來，故人一呼脈再動，一吸脈亦再動，呼吸不已，故動而不止也。

經脈十二，而手太陰之太淵，在關上。足少陰之太谿，在足內踝後。足陽明之人迎、在喉旁。衝陽，在足跗上。獨動而不休，是陽明胃脈之力也。胃爲五藏六府之海，其清氣上注於肺，肺氣從太陰之經而行之。其行也，以息往來，故人一呼脈再動，一吸脈亦再動，呼吸不已，氣行經中，上下環周，故動而不止。蓋經之動，氣送之也，氣統於肺，而胃爲化氣之原，故悉屬陽明胃脈之力也。

黃帝曰：氣之過於寸口也，上十焉息？下八焉伏，何道從還？不知其極。岐伯曰：氣之離藏也，卒然如弓弩之發，如水之下岸，上於魚以反衰，其餘氣衰散以逆上，故其行微。

寸口，手太陰之動脈也。《難經》：從關至尺，是尺內，陰之所治也，從關至魚際，是寸口內，陽之所治也，陰得尺中一寸，陽得寸內九分。氣之過於寸口也，上十焉息，下八焉伏，上謂尺

---

〔1〕 二十八　原脫，據目録補。

中，下謂寸口。以手之三陰，自胸走手，其氣先至尺中，故尺中為上，後至寸口，故寸口為下。尺得一寸，是上十也，十分為寸。寸得九分，是下九也。曰下八者，以脈有覆溢，溢則上魚而寸反十分，覆則下尺而寸至八分。帝問覆脈之寸短而尺長，故曰下八。上而尺中，脈動十分，十分之外，氣從焉息，下而寸口，脈動八分，八分之外，氣從焉伏，是從何道而還？不知其極。蓋氣之離藏而走手也，卒然如弓弩之發，如水之自高而下岸也，氣力壯大，是以鼓動應指。及其上於魚際，氣力反以衰乏，其餘氣衰散以逆上，故其行微而不見鼓動也。將上魚際，而脈力已衰，故寸口不及一寸，但得八分也。寸口正在魚際之分。

黃帝曰：足之陽明，何因而動？岐伯曰：胃氣上注於肺，其悍氣上衝頭者，循咽，上走空竅，循眼系，入絡腦，出顑，下客主人，循牙車，合陽明，并下人迎，此胃氣別走於陽明者也。故陰陽上下，其動也若一。故陽病而陽脈小者為逆，陰病而陰脈大者為逆，陰陽俱靜俱動，若引繩相傾者病。

胃氣上注於肺，而其悍氣之上衝於頭者，循咽管而上走空竅，循眼系而入絡於腦，出顑顬骨之上。而下客主人，足少陽穴。循牙車即頰車。而合陽明之本經，并下喉旁人迎之動脈，此胃氣之別走於陽明者也。故陽明行氣於三陽，脈動於人迎，太陰行氣於三陰，脈動於寸口，陰陽上下，人迎在上為陽，寸口在下為陰。其動也若一，陽明何故不動也！故陽病而陽脈小者為逆，陽不及陰也。陰病而陰脈大者為逆，陰過於陽也。陰陽俱靜俱動，若引繩相傾者病，反其陰靜陽動之常也。

黃帝曰：足少陰何因而動？岐伯曰：衝脈者，十二經之海也，與少陰之大絡起於腎下，出於氣街，循陰股內廉，邪入膕中，循脛骨內廉，並少陰之經，下入內踝之後，入足下。其別者，邪入踝，出屬跗上，入大指之間，注諸絡，以溫足脛。此脈之常動者也。

衝脈者，十二經之海也，與少陰之大絡俱起於腎下，出於陽明之氣街，循陰股內廉，內之下廉。邪入膕中，循脛骨內廉，膝下骹骨。並少陰之經，下入内踝之後，入足下。其別者，邪入内踝，出屬跗上，入大指之閒，交厥陰肝經。灌注諸絡，以溫足脛。血富於衝，衝爲八奇經之一。八奇經，皆脈絡也。少陰與衝脈並行，此亦脈之常動者也。

背腧二十九〔1〕

黄帝問於岐伯曰：願聞五藏之俞出於背者。岐伯曰：胸中大俞，在杼骨之端，肺俞在三椎之閒，心俞在五椎之閒，膈俞在七椎之閒，肝俞在九椎之閒，脾俞在十一椎之閒，腎俞在十四椎之閒，皆挾脊相去三寸所。則欲得而驗之，按其處，應在中而痛解，乃其俞也。

背者，胸之府也，《素問・脈要精微論》語。故胸中大俞，在背上杼骨之端，足太陽之大杼穴也。自大杼而下，肺俞在三椎之閒，脊骨一節爲一椎，俗本皆作焦，非。心俞在五椎之閒，膈俞在七椎之閒，肝俞在九椎之閒，脾俞在十一椎之閒，腎俞在十四椎之閒。皆挾脊骨兩旁相去三寸所，在足太陽經之裏行。則欲得而驗之，試按其處，應在於中而痛解，解，鬆懈也。乃其俞也。

灸之則可，刺之則不可，氣盛則瀉之，虛則補之。以火補者，毋吹其火，須自滅也，以火寫者，疾吹其火，傳其艾，須其火滅也。

背腧可灸不可刺，氣盛則以火瀉之，虛則以火補之。以火補者，毋吹其火，須自滅也，以火瀉者，疾吹其火，乃傳其艾，須其火之自滅，而後易艾也。

四時氣三十〔2〕

黄帝問於岐伯曰：夫四時之氣，各不同形，百病之起，皆有所生，灸刺之道，何者爲定？岐伯答曰：四時之氣，各有所在，灸刺之道，得氣穴而定。故春取經、血脈、分肉之閒，甚者深刺之，閒者淺刺之，夏取盛經、孫絡，取分閒，絕皮膚，秋取經

---

〔1〕 二十九　原脱，據目録補。
〔2〕 三十　原脱，據目録補。

俞，邪在府，取之合，冬取井、榮，必深以留之。

春取經、血脈、分肉之閒，甚者深刺之，閒者淺刺之，本腧：春取絡脈、諸榮、大經分肉之閒，甚者深取之，閒者淺取之。《素問·刺志》：春取絡脈、分肉閒，春者經脈長[1]深，其氣少，不能深入，故取絡脈、分肉閒。夏取盛經、孫絡，取分肉閒，絕皮膚，本輸：夏取諸腧、孫絡、肌肉皮膚之上。刺志：夏取盛經、分腠，所謂盛經者，陽脈也，絕膚而病去者，邪居淺也。秋取經俞，邪在府，取之合，本輸：秋取諸合。刺志：秋取經俞，陽氣在合，陰氣初盛，故取俞以瀉陰邪，取合以虛陽邪。冬取井榮，必深以留之，本輸：冬取諸井、諸筋之分，欲深而留之。刺志：冬取井榮，陽氣衰少，陰氣盛堅，故取井以下陰逆，取榮以實陽氣。

黃帝曰：余聞刺有五變，以主五腧，願聞其故。岐伯曰：人有五藏，五藏有五變，五變有五腧，故五五二十五腧，以應五時。黃帝曰：願聞五變。岐伯曰：肝為牡藏，其色青，其時春，其日甲乙，其音角，其味酸，心為牡藏，其色赤，其時夏，其日丙丁，其音徵，其味苦，脾為牝[2]藏，其色黃，其時長夏，其日戊己，其音宮，其味甘，肺為牝藏，其色白，其時秋，其日庚辛，其音商，其味辛，腎為牝藏，其色黑，其時冬，其日壬癸，其音羽，其味鹹，是為五變。黃帝曰：以主五腧奈何？岐伯曰：藏主冬，冬刺井，色主春，春刺榮，時主夏，夏刺俞，音主長夏，長夏刺經，味主秋，秋刺合，是謂五變以主五腧。黃帝曰：諸原安合？以致六腧？岐伯曰：原獨不應五時，以經合之，以應其數，故六六三十六腧。黃帝曰：何謂藏主冬，時主夏，音主長夏，味主秋，色主春？願聞其故。岐伯曰：病在藏者，取之井，病變於色者，取之榮，病時閒時甚者，取之俞，病變於陰者，取之經，經滿而血者，病在胃及以飲食不節得病者，取之於合，故命曰味主合，是謂五變也。

---

〔1〕 長 《廣雅·釋詁》：“長，常也。”陶潛《夜去歸來辭》：“門雖設而長關。”
〔2〕 牝 原作“牡”，據《靈樞·順氣一日分為四時》改。

五藏五腧，井、滎、俞、經、合，故命曰味主合，是謂五變也。原獨不應五時，以經合之，並主長夏，以應其數，故六府之六六三十六腧，合於五藏之五五二十五腧也。長夏爲至陰，故病變於陰者，取之經。此段舊誤在順氣一日分爲四時。

黃帝曰：余聞五藏六府之氣，滎、俞所入爲合，令何道從入？入安連過？願聞其故。岐伯答曰：此陽脈之別入於內，屬於府者也。黃帝曰：滎、俞與合，各有名乎？岐伯答曰：滎、俞治外經，合治內府。黃帝曰：治內府奈何？岐伯答曰：取之於合。

黃帝曰：合各有名乎？岐伯答曰：胃合入於三里，大腸合入於巨虛上廉，小腸合入於巨虛下廉，三焦合入於委陽，膀胱合入於委中央，膽合入於陽陵泉。黃帝曰：取之奈何？岐伯答曰：取之三里者，低跗取之，巨虛者，舉足取之，委陽者，屈伸而取之，委中者，屈而取之，陽陵泉者，正豎膝，予之齊，下至委中之陽取之，取諸外經者，揄伸而從之。

藏府之腧，所出爲井，所溜爲滎，所注爲俞，所行爲經，所入爲合。五藏六府之氣，滎俞所入爲合，是令何道從入？入而安所連屬？安所過往？此陽脈之別入於內，屬於府者，是從別道而入，連屬於腑，過往於其本府之所合者也。故滎、俞治外經，合治內府。治內府者，取之於合，以其入屬於府也。胃合入於三里，足陽明之穴也。大腸之合在曲池，巨虛上廉，足陽明穴。手三陽下合足三陽。小腸之合在小海，巨虛下廉，足陽明穴。三焦之合在天井，委陽，足太陽穴。膀胱合於委中央，足太陽穴。膽合於陽陵泉，足少陽穴。正豎膝，予之齊正，豎兩膝，使與之齊也。下至委中之陽，謂委中之前，陽關之下，即陽陵泉之分也。取諸外經，謂取滎、俞諸穴。揄申而取之，舒展申布而取之也。

黃帝曰：願聞六府之病。岐伯答曰：胃病者，腹䐜脹，胃脘當心而痛，上支兩脇，膈咽不通，飲食不下，面熱，兩跗之上脈豎陷者，足陽明病，此胃脈也，取之三里。

陽明行身之前，下於面而行足跗，故面熱及跗上脈陷爲足陽明病，此胃之脈也。

大腸病者，腸中切痛而鳴濯濯，冬月重感於寒即泄，當臍而痛，不能久立，與胃同候，魚絡血者，手陽明病，取之巨虛上廉。

魚絡，魚際之絡，手陽明脈起大指，傍魚際也。

小腸病者，小腹痛，腰脊控睾而痛，時窘之後，當耳前熱，若寒甚，若獨肩上熱甚，及手小指次指之間熱，若脈陷者，手太陽病，此其候也，取之巨虛下廉。

手太陽起小指，繞肩胛，交肩上，循頸，上頰，卻入耳中，故耳前、肩上及手小指熱，為手太陽病。

三焦病者，腹氣滿，小腹尤堅，不得小便，窘急，溢則水，留即為脹，候在足太陽之外大絡，大絡在太陽少陽之間，亦見於脈，取委陽。

不得小便，窘急，溢則水，留即為脹，三焦者，決瀆之官，水道出焉，水道不通，故小便窘急，水留為脹也。小腸病時，窘急在後，三焦病，則窘急在前。其候在足太陽之外大絡，大絡在太陽少陽之間，是其位也，故亦見於大絡之脈。見於脈，手少陽經病也。

膀胱病者，小腹偏腫而痛，以手按之，即欲小便而不得，肩上熱，若脈陷，及足小指外廉及脛踝後皆熱，取委中央。

足太陽脈循肩髆，貫腨內，出踝外，至小指外側，故肩上、脛、踝及小指外廉皆熱，此亦足太陽經病也。

膽病者，善太息，口苦，嘔宿汁，心下澹澹，恐人將捕之，嗌中吤吤然，數唾，候在足少陽之本末，亦視其脈之陷下者灸之，其寒熱者，取陽陵泉。

足少陽之本末，其本在頭，其末在足。其經之本末有陷下者，亦少陽經之病也。

黃帝曰：刺之有道乎？岐伯答曰：刺此者，必中氣穴，毋中肉節。中氣穴則鍼遊於巷，中肉節即皮膚痛，補瀉反則病益篤，中筋則筋緩，邪氣不出，與其真氣相搏，亂而不去，反還內著。用鍼不審，以順為逆也。

必中氣穴，所謂得氣穴爲定也。巷，隧道也。反還内著，反還於内，著而不去也。以上八段〔1〕，舊誤在邪氣藏府病形。

逆順肥瘦三十一〔2〕

黃帝問於岐伯曰：余聞鍼道於夫子，衆多畢悉矣。夫子之道，應若失，而據未有堅然者也。夫子之問學熟乎？將審察於物而心生之乎？岐伯曰：聖人之爲道者，上合於天，下合於地，中合於人事，必有明法，以起度數，法式檢押，乃後可傳焉。故匠人不能釋尺寸而意短長，廢繩墨而起平水也，工人不能置規而爲圓，去矩而爲方。知用此者，固自然之物，易用之教，逆順之常也。

衆多畢悉，諸法皆盡也。應若失，而據未有堅然者，言應手而病若失，雖痼疾檠據，未有堅然不消者也。法式檢押，有法式以爲之檢押也。

黃帝曰：願聞自然奈何？岐伯曰：臨深決水，不用功力，而水可竭也，循掘決衝，而經可通也，此言氣之滑澀，血之清濁，行之逆順。黃帝曰：臨深決水奈何？岐伯曰：血清氣濁，疾瀉之，則氣竭焉。黃帝曰：循掘決衝奈何？岐伯曰：血濁氣澀，疾寫之，則經可通也。

自然者，如臨深決水，不用功力，而水可竭也，如循掘決衝，開其瘀塞，而經可通也。此言氣之滑澀，血之清濁，氣之逆順，因其自然而不違也。循掘決衝，循其開掘之道，決其衝要，使之流通也。

黃帝曰：願聞人之黑白肥瘦小長，各有數乎？岐伯曰：年質壯大，血氣充盈，膚革堅固，此肥人也。廣肩腋，項肉薄皮厚而黑色，脣臨臨然，其血黑以濁，其氣澀以遲，其爲人也，貪於取與，因加以邪，刺此者，深而留之，多益其數也。黃帝曰：刺瘦人奈何？岐伯曰：瘦人者，皮薄色少，肉廉廉然，薄脣輕言，其

---

〔1〕　以上八段　指"黃帝曰：余聞五藏六府之氣……以順爲逆也"八段。
〔2〕　三十一　原脱，據目錄補。

血清氣滑，易脱於氣，易損於血，刺此者，淺而疾之。

肉廉廉然，減削之意。

黃帝曰：刺常人奈何？岐伯曰：視其黑白，各爲調之。其端正敦厚者，其氣血和調，刺此者，毋失常數也。黃帝曰：刺壯士真骨者奈何？岐伯曰：刺壯士真骨，堅肉緩節，監監然，此人重則氣濇血濁，刺此者，深而留之，多益其數，輕則氣滑血清，刺此者，淺而疾之。黃帝曰：刺嬰兒奈何？岐伯曰：嬰兒者，其肉脆，血少氣多弱，刺此者，以毫鍼，淺刺而疾發鍼，日再可也。

壯士真骨，其骨堅實也。監監，堅固之意。人重者，體重也。輕者，身輕也。

黃帝曰：逆順五體者，言人骨節之小大，肉之堅脆，皮之厚薄，血之清濁，氣之滑濇，脈之長短，血之多少，經絡之數，余已知之矣，此皆布衣匹夫之士也。夫王公大人，血食之君，身體柔脆，肌肉輭弱，血氣慓悍滑利，其刺之徐疾淺深多少，可得同之乎？岐伯答曰：膏粱菽藿之味，何可同也！氣滑則出疾，氣濇則出遲，氣悍則鍼小而入淺，氣濇則鍼大而入深，深則欲留，淺則欲疾。以此觀之，刺布衣者深以留之，刺大人者，微以徐之，此皆因氣之慓悍滑利也。

逆順五體，謂肥人、瘦人、常人、壯士、嬰兒五等也。

黃帝曰：形氣之逆順奈何？岐伯曰：形氣不足，病氣有餘，是邪勝也，急瀉之。形氣有餘，病氣不足，急補之。形氣不足，病氣不足，此陰陽氣俱不足也，不可刺之，刺之則重不足。重不足則陰陽俱竭，氣血皆盡，五藏空虛，筋骨髓枯，老者絶滅，壯者不復矣。形氣有餘，病氣有餘，此謂陰陽俱有餘也，急瀉其邪，調其虛實。故曰：有餘者瀉之，不足者補之，此之謂也。刺不知逆順，真邪相搏。滿而補之，則陰四溢，腸胃充郭〔1〕，肝肺内䐜，陰陽相錯。虛而瀉之，則經脈空虛，血氣枯竭，腸胃偏辟，皮膚薄著，毛腠夭焦，予之死期。故曰：用鍼之要，在於知

---

〔1〕　郭　通“廓”。《詩·大雅·皇矣》：“憎其式郭。”《正義》本作“廓”。

調陰與陽。調陰與陽，精氣乃光，合形與氣，使神內藏。故曰：上工平氣，中工亂脈，下工絕氣危生，下工不可不慎也。必審五藏變化之病，五脈之應，經絡之實虛，皮之柔粗，而後取之也。僞，音累。辟，同僻。

　　腸胃僞辟，僞，畏怯也，辟，邪僻也。二段〔1〕舊誤在根結。

　　黃帝曰：脈行之逆順奈何？岐伯曰：手之三陰，從藏走手，手之三陽，從手走頭，足之三陽，自頭走足，足之三陰，自足走腹。黃帝曰：少陰之脈獨下行，何也？岐伯曰：不然。夫衝脈者，五藏六府之海也，五藏六府皆稟焉。其上者，出於頏顙，滲諸陽，灌諸經。其下者，注少陰之大絡，出於氣街，循陰股內廉，入膕中，伏行骭骨內，下至內踝之後，屬而別。其下者，並於少陰之經，滲三陰。其前者，伏〔2〕行出跗屬，下循跗，入大指閒，滲諸絡而溫肌肉。故別絡結則跗上不動，不動則厥，厥則寒矣。黃帝曰：何以明之？岐伯曰：以言導之，切而驗之，其非必動，後乃可明逆順之行也。黃帝曰：窘乎哉！聖人之爲道也，明於日月，微於毫釐，其非夫子，孰能道之也！

　　手之三陰，從藏走手，順也，手之三陽，從手走頭，逆也，足之三陽，自頭走足，順也，足之三陰，自足走腹，逆也，義詳經脈。足三陰皆上行，少陰之脈獨下行者，是衝脈也。衝脈者，五藏六府十二經脈之海，故五藏六府皆稟焉。其上行者，腧在於足太陽之大杼，出於頏顙，滲諸陽絡而灌諸陰經。其下行者，注足少陰之大絡，出於陽明之氣街，循陰股內廉而入膕中，伏行骭骨之內，骭骨，脛骨。下至內踝之後，屬於少陰而別行。其再下者，並於少陰之經，滲於三陰。其前行者，伏行出跗屬，下循足跗，入大指閒，滲諸絡而溫肌肉。故別絡結澀，則跗上不動，不動則厥，厥則寒矣。跗上不動，陽明之衝陽不動也。何以明其爲衝脈之厥逆也？先以言導之，後切而驗之，其原非必動之脈，此不爲

────────────

〔1〕 二段　指"黃帝曰：逆順五體者……而後取之也"二段。
〔2〕 伏　原脫，據《靈樞·逆順肥瘦》及本節黃解補。

逆。若必動，而或不動，跗上動脈，若太陰太衝，陽明衝陽。因知其
逆。如此，然後可明逆順之行也。

黃帝問於岐伯曰：余願聞持鍼之數，內鍼之理，縱舍之意，
扦皮開腠理奈何？脈之曲折，出入之處，焉至而出？焉至而止？
焉至而徐？焉至而疾？焉至而入？六府之腧於身者，余願盡聞少
序。別離之處，離而入陰，別而入陽，此何道而從行？願盡聞其
方。岐伯曰：帝之所問，鍼道畢矣。黃帝曰：願卒聞之。岐伯
曰：手太陰之脈，出於大指之端，內屈，循白肉際，至本節之
後，太淵，留以澹，外屈上於本節下，內屈，與〔1〕陰諸〔2〕絡會
於魚際，數脈並注，其氣滑利，伏行壅骨之下，外屈，出於寸口
而行，上至於肘內廉，入於大筋之下，內屈，上行臑陰，入腋
下，內屈，走肺，此順行逆數之曲折也。心主之脈，出於中指之
端，內屈，循中指內廉以上，留於掌中，伏行兩骨之間，外屈，
出兩筋之間，骨肉之際，其氣滑利，上二寸，外屈，出兩筋之
間，至肘內廉，入於小筋之下，留兩骨之會，上入於胸中，內絡
於心脈。

焉至而出，脈之所出也。所出爲井。焉至而止，脈之所結也。
詳見根結。焉至而徐，脈之所行也。所行爲經。焉至而疾，脈之所
溜也。所溜爲滎。焉至而入，脈之所入也。所入爲合。大指之端，
少商，井也。內屈，循白肉際，至本節之後，太淵，俞也。留以
澹，氣停留而澹蕩，如水波之動搖也。外屈，上於本節下，內
屈，與陰〔3〕諸絡會於魚際，滎也。諸陰皆會於此，數脈並注，
其氣滑利，伏行掌後高骨之下，壅骨，即高骨也。外屈，出於寸
口，而行經渠，經也。上至肘內廉，入於大筋之下，尺澤，合
也。由此上行臑陰，臂內嫩肉曰臑。入腋下而走肺。手之三陰，從
胸走手爲順，此則從手逆數而至於胸，此順行逆數之屈折也。中
指之端，中衝，井也。掌中，勞宮，滎也。兩骨，兩筋骨肉之

---

〔1〕　與　原作“於”，據《靈樞·邪客》及本節黃解改。
〔2〕　諸　原脫，據《靈樞·邪客》及本節黃解補。
〔3〕　陰　原脫，據本節經文補。

際，大陵，俞也。兩筋之閒，閒使，經也。肘內廉，小筋[1]之下，兩骨之會，曲澤，合也。由此上入於胸內，絡於心脈。此亦手心主順行逆數之曲折也。

黃帝曰：手少陰之脈獨無俞，何也？岐伯曰：少陰，心脈也，心者，五藏六府之大主也，精神之所舍也，其藏堅固，邪弗能容也，容之則心傷，心傷則神去，神去則死矣。故諸邪之在於心者，皆在於心之包絡。包絡者，心主之脈也，故獨無俞焉。黃帝曰：少陰獨無俞者，不病乎？岐伯曰：其外經病而藏不病，故獨取其經於掌後銳骨之端。其餘脈出入曲折，行之徐疾，皆如手厥陰心主之脈行也，故本輸者，皆因其氣之虛實徐疾以取之，是爲因衝而瀉，因衰而補。如是者，邪氣得去，真氣堅固，是謂因天之序。

掌後銳骨之端，神門，俞也。少陰經病而藏不病，故獨取其經於掌後銳骨之端，神門一俞，所以治經病也。其餘脈之出入曲折，行之徐疾，皆如手厥陰心主之脈行，故本輸一篇，心之五腧取於心主者，皆因其氣之虛實徐疾相同，是以取之也。衝，盛滿也。本輸所載少陰之俞，皆心主之俞，是少陰無俞也。而此有掌後銳骨之一俞，以治經病然，則藏病無俞，經病則有俞也。《甲乙經》：少衝爲井，少府爲滎，神門爲俞，靈道爲經，少海爲合，義本於此。

黃帝曰：持鍼縱舍奈何？岐伯曰：必先明知十二經脈之本末，皮膚之寒熱，脈之盛衰滑濇。其脈滑而盛者，病日進，虛而細者，久以持，大以濇者，爲痛痹，陰陽如一者，病難治。其本末尚熱者，痛尚在，其熱以衰者，其病亦去矣。持其尺，察其肉之堅脆、小大、滑濇、寒溫、燥濕。因視目之五色，以知五藏，而決生死。視其血脈，察其色，以知其寒熱痛痹。黃帝曰：持鍼縱舍，餘未得其意也。岐伯曰：持鍼之道，欲端以正，安以靜，

---

[1] 筋 原作"指"，據本節經文改。

先知虛實，而行疾徐，左手執骨，右手循之，無以肉果〔1〕。瀉
欲端以正，補必閉膚，輔鍼導氣，邪氣淫泆，真氣得居。

縱，縱鍼以取之也。舍，舍鍼而去之也。陰陽如一，即寸
口、人迎相等也。持其尺，察其肉，視目之五色，視血脈，察其
色，義詳論疾診尺。

黃帝曰：扦皮開腠理奈何？岐伯曰：因其分肉，左別其膚，
微內而徐端之，適神不散，邪氣得去。

左別其膚，左手分別其皮部也。以上四段〔2〕，舊誤在邪客。

靈樞懸解卷四終

---

〔1〕 果　通“裹”。《爾雅·釋魚》：“前弇諸果。”
〔2〕 以上四段　指“黃帝問於岐伯曰：余願聞持鍼之數……邪氣得去”四段。

〔營衞〕[1]

脈度三十二[2]

黃帝曰：願聞脈度。岐伯答曰：手之六陽，從手至頭，長五尺，五六三丈。手之六陰，從手至胸，長三尺五寸，三六一丈八尺，五六三尺，合二丈一尺。足之六陽，從足上至頭，八尺，六八四丈八尺。足之六陰、從足至胸中，六尺五寸，六六三丈六尺，五六三尺，合三丈九尺。蹻脈從足至目，七尺五寸，二七一丈四尺，二五一尺，合一丈五尺。督脈、任脈，各四尺五寸，二四八尺，二五一尺，合九尺。凡都合一十六丈二尺，此氣之大經隧也。

隧，道也。

五藏常內閱於上七竅也，故肺氣通於鼻，肺和則鼻能知香臭矣，心氣通於舌，心和則舌能知五味矣，肝氣通於目，肝和則目能辨五色矣，脾氣通於口，脾和則口能知五穀矣，腎氣通於耳，腎和則耳能聞五音矣。五藏不和，則七竅不通，六府不和，則留結爲癰。故邪在府則陽脈不和，陽脈不和則氣留之，氣留之則陽氣盛矣。陽氣太盛則陰脈不和，陰脈不和則血留之，血留之則陰氣盛矣。陰氣太盛，則陽氣不能榮也，故曰關。陽氣太盛，則陰氣弗能榮也，故曰格。陰陽俱盛，不得相榮，故曰關格。關格者，不得盡期而死也。

此與終始、禁服關格義同。

黃帝曰：氣獨行五藏，不榮六府，何也？岐伯

---

〔1〕營衞　原無，據目錄補。
〔2〕三十二　原脫，據目錄補。

曰：氣之不得無行也，如水之流，如日月之行不休，故陰脈榮其藏，陽脈榮其府，如環之無端，莫知其紀，終而復始。其流溢之氣，內溉藏府，外濡腠理。

帝因五藏開竅五官，而疑經脈獨榮五藏，不榮六府。其實陰脈榮其藏，陽脈榮其府，兩不偏也。

黃帝曰：蹻脈安起安止？何氣榮水[1]？岐伯答曰：蹻脈者，少陰之別，起於然骨之後，上內踝之上，直上循陰股，入陰，上循胸裏，入缺盆，上出人迎之前，入頄，屬目內眥，合於太陽。陽蹻而上行。氣并相還則為濡目，氣不榮則目不合。

陰蹻者，足少陰之別，起於少陰之照海，別少陰而上行，交足太陽之睛明。陽蹻者，足太陽之別，起於太陽之申脈，別太陽而上行，亦交於足太陽之睛明。

黃帝曰：蹻脈有陰陽，何脈當其數？岐伯答曰：男子數其陽，女子數其陰，當數者為經，其不當數者為絡也。

蹻脈有陰陽，左右四脈，而脈度中止有二蹻，此以何脈當其數？蓋男子數其陽蹻，女子數其陰蹻，其當數者經脈，不當數者為絡脈也。

五十營三十三[2]

黃帝曰：余願聞五十營奈何？岐伯答曰：天周二十八宿，宿三十六分，天氣行一周，千八分。日行二十八宿，人經脈上下、左右、前後二十八脈，周身十六丈二尺，以應二十八宿，漏水下百刻，以分晝夜。人一呼脈再動，氣行三寸，一吸脈亦再動，氣行三寸，呼吸定息，氣行六寸。十息，氣行六尺，日行二分。二百七十息，氣行十六丈二尺，氣行交通於中，一周於身，下水二刻，日行二十五分。所謂交通者，並行一數也。

二十八脈，十二經脈，左右二十四脈，合任、督、二蹻，共二十八脈。周身十六丈二尺，數詳脈度、經脈。二刻，一周。氣

---

〔1〕水　《太素·陰陽蹻脈》作"此"。《甲乙經》卷二作"也"。
〔2〕三十三　原脫，據目錄補。

行交通於中，所謂交通者，諸經並行一周之數也。

五百四十息，氣行再[1]周於身，下水四刻，日行四十分。二千七百息，氣行十周於身，下水二十刻，日行五宿二十分。一萬三千五百息，氣行五十營於身，水下百刻，日行二十八宿，漏水皆盡，脈終矣。凡行八百一十丈也，故五十營備得盡天地之壽矣。

五十營備與天度符合，故得盡天地之壽。

一日一夜五十營，以營五藏之精，不應數者，名曰狂生。所謂五十營者，五藏皆受氣。持其脈口，數其至也，五十動而不一代者，五藏皆受氣，四十動一代者，一藏無氣，三十動一代者，二藏無氣，二十動一代者，三藏無氣，十動一代者，四藏無氣，不滿十動一代者，五藏無氣，予之短期，要在終始。所謂五十動而不一代者，以爲常也，以知五藏之期。予之短期者，乍數乍疏疏也。此段舊誤在根結。

狂生，其生不長也。終始，本經篇名。

營氣三十四[2]

黃帝曰：營氣之道，內穀爲寶。穀入於胃，乃傳之肺，流溢於中，布散於外，精專者，行於經隧，常營無已，絡而復始，是謂天地之紀。

營衛者，經絡之氣血，氣行脈外曰衛，血行脈中曰營。營衛二氣，皆水穀所化，故營氣之道，以內穀爲寶。營氣，血脈中之氣也。穀入於胃，消化於脾，脾氣散精，乃傳之於肺。肺主氣，氣化津，津則流溢於中，氣則布散於外。慓悍者，行於脈外，是爲衛氣。精專者，行於經隧，是謂營氣。地道曰隧。《左傳》曰：晉侯請隧。《注》：隧爲地道，以葬也。經隧，經中之道也。常營無已，營，行也。《詩》：營營青蠅。《註》：營營，往來貌。終而復始，是謂天地之紀也。

故氣從手太陰出，注手陽明，上行注足陽明，下行至跗上，

[1]　再　其下原衍"動"字，據《靈樞·五十營》及本篇文例刪。
[2]　三十四　原脫，據目錄補。

注大指閒，與足太陰合，上行抵脾。

營氣從手太陰肺經出，注手陽明大腸經，上行注足陽明胃經，下行至跗上，與足太陰脾經相合，上行抵脾。手之三陰，自胸走手，交手三陽，手之三陽，自手走頭，交足三陽，足之三陽，自頭走足，交足三陰，足之三陰，自足走胸，交手三陰，營氣之行度如此。手太陰傳於手陽明，足陽明傳於足太陰，是太陰、陽明之行度也。

從脾注心中，循手少陰，出腋，下臂，注小指，合手太陽，上行乘腋，出頏內，注目內眥，上巔，下項，合足太陽，循脊，下尻，下行注小指之端，循足心，注足少陰，上行注腎。

從脾注心中，循手少陰心經，出腋，下臂，注於小指，合於手太陽小腸經，上行乘腋，出頏內，目下曰頏。注目內眥，足太陽之晴明。上巔，下項，合於足太陽膀胱經，循脊，下尻，尾骶。下行注小指之端，循足心，注足少陰腎經，上行注腎。手少陰傳於手太陽，足太陽傳於足少陰，是少陰、太陽之行度也。

從腎注心，外散於胸中，循心主脈，出腋，下臂，出兩筋之閒，入掌中，出中指之端，還注小指次指之端，合手少陽，上行注膻中，散於三焦，從三焦注膽，出脇，注足少陽，下行至跗上，復從跗注大指閒，合足厥陰，上行至肝。

從腎注心，外散於胸中，循手厥陰心主脈，出腋，下臂，出於兩筋之閒，入掌中，出中指之端，還注小指次指之端，合於手少陽三焦經，上行注膻中，散於三焦，從三焦注[1]於膽，出脇，注於足少陽膽經，下行至跗上，復從跗上注大指閒，合於足厥陰肝經，上行至肝。手厥陰傳於手少[2]陽，足少陽傳於足厥陰，此厥陰、少陽之行度也。

從肝上注肺，上循喉嚨，入頏顙之竅，究於畜門。其支別者，上額，循巔，下項中，循脊，入骶，是督脈也，絡陰器，上過毛中，入臍中，上循腹裏，入缺盆，下注肺中，復出手太陰。

---

〔1〕 注 原作“至”，據本節經文改。
〔2〕 少 原作“太”，據本節經文改。

此營氣之所行也，逆順之常也。

從肝上注肺，上循喉嚨，入頏顙之竅，究於畜門。究，竟也。畜門，喉上通鼻之門也。其支別者，上額，循巔，下項中，循脊骨，入尾骶，是督脈也。由尾骶入，前行絡陰器，上過毛中，入臍中，上循腹裏，入於缺盆，是任脈也。自缺盆下注肺中，復出於手太陰。此營氣之所行也，是經脈逆順之常也。

衛氣行三十五[1]

黃帝問於伯高曰：願聞衛氣之行，出入之合何如？伯高曰：歲十有二月，日十有二辰，子午爲經，卯酉爲緯。天周二十八宿，而一面七星，四七二十八星。房昴爲緯，虛張爲經。房至畢爲陽，昴至心爲陰，陽主晝，陰主夜。衛氣之行，一日一夜五十周於身，日行於陽二十五周，夜行於陰二十五周，周於五藏。

十二辰，十二支也。定而不移者爲經，動而不居者爲緯。子午，南北二極，不動，爲經，日月五星，自卯而升，自酉而降，往來如織，是以爲緯。天周二十八宿，而一面七星，角、亢、氐、房、心、尾、箕七星在東，斗、牛、女、虛、危、室、壁七星在北，奎、婁、胃、昴、畢、觜、參七星在西，井、鬼、柳、星、張、翼、軫七星在南，四七共二十八星。房昴東西爲緯，虛張南北爲經。房至畢，十四宿，位在卯、辰、巳、午、未、申，爲陽，昴至心，十四宿，位在酉、戌、亥、子、丑、寅，爲陰，陽主晝，陰主夜。衛氣之行，一日一夜五十周於身，日行於陽二十五周，周於六經，六陽之經。夜行於陰二十五周，周於五藏。

是故平旦陰盡，陽氣出於目，目張則氣上行於頭，循項下足太陽，循背下至小指之端。

平旦陰盡，陽氣出於目內眥之睛明，人醒目張，則陽氣上行於頭，循項下足太陽經，循背下至小指之端，此衛氣之行於足太陽也。

其散者，別於目內眥，下手太陽，下至小指之間外側。

---

[1]　三十五　原脫，據目錄補。

此衛氣之行於手太陽也。

其散者，至於目銳眥，下足少陽，注小指次指之間。

此衛氣之行於足少陽也。

以上循手少陽之分側，下至小指次指之間。

此衛氣之行於手少陽也。

別者，以上至耳前，合於頷脈，注足陽明，以下行至跗上，入中指之間。

頷脈，足陽明脈之行於面者。此衛氣之行於足陽明也。

其散者，從耳下下手陽明，入大指次指之間，入掌中。

此衛氣之行於手陽明也。

其至於足也，入足心，出內踝，下行陰分，復合於目，爲一周。

其至於足也，入足心，出內踝，下行陰分，復合於目，自足少陰之湧泉而循少陰之經，交足太陽之睛明也，是爲一周。衛氣至足，入足心，由足少陰而交足太陽。至手，入掌中，亦當由手少陰而交手太陽也。

是故日行一舍，人氣一周與十分身之八，日行二舍，人氣行三周於身與十分身之六，日行三舍，人氣行於身五周與十分身之四，日行四舍，人氣行於身七周與十分身之二，日行五舍，人氣行於身九周，日行六舍，人氣行於身十周與十分身之八，日行七舍，人氣行於身十二周與十分身之六，日行十四舍，人氣二十五周於身有奇分與十分身之二，陽盡於陰，陰受氣矣。

一宿爲一舍，二十八宿，晝夜周天，二十八宿。舍者，日月五星之所舍也。衛氣晝夜周天五十度，日行晝夜周天二十八舍，計日行一舍，衛氣當行一周與十分身之七分八釐五毫有奇，曰十分身之八者，舉其大數也。日行七舍，人氣[1]當行十二周與十分身之四分九釐有奇，曰十分身之六者，亦舉其大數也。日行十四舍，自房至畢，爲一晝，人氣當行二十五周與十分身之二，二者，其奇分也。

────────────

〔1〕氣　原作“身”，據本節經文改。

　　其始入於陰，常從足少陰注於腎，腎注於心，心注於肺，肺注於肝，肝注於脾，脾復注於腎，爲一周。是故夜行一舍，人氣行於陰藏一周與十分藏之八，亦如陽行之[1]二十五周，而復合於目。陰陽一日一夜，合有奇分十分身之四，與十分藏之二，人之所以臥起之時有早晏者，奇分不盡故也。

　　其入於陰，常從足少陰之經而注於腎，腎注於心，心注於肺，肺注於肝，肝注於脾，脾復注於腎，是爲一周。以傳其所勝爲次序。是故夜行一舍，人氣行於陰藏一周與十分藏之八，夜行十四舍，人氣行於陰藏二十五周與十分藏之二，亦如陽行之二十五周，而復合於目，交於足太陽之睛明。陰陽一日一夜，合有奇分十分身之二，與十分藏之二，總而計之，是十分身之四也，所以人之臥起之時有早晏之不同者，奇分之零數不盡故也。

　　黄帝曰：衛氣之在於身也，上下往來不以期，候氣而刺之奈何？伯高曰：分有多少，日有長短，春秋冬夏，各有分理，常以平旦爲紀，以夜盡爲始。是故一日一夜，水下百刻，二十五刻者，半日之度也，常如是而毋已，日入而止，隨日之長短，各以爲紀而刺之。謹候其時，病可與期，失時反候，百病不治。故曰：刺實者，刺其來也，刺虛者，刺其去也。此言氣存亡之時，以候虛實而刺之，是故謹候氣之所在而刺之，是謂逢時。病在於三陽，必候其氣在陽分而刺之，病在於三陰，必候其氣在陰分而刺之。

　　春分以後，晝多夜少，晝長夜短，秋分以後，晝少夜多，晝短夜長，是分有多少，日有長短也。由二分以合二至，春秋冬夏，各有一定之分理。常以平旦爲一日之綱紀，以夜盡爲平旦之始初。一日一夜，水下百刻，二十五刻者，半日之度也。漏水續下，常如是毋已，以至日入而止，隨其日之長短，各以爲紀，測其在何經絡而刺之。謹候其時，病可與之相齊，失時反候，則百病不治。故曰：刺實者，刺其來也，迎其氣至而瀉之也，刺虛

―――――――――――――

〔1〕 之　原脱，據《靈樞·衛氣行》及本篇黄解補。

者，刺其去也，隨其氣往而補之也。此言經氣存亡之時，以候其
虛實而刺之也。是故謹候氣之所在而刺之，是謂逢時。大凡病在
於三陽，必候其氣在陽分而刺之，病在於三陰，必候其氣在陰分
而[1]刺之，此定法也。

水下一刻，人氣在太陽，水下二刻，人氣在少陽，水下三
刻，人氣在陽明，水下四刻，人氣在陰分。

衛氣一周。

水下五刻，人氣在太陽，水下六刻，人氣在少陽，水下七
刻，人氣在陽明，水下八刻，人氣在陰分。

衛氣二周。

水下九刻，人氣在太陽，水下十刻，人氣在少陽，水下十一
刻，人氣在陽明，水下十二刻，人氣在陰分。

衛氣三周。

水下十三刻，人氣在太陽，水下十四刻，人氣在少陽，水下
十五刻，人氣在陽明，水下十六刻，人氣在陰分。

衛氣四周。

水下十七刻，人氣在太陽，水下十八刻，人氣在少陽，水下
十九刻，人氣在陽明，水下二十刻，人氣在陰分。

衛氣五周。

水下二十一刻，人氣在太陽，水下二十二刻，人氣在少陽，
水下二十三刻，人氣在陽明，水下二十四刻，人氣在陰分。

衛氣六周。

水下二十五刻，人氣在太陽，此半日之度也。

衛氣二刻一周，半日二十五度，應行十二周半，此僅六周，
一周四刻，於數未合。

從房至畢一十四舍，水下五十刻，日行半度，迴行一舍，水
下三刻與七分刻之四。《大要》曰：常以日之加於宿上也，人氣
在太陽，是故日行一舍，人氣行三陽與陰分。常如是毋已，天與

地同紀，紛紛盼盼，終而復始，一日一夜，水下百刻而終矣。盼字訛，舊註音葩，古本原作芸。

迴，運行也。日行一舍，計水下三刻與七分刻之四。《大要》曰：常以日之加於宿上也，以日行之數加於宿度之上。分而推之，因知人氣之在太陽。是故日行一舍，人氣行三陽與陰分，一周於身而零十分之八。常如是毋已，天與地同此紀度，紛紛盼盼，終而復始。日夜一周，水下百刻，而五十度之數盡矣。

衛氣失常三十六〔1〕

黃帝曰：余聞刺有三變，何謂三變？伯高曰：有刺營者，有刺衛者，有刺寒痹之留經者。黃帝曰：刺三變者奈何？伯高曰：刺營者出血，刺衛者出氣，刺寒痹者內熱。黃帝曰：營衛寒痹之為病奈何？伯高答曰：營之生病也，寒熱少氣，血上下行。衛之生病也，氣痛時來時去，怫愾賁響，風寒客於腸胃之中。寒痹之為病也，留而不去，時痛而皮不仁。此段舊誤在壽夭剛柔。

怫愾，氣鬱而不暢也。賁響，奔衝而鳴轉也。

黃帝曰：衛氣之留於復中，蓄積不行，苑蘊不得常所，使人支脇，胃中滿，喘呼逆息者，何以去之？伯高曰：其氣積於胸中者，上取之，積於腹中者，下取之，上下皆滿者，傍取之。黃帝曰：取之奈何？伯高答曰：積於上者，寫人迎、天突、喉中，積於下者，瀉三里與氣街，上下皆滿者，上下取之，與季脇之下一寸，重者，雞足取之。診視其脈大而弦急，及絕不至者，及腹皮急甚者，不可刺也。

衛氣之留於腹者，蓄積不行，苑蘊不得常所，支脇，胃滿，喘呼逆息，即衛之生病，氣痛時來時去，怫愾賁響，風寒客於腸胃之中也。帝復述其義，而辭不同耳。人迎，足陽明穴。天突、喉中，任脈穴。喉中，即廉泉也。三里、氣街，足陽明穴。季脇之下一寸，足厥陰之章門也。雞足取之，攢刺其處，參布如雞足也。

---

〔1〕 三十六 原脫，據目錄補。

黃帝曰：刺寒痹內熱奈何？伯高答曰：刺布衣者，以藥熨、火焠之，刺大人者，以藥熨之。黃帝曰：藥熨奈何？伯高答曰：用淳酒二十斤，蜀椒一升，乾薑一斤，桂心一斤。凡四種，皆㕮咀，漬酒中，用綿絮一斤，細白布四丈，並入酒內，置酒馬矢熅中，蓋封塗，勿使泄。五日五夜，出布綿絮，曝乾之，乾復漬，以盡其汁。每漬必晬其日，乃出乾。乾，並用滓與綿絮，復布爲復巾，長六七尺，爲六七巾。用生桑炭炙巾，以熨寒痹所刺之處，令熱入至於病所，寒復炙巾以熨之，三十遍而止。汗出以巾拭身，亦三十遍止。起步內中，無見風。每刺必熨，如此病已矣。此所謂內熱也。此段舊誤在壽夭剛柔。

馬矢熅中，馬糞火中煨之也。晬日，周日也。生桑炭炙巾者，桑炭能去風寒濕痹也。令熱入至於病所，汗出寒消，則痹通矣。內熱，內寒化而爲內熱也。

營衛生會三十七[1]

黃帝問於岐伯曰：人焉受氣？陰陽焉會？何氣爲營？何氣爲衛？營安從生？衛於焉會？老壯不同氣，陰陽異位，願聞其會。岐伯答曰：人氣受於穀，穀入於胃，以傳於肺，五藏六府皆以受氣，其清者爲營，濁者爲衛，營在脈中，衛在脈外。營周不休，五十而復大會，陰陽相貫，如環無端。衛氣行於陰二十五度，行於陽二十五度，分爲晝夜，氣至陽而起，至陰而止。故曰：日中爲陽隴，爲重陽，夜半爲陰隴，爲重陰。太陰主內，太陽主外，各行二十五度，分爲晝夜。夜半爲陰隴，夜半後而陰衰，平旦陰盡而陽受氣矣。日中爲陽隴，日西而陽衰，日入陽盡而陰受氣矣。夜半而大會，萬民皆臥，命曰合陰。平旦陰盡而陽受氣，如是無已，與天地同紀。

隴，盛也，與隆同。太陰，三陰之長，故主內。太陽，三陽之長，故主外。夜半而大會，萬民皆臥，衛氣大會於五藏，陽入之陰則靜，故萬民皆臥。純陰主事，故命曰合陰。

---

[1]　三十七　原脫，據目錄。

　　黃帝曰：營衛之行也，上下相貫，如環之無端。今有其卒然遇邪氣，及逢大寒，手足懈惰，其脈陰陽之道，相輸之會，行相失也，氣何由還？岐伯曰：夫四末陰陽之會者，此氣之大絡也，四街者，氣之徑路也，故絡絕則徑通，四末解則氣從合，相輸如環。黃帝曰：善。此所謂如環無端，莫知其紀，終而復始，此之謂也。

　　四末陰陽之會者，此氣之大絡也，大絡十五，皆自本經而走其所合，表裏相合。是陰陽之所會也。義詳經別。街，衢也，四街者，氣之徑路，是四肢經氣之所通達也。四末解則氣從合，合者，諸經之所合，如十二經之合穴也。此段舊誤在動輸。

　　黃帝曰：老人之不夜瞑者，何氣使然？少壯之不晝瞑者，何氣使然？岐伯答曰：壯者之氣血盛，其肌肉滑，氣道通，營衛之行，不失其常，故晝精而夜瞑。老者之氣血衰，其肌肉枯，氣道濇，五藏之氣相搏，其營氣衰少而衛氣內伐，故晝不精，夜不瞑。

　　五藏之氣相搏，藏氣失常，彼此相爭，鼓搏不寧也。衛氣內伐，陽根伐削，衛氣夜失收藏而晝不生長，是以寤寐反常也。

　　黃帝曰：願聞營衛之所行，皆何道從來？岐伯曰：營出於中焦，衛出於下焦。黃帝曰：願聞三焦之所出。岐伯答曰：上焦出於胃上口，並咽，以上貫膈而布胸中，走腋，循太陰之分而行，還至陽明，上至舌，下足陽明，常與營俱行於陽二十五度，行於陰亦二十五度，一周也，故五十度而復大會於手太陰矣。

　　營出於中焦，中焦受氣取汁，變化而赤，是謂血也。決氣語。衛出於下焦，陽根於下也。衛出下焦，而中焦受穀，泌糟粕，蒸津液，出其精微，上注於肺，化而為血，以奉生身，則營亦出於上焦也。其實營衛皆出於中焦，無非水穀之所化也。上焦出於胃之上口，並咽喉，以上貫胸膈而布胸中，此上焦之部，宗氣之所在也。其旁行者，外走兩腋，循手太陰肺經之分而行，還至手陽明經，上至於舌，下交足陽明經，常與營氣俱行於陽二十五度，行於陰亦二十五度，此晝夜之一周也。故五十度畢，明旦寅時而復大會於手太陰矣。以營氣者，宗氣之行於經脈者也，宗氣位居上焦，故與營氣俱行也。

黃帝曰：願聞中焦之所出。岐伯答曰：中焦亦並胃中，出上焦之後，此所受氣者，泌糟粕，蒸津液，化其精微，上注於肺脈，乃化而爲血，以奉生身，莫貴乎此，故獨得行於經隧，命曰營氣。

中焦亦並胃中，出於上焦之後，後，下也。此中焦之部，中脘之分也。此所受於中宮之氣者，泌其糟粕，泌，分也，泌糟粕者，猶酒既釀熟，與糟粕分別之也。蒸爲津液，出其精微，上注於肺脈，化而爲血，以奉生身，莫貴乎此，所謂中焦受氣取汁，變化而赤，是謂血也。故獨得行於經隧之中，命曰營氣。

黃帝曰：夫血之與氣，異名同類，何謂也？岐伯答曰：營衛者，精氣也，血者，神氣也，血之與氣，異名同類焉。故奪血者無汗，奪汗者無血，人生有兩死而無兩生。

營化於穀精，衛化於穀氣，營衛者，人之精氣也。血藏魂，魂生神，神者，血中溫氣所化也。溫氣西行，肺金收之，溫變爲涼，化成肺氣。氣盛於肺，而究其根本，實原於血，是血者，人之神氣所由來也。故血溫而升則化氣，氣清而降則化血，血之與氣，其名雖異，其類本同。汗者，衛氣之蒸泄，而亦營氣所醞釀，是以奪血者無發其汗，奪汗者無出其血。汗脫亦死，血脫亦死，人生有兩死而無兩生也。

黃帝曰：願聞下焦之所出。岐伯答曰：下焦者，別迴腸，注於膀胱，而滲入焉。故水穀者，常並居於胃中，成糟粕，而俱下於小腸，而成下焦。滲而俱下，濟泌別汁，循下焦而滲入[1]於膀胱焉。

下焦者，州都之會，水別迴腸，注於膀胱，而滲入焉。此下焦之部，州都之會所也，故水穀者，常並居於胃中，既成糟粕，俱下於小腸，而成下焦。水穀齊下，穀滓傳於大腸，水滓別於大腸，滲而俱下，濟泌別汁，濟，齊，泌分也，言水穀自此齊分而別汁也。循下焦而滲入膀胱焉。

---

[1] 滲入　原作“入滲”，據《靈樞·營衛生會》及本節黃解乙轉。

黃帝曰：人飲酒，酒亦入胃，穀未熟而小便獨先下，何也？岐伯答曰：酒者，熟穀之液也，其氣悍以清，故後穀而入，先穀而液出也。

酒者，熟穀之津液也，其氣悍以清，較之穀尤爲易化，故後穀而入，先穀而出也。

黃帝曰：人有熱，飲食下胃，其氣未定，汗則出，或出於面，或出於背，或出於身半，其不循衛氣之道而出，何也？岐伯曰：此外傷於風，內開腠理，毛蒸理泄，衛氣走之。此氣慓悍滑疾，見開而出，故不得從其道，命曰漏泄。

風性疏泄，外傷於風，內開腠理，毛蒸理泄，衛氣因而走之。此氣慓悍滑疾，見其竅開，順流而出，故不得從其隧道，命曰漏泄。

黃帝曰：善。余聞上焦如霧，中焦如漚，下焦如瀆，此之謂也。

上焦如霧，氣盛於上也。下焦如瀆，水盛於下也。中焦如漚，氣水之交，水欲化氣，氣欲化水，泡波起滅，象如水漚也。

〔神氣〕[1]

本神三十八[2]

黃帝問於岐伯曰：凡刺之法，必先本於神，血、脈、營、氣、精、神，此五藏之所藏也，至其淫泆離藏，則精神散失，魂魄飛揚，志意恍亂，智慮去身者，何因而然乎？天之罪與？人之過乎？何謂德、氣、生、精、神、魂、魄、心、意、志、思、智、慮？請問其故。

精、神、魂、魄、意，是謂五神。本於神者，本於五神也。

岐伯答曰：天之在我者，德也，地之在我者，氣也，德流氣薄而生者也。故生之來，謂之精，兩精相搏，謂之神，隨神往來

---

〔1〕〔神氣〕 原無，據目錄補。
〔2〕三十八 原脫，據目錄補。

者，謂之魂，並精出入者，謂之魄，所以任物者，謂之心，心有
所憶，謂之意，意之所存，謂之志，因志而存變，謂之思，因思
而遠謀，謂之慮，因慮而處物，謂之智。

人秉天地之中氣而生，天之在我者，五行之德也，地之在我
者，五行之氣也。五神者，德流於上，氣薄於下而生者也。精
者，生化之始基也，故生之方來，謂之精。人身形象之根源，神
氣之室宅也。而陰陽之理，本自互生，其所以化精者，以其中有
神也。此神之來，不在精後，當其男女交時，兩精相搏，凝此一
段祖氣，清虛靈妙，是謂之神。神者，陽氣之靈者也，而究其由
來，實化於魂。魂以半陽而化純陽，則神發焉，故隨神[1]往來
者，謂之魂。精者，陰液之粹者也，而究其根本，實生於魄。魄
以半陰而生純陰，則精盈焉，故並精出入者，謂之魄。神藏於
心，眾理皆備，所以載任萬物者，謂之心。心有所憶念，謂之
意。意之所存注，謂之志。因志而存其變化，謂之思。因思而加
以遠謀，謂之慮。因慮而善於處物，謂之智也。

肝藏血，血舍魂，肝氣虛則恐，實則怒。心藏脈，脈舍神，
心氣虛則悲，實則笑不休。脾藏營，營舍意，脾氣虛則四肢不
用，五藏不安，實則腹脹，涇溲不利。肺藏氣，氣舍魄，肺氣虛
則鼻塞不利，少氣，實則喘喝胸盈仰息。腎藏精，精舍志，腎氣
虛則厥，實則脹，五藏不安。必審五藏之病形，以知其氣之虛
實，謹而調之也。

肝藏血，血舍魂，魂以血爲宅舍也。魂者，血中之温氣所化，
神之母也。肝木主怒，生於腎水，腎水主恐，肝氣虛則生意不
遂，陷於腎水而爲恐。實則生氣勃發而爲怒，怒者，生氣雖旺，
而未能茂長也。心藏脈，脈舍神，神者，脈中之陽靈，魂之子
也。肺金主悲，剋於心火，心火主笑，心氣虛則長令不遂，侮於
肺金而爲悲，實則長令暢茂而笑不休，笑者，陽氣升達而心神酣
適也。脾藏虛，營舍意，營血雖藏於肝，而實化於脾。腎水温

---

[1] 神　原脱，據本節經文補。

升，則生肝血，而非脾土左旋，則水不溫升，故脾主藏營。營者，脈中之血。神藏於心，志藏於腎，意者，神志之中氣也。以水火交濟，全賴二土，水升火降，會於中宮，神志相感，則化而爲意。脾主四肢，四肢之動轉者，意使之也，脾氣虛則中氣不運，四肢失秉，故廢而不用。土者，四維之母，母病子餒，故五藏不安。脾爲太陰濕土，實則濕旺土鬱而腹脹。肝爲風木，主疏泄水道，土濕木遏，升氣不達，則疏泄失政，故涇溲不利。小便淋澀。肺藏氣，氣舍魄，魄者，氣中之清汁所結，精之父也。肺竅於鼻，宗氣統焉，肺氣虛則鼻塞不利而少氣，實則宗氣鬱滿，喘喝不寧，胸盈而仰息。腎藏精，精舍志，志者，精中之陰靈，魄之子也。腎主蟄藏，腎氣虛則陽根升泄，寒水上逆而爲厥，四支寒冷，昏憒無知。實則水旺土濕，腹滿作脹，寒水侮土，四維皆病，故五藏不安。五藏虛實，化生諸病，必審五藏之病形，以知其氣之虛實，謹而調劑之也。

　　故智者之養生也，必順四時而適寒暑，和喜怒而安居處，節陰陽而調剛柔，如是則邪僻不至，長生久視。

　　智者養生，五神和平，不實不虛，故病去而年永。

　　是故怵惕思慮者則傷神，神傷則恐懼流淫而不止。因悲哀動中者，竭絶而失生。盛怒者，迷惑而不治。喜樂者，神憚散而不藏，恐懼者，神蕩憚而不收。憂愁者，氣閉塞而不行。

　　悲哀傷肺，肺金刑剋肝木，故木氣竭絶而失生。盛怒傷肝，肝膽同氣，甲木刑剋戊土，胃氣上逆，神魂失歸，故心君迷惑而不治。肺金主斂，腎水主藏，喜樂傷心，君火升泄，故神明憚散而不藏。恐懼傷腎，水陷金浮，肺氣失根，收斂不行，故神志蕩憚而不收。愁憂傷脾，中氣不運，故土氣閉塞而不行，脾爲四藏之母，病則不能行氣於四旁故也。

　　心怵惕思慮則傷神，神傷則恐懼自失，破䐃脱肉，毛悴色夭，死於冬。

　　恐懼自失，水勝火也。脾主肉，破䐃脱肉，火死土敗也。肺主皮毛，毛悴，肺金敗也。肝主色，色夭，肝木敗也。死於冬，水滅火也。

肺喜樂無極則傷魄，魄傷則狂，狂者意不存人，皮革焦，毛悴色夭，死於夏。

死於夏，火刑金也。

肝悲哀[1]動中則傷魂，魂傷則狂妄不精，不精則不正，當人陰縮而筋攣，兩脇骨不舉，毛悴色夭，死於秋。

肝主筋，前陰，宗筋之聚，脈循陰器而行兩脇，故陰縮而筋攣，兩脇骨不舉。死於秋，金剋木也。

脾盛怒而不解則傷意，意傷則悗亂，四肢不舉，毛悴色夭，死於春。悗，音悶。

死於春，木賊土也。

腎憂愁而不止則傷志，志傷則喜忘其前言，腰脊不可以俛仰屈伸，毛悴色夭，死於季夏。恐懼而不解則傷精，精傷則骨痠痿厥，精時自下。

腎水失藏，故喜忘。其位在腰，其脈貫脊，故腰脊不可俛仰屈伸。死於季夏，土刑水也。精傷髓敗，故不能養骨而生乙木，骨枯木陷，故痿軟而痿厥。蟄藏失政，風木陷泄，故精時自下。

是故五藏主藏精者也，不可傷，傷則失守而陰虛，陰虛則無氣，無氣則死矣。是故用鍼者，察觀病人之態，以知精神魂魄之存亡，得失之意，五者以傷，鍼不可治之也。

陽氣根於陰精，陰虛則陽根散亂而無氣，無氣則人死矣。

決氣三十九[2]

黃帝曰：余聞人有精、氣[3]、津、液、血、脈，余意以爲一氣耳，今乃辨爲六名，余不知其所以然？岐伯曰：兩神相搏，合而成形，常先身生，是謂精。

男女交感，兩神相搏，合而成形，化生一滴神水，常先此身而生，以立官骸之基，是謂精。陰者，陽之宅也。胎之初生，先

---

〔1〕　哀　原作“傷”，據《靈樞·本神》及前文“因悲哀動中者”改。
〔2〕　三十九　原脫，據目錄補。
〔3〕　氣　原作“神”，據《靈樞·決氣》改。

結祖氣，祖氣在中，含抱陰陽。陽升則化火，陰降則化水，火旺則神發，水旺則精凝。神根於精，故精煖而不馳走，精根於神，故神清而不飛揚。精神俱先身生，實陽倡而陰隨，非陰先而陽後也。

何謂氣？岐伯曰：上焦開發，宣五穀味，熏膚，充身，澤毛，若霧露之溉，是謂氣。

脾肺同經而共氣，脾肺皆爲太陰，是謂同經。肺以辛金而化濕土，是謂同氣。水穀消化，脾氣散精，上歸於肺，肺居上焦，宗氣統之。上焦開發，宣五穀之味，熏於皮膚，充於周身，澤於毛髮，若霧露之滋溉，是謂氣。脾主五味，肺主五氣，五氣者，五味之所化，所謂土生金也。物之潤澤，莫過於氣，氣如霧露，氤氳洒揚，化而爲水，故熏澤皮肉，充灌筋骨，不病枯槁。所謂上焦如霧者，是下焦如瀆之上源也。

何謂津？岐伯曰：腠理發泄，汗出溱溱，是謂津。

溱溱，渙然流灑之象。

何謂液？岐伯曰：穀入氣滿，淖澤注於骨，骨屬屈伸滑澤，補益腦髓，皮膚潤澤，是謂液。

氣降則生水，穀入氣滿，化爲淖澤，注於骨節，骨節聯屬之處，屈伸滑澤，因以補益腦髓，潤澤皮膚，是謂液。津屬陽在外者，液屬陰在內者也。

何謂血？岐伯曰：中焦受氣取汁，變化而赤，是謂血。

中焦脾土，受穀氣而化陰汁，是謂脾精。取此陰汁，輸之於肝經，木中火胎，溫養熏蒸，變化而赤，是謂血也。

何謂脈？岐伯曰：壅遏營氣，令無所避，是謂脈。

血行脈中，故不流溢。

黃帝曰：六氣者，有餘不足，精氣之多少，腦髓之虛實，血脈之清濁，何以知之？岐伯曰：精脫者，耳聾；氣脫者，目不明；津脫者，腠理開，汗大泄；液脫者，骨屬屈伸不利，色夭，腦髓消，脛痠，耳數鳴；血脫者，色白，夭然不澤；脈脫者，其脈空虛，此其候也。痠，音酸。

腎竅於耳，精脱則陽根下拔，濁氣升塞，是以耳聾。氣化於金，其性收斂，氣脱則收斂失政，陽光散亂，故目不明。

黃帝曰：六氣者，貴賤何如？岐伯曰：六氣者，各有部主也，其貴賤善惡，可爲常主，然五穀與胃爲大海也。

當令爲貴，退氣爲賤，守正則善，化邪則惡，雖有貴賤善惡，實皆可爲常主，經常之主氣。各當其部，不可少也。然六氣皆化於土，五穀與胃，爲其大海，六氣者，大海之支流耳。

津液五別舊本訛作五癃津液別，取本篇此津液五別語正之。四十[1]

黃帝問於岐伯曰：水穀入於口，輸於腸胃，其液別爲五，天寒衣薄，則爲溺與氣，天熱衣厚，則爲汗，悲哀氣并，則爲泣，中熱胃緩，則爲唾。邪氣内逆，則氣爲之閉塞而不行，不行則爲水脹，余知其然也，不知其何由生？願聞其道。岐伯曰：水穀皆入於口，其味有五，各注其海。津液各走其道，故三焦出氣，以溫肌肉，充皮膚，爲津，其留而不行者，爲液。天暑衣厚則腠理開，故汗出，寒留於分肉之閒，聚沫則爲痛。天寒則腠理閉，氣濕不行，水下流於膀胱，則爲溺與氣。五藏六府，心爲之主，耳爲之聽，目爲之候，肺爲之相，肝爲之將，脾爲之衛，腎爲之主外。故五藏六府之津液，盡上滲於目，心悲氣并則心系急，心系急則肺舉，肺舉則液上溢。夫心系與肺，不能常舉，乍上乍下，故咳而泣出矣。中熱則胃中消穀，消穀則蟲上下作，腸胃充郭故胃緩，胃緩則氣逆，故唾出。五穀之津液，和合而爲膏者，内滲入於骨空，補益腦髓，而下流於陰股。陰陽不和，則使液溢而下流於陰，髓液皆減而下，下過度則虛，虛故腰背痛而脛痠。陰陽氣道不通，四海閉塞，三焦不瀉，津液不化，水穀并行腸胃之中，別於迴腸，留於下焦，不得滲膀胱，則下焦脹，水溢則爲水脹。此津液五別之逆順也。

溺、汗、泣、唾、水，是爲五液。三焦出氣，以溫肌肉，充皮膚，隨氣化而流行者，則爲津。其留而不行者，則爲液。天暑

---

[1]　四十　原脱，據目錄補。

衣厚則腠理開，故液泄而爲汗。寒閉皮毛，液不得泄，留於分肉
之間，聚而爲沫，則爲痛。天寒表閉，氣濕不得外行，水下流於
膀胱，則爲溺。心悲氣并，系急肺舉，液上溢於目，則爲泣。中
熱消穀，胃緩氣逆，則爲唾。水之下行，有精有粗，精者化而爲
精液，粗者化而爲溲溺。精液宜藏，而水溺宜泄。精液者，滲骨
空而益腦髓，下流陰股，以注膝脛。陰陽不和，精液溢泄，下流
陰竅，髓液皆減，下甚則虛，虛[1]故腰背痛而膝脛痠，此精液
之不藏者也。溲溺者，滲膀胱，以成川瀆，下流溺孔，以泄水
濕。陰陽不通，四海閉塞，三焦不泄，津[2]液不化，水流下焦，
而不滲膀胱，則爲鼓脹，水溢經絡，則爲水脹，此水溺之不泄者
也。此津[3]液五別之或逆或順也。脾爲之衛，脾主肌肉，以爲
護衛也。腎爲之主外，腎主骨骼，以爲外堅也。

靈樞懸解卷五終

---

〔1〕 虛 原作“以”，據本篇經文改。
〔2〕〔3〕 津 原作“精”，據本篇經文改。

〔藏象〕[1]

海論四十一 [2]

黄帝問於岐伯曰：余聞刺法於夫子，夫子之所言，不離於營衛血氣。夫十二經脈者，內屬於府藏，外絡於肢節，夫子乃合之於四海乎？岐伯答曰：人亦有四海、十二經水。經水者，皆注於海，海有東西南北，命曰四海。黄帝曰：以人應之奈何？岐伯曰：人有髓海，有血海，有氣海，有水穀之海，凡此四者，以應四海也。黄帝曰：遠乎哉，夫子之合人於天地四海也，願聞應之奈何？岐伯曰：必先明知陰陽表裏滎俞所在，四海定矣。黄帝曰：定之奈何？岐伯曰：胃者，水穀之海，其腧上在氣街，下至三里。衝脈者，為十二經之海，其腧上在於大杼，下出於巨虚之上下廉。膻中者，為氣之海，其腧上在於柱骨之上下，前在於人迎。腦為髓之海，其腧上在於其蓋，下在風府。

氣街，即氣衝。三里，足陽明經穴。大杼，足太陽經穴。巨虚上下廉，足陽明經穴。膻中者，心主之宮城，宗氣之所在也。柱骨，項後天柱骨。柱骨上下，即督脈之瘖門、大椎也。人迎，足陽明經穴。蓋，腦蓋骨，督脈之顖會。風府，督脈穴。

黄帝曰：凡此四海者，何利何害？何生何敗？岐伯曰：得順者生，得逆者敗，知調者利，不知調者害。黄帝曰：四海之逆順奈何？岐伯曰：氣海有餘者，氣滿胸中，悗息面赤，氣海不足，則氣少不足以言。

〔1〕藏象　原無，據目錄補。
〔2〕四十一　原脫，據目錄補。

血海有餘，則常想其身大，怫然不知其所病，血海不足，亦常想其身小，狹然不知其所病。水谷之海有餘，則腹滿，水穀之海不足，則飢不受穀食。髓海有餘，則輕功多力，自過其度，髓海不足，則腦轉耳鳴，脛痠眩冒，目無所見，懈怠安臥。黃帝曰：余已聞逆順，調之奈何？岐伯曰：審守其腧，而調其虛實，無犯其害，順者得復，逆者必敗。黃帝曰：善。

怫然，大貌。狹然，小貌。

腸胃四十二〔1〕

黃帝問於伯高曰：余願聞六府傳穀者，腸胃之大小長短，受穀之多少奈何？伯高曰：請盡言之，穀所從出入淺深遠近長短之度。唇至齒，長九分，口廣二寸半。齒以後至會厭，深三寸半，大容五合。舌重十兩，長七寸，廣二寸半。咽門重十兩，廣一寸半。至胃長一尺六寸，胃紆曲屈，伸之，長二尺六寸，大一尺五寸，徑五寸，大容三斗五升。小腸後附脊，左環迴周疊積，迴運環反十六曲，大二寸半，徑八分分之少半，長三丈三尺。其注於迴腸者，外附於臍上。迴腸當臍左環，迴周葉積而下，迴運環反十六曲，大四寸，徑一寸寸之少半，長二丈一尺。廣腸傳脊，以受迴腸，左環葉積上下，辟大八寸，徑二寸寸之大半，長二尺八寸。腸胃所入至所出，長六丈四寸四分，迴曲環反，三十二曲也。

會厭，在咽喉上，分別氣、食二管之開闔者也。迴腸，大腸，廣腸，直腸。葉積，即疊積也。辟大，寬大也。辟與闢同。

平人絕穀四十三〔2〕

黃帝曰：願聞人之不食，七日而死，何也？伯高曰：臣請言其故。胃大一尺五寸，徑五寸，長二尺六寸，橫屈受水穀三斗五升。其中之穀，長留二斗，水一斗五升而滿。小腸大二寸半，徑八分分之少半，長三丈二尺，受穀二斗四升，水六升三合合之大半。迴腸大四寸，徑一寸寸之少半，長二丈一尺，受穀一斗，水

---

〔1〕 四十二　原脫，據目錄補。

〔2〕 四十三　原脫，據目錄補。

七升半。廣腸大八寸，徑二寸寸之大半，長二尺八寸，受穀九升三合八分合之一。腸胃之長，凡五丈八尺四寸，受水穀九斗二升一合合之大半，此腸胃所受水穀之數也。

通計腸胃受穀之數如此。

平人胃滿則腸虛，腸滿則胃虛，更虛更滿，故氣得上下，五藏安定，血脈和利，精神乃居。神者，水穀之精氣也，腸胃之中，長留穀二斗，水一斗五升，上焦泄氣，出其精微，慓悍滑疾，下焦下溉諸腸。平人日再後，後二升半，一日中五升，七日五七三斗五升，而留水穀盡矣。故平人不食飲，七日而死者，水穀精氣津液皆盡故也。

平人胃滿則腸虛，腸滿則胃虛，更虛更滿，無所壅硋[1]，故氣得上下，升降莫阻，清濁當位，則五藏安定，血脈和利，然後精神乃居，不至飛走。神者，水穀精氣之所化也，腸胃之中，常留穀二斗，水一斗五升。水穀之氣，歸於上焦，上焦輸泄，此氣出其精微，慓悍滑疾，傳之下焦，以溉諸腸，六府皆曰腸，義見《難經》。腸胃得精氣充養，所以不死。平人一日再後，大便二行。一後二升半，一日中共去五升，七日五七三斗五升，而所留之水穀盡去矣。故平人不食飲，七日而死者，水穀之精氣津液皆盡故也。

五味四十四[2]

黃帝曰：願聞穀有五味，其入五藏，分別奈何？伯高曰：胃者，五藏六府之海也，水穀皆入於胃，五藏六府皆稟氣於胃。五味各走其所喜，穀味酸，先走肝，穀味苦，先走心，穀味甘，先走脾，穀味辛，先走肺，穀味鹹，先走腎。穀氣津液以行，營衛大通，乃化糟粕，以次傳下。

穀氣化津，津液以行，灌注營衛，營衛大通，清者已化精氣，濁者乃化糟粕，以次傳下。

黃帝曰：營衛之行奈何？伯高曰：穀始入於胃，其精微者，

---

〔1〕 硋（ài艾）《集韻》："硋，同礙。"
〔2〕 四十四　原脱，據目錄補。

先出於胃之兩焦，以漑五藏，別出兩行營衛之道。其大氣之摶而不行者，積於胸中，命曰氣海，出於肺，循喉咽[1]，故呼則出，吸則入。天地之精氣，其大數常出三入一，故穀不入，半日則氣衰，一日則氣少矣。

穀入於胃，消化之後，其精微者，先糟粕而出於胃府，之於上下兩焦，以漑五藏，之，至也。然後分別而出，兩行營衛之道。精專者，行於脈中，慓悍者，行於脈外，異道別出，此營衛之所以行也。其大氣之摶而不行者，不行於經絡。積於胸中，命曰氣海，出於肺部，循喉咽而行呼吸，故呼則氣出，吸則氣入。此氣雖積於胸中，不行經絡，而經絡之氣實與此通。呼則無經而不升，吸則無經而不降。即下降之經，呼亦小升，上升之經，吸亦小降。經脈之動，全因於此，不動則不行也。天地之精氣，其大數常出多而入少，出者三分，伐泄之途，隨處皆是，入者一分，惟賴水穀滋養而已。故穀不入，半日則氣衰，一日則氣少矣。

黃帝曰：穀之五味，可得聞乎？伯高曰：請盡言之。五穀：秔米甘，麻酸，大豆鹹，麥苦，黃黍辛。五果：棗甘，李酸，栗鹹，杏苦，桃辛。五畜：牛甘，犬酸，豬鹹，羊苦，雞辛。五菜：葵甘，韭酸，藿鹹，薤[2]苦，葱辛。五色：黃色宜甘，青色宜酸，黑色宜鹹，赤色宜苦，白色宜辛。凡此五者，各有所宜。五宜：所言五色者，脾病者，宜食秔米飯、牛肉、棗、葵。心病者，宜食麥、羊肉、杏、薤。腎病者，宜食大豆黃卷、豬肉、栗、藿。肝病者，宜食麻、犬肉、李、韭。肺病者，宜食黃黍、雞肉、桃、葱。肝色青，宜食甘，秔米飯、牛肉、棗、葵皆甘。心色赤，宜食酸，犬肉、麻、李、韭皆酸。脾色黃，宜食鹹，大豆、豬肉、栗、藿皆鹹。肺色白，宜食苦，麥、杏、羊肉、薤皆苦。腎色黑，宜食辛，黃黍、雞肉、桃、葱皆辛。五禁：肝病禁辛，心病禁鹹，脾病禁酸，腎病禁甘，肺病禁苦。

---

〔1〕 喉咽　原作“咽喉”，據《靈樞·五味》及本節黃解改。

〔2〕 薤　“薤”本字。《玉篇》：“薤，俗作薤”。

秔，音庚。

五宜者，合其所宜也。五禁者，犯其所禁也。大豆黄卷，大豆芽也。芽生一寸，乾爲黄卷。

五味論四十五[1]

黄帝問於少俞曰：五味入於口也，各有所走，各有所病。酸走筋，多食之，令人癃，鹹走血，多食之，令人渴，辛走氣，多食之，令人洞心，苦走骨，多食之，令人變嘔，甘走肉，多食之，令人悗心。余知其然也，不知其何由？願聞其故。

洞心，心中空洞也。悗心，心中鬱悗也。

少俞答曰：酸入於胃，其氣澀以收，上之兩焦，弗能出入也。不出即留於胃中，胃中和温，則下注膀胱。膀胱之[2]脆薄以[3]懦，得酸則縮綣，約而不通，水道不行，故癃。陰者，積筋之所終也，故酸入而走筋矣。

酸入於胃，其氣收澀，故上走二焦，上中二焦。弗能出入。不出即留於胃中，胃中陽氣得此酸收，生其和温，鬱滿莫容，則傳其所勝，下注膀胱。膀胱之脆薄以濡弱，最易收斂，一得酸氣，縮綣不伸，上下之竅皆閉，約結不通，水道不利，故小便癃。前陰者，積筋之所終也，肝木主筋而味酸，故酸入而走筋矣。水主疏泄，喜辛散而惡酸收，癃者，木氣酸收，疏泄之令不行也。

黄帝曰：鹹走血，多食之，令人渴，何也？少俞曰：鹹入於胃，其氣上走中焦，注於脈，則血氣走之，血與鹹相得則凝，凝則胃中汁注之，注之則胃中竭，竭則咽路焦，故舌本乾而善渴。血脈者，中焦之道也，故鹹入而走血矣。

鹹入於胃，其氣上走中焦而注於脈，以腎味鹹，心主脈，水性剋火，傳其所勝也。脈者血之府也，鹹注於脈則血氣走之，得

---

[1]　四十五　原脱，據目録補。

[2]　之　《釋文》：“之，至也。”《焚書·雜述》：“忠臣挾忠……則臨難自奮，之死靡它。”

[3]　以　猶而也。《易·泰》：“不戒以孚。”

鹹而凝，血凝則胃汁注之，注之則胃中汁竭，汁竭則咽路焦涸，故舌本乾燥而善渴。

血脈者，中焦之隧道也，中焦受氣取汁，變化而赤，是謂血。行於脈中，以爲道路。鹹入於脈，與血相逢，故鹹入而走血矣。

黃帝曰：辛走氣，多食之，令人洞心，何也？少俞曰：辛入於胃，其氣走於上焦，上焦者，受氣而營諸陽者也，薑韭之氣熏之，營衛之氣不時受之，久留心下，故洞心。辛與氣俱行，故辛入而與汗俱出。

辛入於胃，其氣走於上焦，以辛性升散也。上焦者，受穀氣而營於諸陽之經者也，薑韭辛烈之氣熏之，營衛之氣不時受之，發泄不藏。心者，宗脈之所聚也，氣泄脈空，心宮虛谿，故久留心下，而成洞心。辛與氣俱行，氣得辛散而發泄，故辛入而與汗俱出，是辛入而走氣也。

黃帝曰：苦走骨，多食之，令人變嘔，何也？少俞曰：苦入於胃，五穀之氣皆不能勝苦，苦入下脘，三焦之道皆閉而不通，故變嘔。齒者，骨之所終也，入而復出，知其走骨也，故苦入而走骨矣。

苦入於胃，五穀之氣皆不能勝之，直入下脘，三焦之道得此苦味，皆閉而不通，不得下泄，則逆而上湧，故變嘔吐。齒居上部，骨之所終也，入而復出，經歷齒牙，知其走骨，故苦入而走骨矣。

黃帝曰：甘走肉，多食之，令人悗心，何也？少俞曰：甘入於胃，其氣弱小，不能上至於上焦，而與穀留於胃中，令人柔潤者也。胃柔則緩，緩則蟲動，蟲動則令人悗心。其氣外通於肉，故甘走肉。

甘入於胃，其氣弱小，以得土氣之沖和，其性不烈也。弱小，故不能上至於上焦，而與穀氣留於胃中，氣滯津凝，令人柔潤。胃柔則緩，緩則蟲動，蟲生於木，土鬱木遏，蟲不舒暢，是以動也。蟲動氣阻，故令人悗心。其氣外通於肉，故甘走肉也。

骨度四十六〔1〕

黃帝問於伯高曰：脈度言經脈之長短，何以立之？伯高曰：先度其骨節之大小、廣狹、長短，而脈度定矣。

黃帝曰：願聞衆人之度，人長七尺五寸者，其骨節之大小長短各幾何？

何以立之，何以立其度數也。

伯高曰：頭之大骨圍二尺六寸。胸圍四尺五寸。腰圍四尺二寸。髮所覆者，顱至項，尺二寸。髮以下至頤，長一尺，君子中折。結喉以下至缺盆中，長四寸。缺盆以下至𩩲骬，長九寸，過則肺大，不滿則肺小。𩩲骬以下至天樞，長八寸，過則胃大，不及則胃小。天樞以下至橫骨，長六寸半，過則迴腸廣長，不滿則狹短。橫骨，長六寸半。橫骨上廉以下至內輔之上廉，長一尺八寸。內輔之上廉以下至下廉，長三寸半。內輔下廉下至內踝，長一尺三寸。內踝以下至地，長三寸。膝膕以下至跗屬，長一尺六寸。跗屬以下至地，長三寸。故骨圍大則太過，小則不及。

頭之大骨圍二尺六寸，髑髏〔2〕骨也。男子頭骨共八片。舊註：蔡州人多一片，共九片。腦後有二縫，一橫一直。女子頭骨共六片，腦後有橫縫，無直縫。胸圍四尺五寸，兩乳之周圍也。胸前橫骨三條，左右脇骨共十二條。女子多攀夫骨二條，左右共十四條。腰圍四尺二寸，七節之周圍也。《素問·刺禁論》：七節之旁，中有小心。此取頭、胸、腰骨之圍數，即〔3〕其橫廣，以推其縱長也。髮所覆者，顱至項，尺二寸，前髮際以下曰顱，後髮際以下曰項，此前後髮際之度也。髮以下至頤，長一尺。此以下言其縱長之度。人有短長，其度不一，君子中而折之，取其中數，以定準則。結喉以下至缺盆中，長四寸，缺盆，項下橫骨中陷中也。缺盆以下至𩩲骬，長九寸，𩩲骬，蔽心骨也。即鳩尾骨。此當肺之所居，故過則肺大，

---

〔1〕 四十六 原脱，據目錄補。

〔2〕 髑（dú獨）髏 《玉篇》：“髑髏，頭也。”《晉紀》：“南風烈烈吹白沙，千歲髑髏生齒牙。”

〔3〕 即 從也。《易·訟》：“復即命。”《疏》：“即，從也。”

不滿則肺小。髃骭以下至天樞，長八寸，天樞，是陽明穴，在臍旁二寸。《素問·至真要論》：身半以上，天氣主之，身半以下，地氣主之。半者，所謂天樞是也。此當胃之所居，故過則胃大，不及則胃小。天樞以下至橫骨，長六寸半，橫骨，陰毛中曲骨也。此當迴腸所居，故過則迴腸廣長，不滿則狹短。橫骨，長六寸半。橫骨上廉以下至內輔之上廉，長一尺八寸，內輔，膝內輔骨也。內輔之上廉以下至下廉，長三寸半。內輔下廉下至內踝，長一尺三寸。內踝以下至地，長三寸。膝膕以下至跗屬，長一尺六寸，膕，膝後曲處也，跗，足背，跗屬，足跗所屬之部也。跗屬以下至地，長三寸。此人身前面縱長之度也。其長短之度，視其頭、胸、腰骨之圍數，骨圍大則太過，小則不及，折中數以推之，則得其大凡矣。

角以下至柱骨，長一尺。行腋中不見者，長四寸。腋以下至季脇，長一尺二寸。季脇以下至髀樞，長六寸。髀樞以下至膝中，長一尺九寸。膝以外至外踝，長一尺六寸。外踝以下至京骨，長三寸。京骨以下至地，長一寸。

角以下至柱骨，長一尺，角，耳上高骨，柱骨，肩上豎骨。頸骨。行腋中不見者，長四寸。腋以下至季脇，長一尺二寸，季脇，脇下盡處也。季脇以下至髀樞，長六寸，股骨曰髀，髀骨縫曰髀樞。髀樞以下至膝中，長一尺九寸。京骨，足太陽穴，在小指後。京骨以下至地，長一寸。此側面縱長之度也。

項髮以下至背骨，長二寸半。膂骨以下至尾骶，二十一節，長三尺。上節長一寸四分分之一，故上七節至於膂骨，九寸八分分之七。奇分在下。

項髮以下至背骨，長二寸半，背骨，脊骨之大椎也。膂骨以下至尾骶，二十一節，長三尺，膂骨，即脊骨，脊骨二十四節，除項上三椎，自大椎以下，計二十一節，尾骶，脊骨之末節，即尻骨也。脊骨上粗下細，其上之節，每長一寸四分分之一，即一寸四分一釐也，故上七節至於膂骨長九寸八分分之七，即九寸八分七釐也。下節漸短，其奇分不盡之數，在下節勻之，以合三尺之數。此後面縱長之度也。

肩至肘，長一尺七寸。肘至腕，長一尺二寸半。腕至中指本節，長四寸。本節至其末，長四寸半。

此臂手縱長之度也。

耳後當完骨者，廣九寸。耳前當耳門者，廣一尺三寸。兩顴之間，相去七寸。兩乳之間，廣九寸半。兩髀之間，廣六寸半。足長一尺二寸，廣四寸半。

耳後當完骨者，廣九寸，完骨，足少陽穴，左右相去廣九寸。耳前當耳門者，廣一尺三寸，耳門，手太陽聽宮之分，左右相去一尺三寸，頭圍二尺六寸之半也。此上下橫廣之度也。

此衆人之骨度也，所以立經脈之長短也。是故視其經脈之在於身也，其見浮而堅，其見明而大者，多血，細而沉者，多氣也。

此衆人之骨度也，折衷其數，所以立經脈之長短也。

〔外候〕[1]

本藏四十七[2]

黃帝問於岐伯曰：人之血氣精神者，所以奉生而周於性命者也。經脈者，所以行血氣而營陰陽，濡筋骨，利關節者也。衛氣者，所以溫分肉，充皮膚，肥腠理，司開闔者也。志意者，所以御精神，收魂魄，適寒溫，和喜怒者也。是故血和則經脈流行，營復陰陽，筋骨勁強，關節清利矣。衛氣和則分肉解利，皮膚調柔，腠理緻密矣。志意和則精神專直，魂魄不散，悔怒不起，五藏不受邪矣。寒溫和則六府化穀，風痹不作，經脈通利，肢節得安矣。此人之平常也。五藏者，所以藏精神血氣魂魄者也。六府者，所以化水[3]穀而行津液者也。此人之所以具受於天也，無智愚賢不肖，無以相倚也。然有其獨盡天壽，而無邪僻之病，百年不衰，雖犯風雨卒寒大暑，猶弗能害也，有其不離屏蔽室內，

---

〔1〕　外候　原無，據目錄補。

〔2〕　四十七　原脱，據目錄補。

〔3〕　水　原脱，據《靈樞·本藏》補。

無怵惕之恐，然猶不免於病者，何也？願聞其故。

倚，偏也。

岐伯曰：窘乎哉問也！五藏者，所以參天地，副陰陽，而運四時，化五節者也。五藏者，固有大小、高下、堅脆、端正、偏傾者，六府亦有小大、長短、厚薄、結直、緩急。凡此二十五者，各不同，或善或惡，或吉或凶，請言其方。

二十五者，一藏五變，五五二十五變。

心小則安，邪弗能傷，易傷以憂，心大則憂不能傷，易傷於邪。心高則滿於胸中，悗而善忘，難開以言，心下則藏外，易傷於寒，易恐以言。心堅則藏安守固，心脆則善病消癉熱中。心端正則和利難傷，心偏傾則操持不一，無守司也。

悗，悶也。

肺小則少飲，不病喘喝，肺大則多飲，善病胸痹喉痹逆氣。肺高則上氣肩息咳，肺下則居賁迫肺，善脅下痛。肺堅則不病咳上氣，肺脆則善病消癉易傷。肺端正則和利難傷，肺偏傾則胸偏痛也。賁，同奔。

居賁迫肺，謂居處逼窄，不能順降，宗氣賁逆，迫於肺藏也。

肝小則藏安，無脅下之病，肝大則逼胃迫咽，苦膈中，且脅下痛。肝高則上支賁切，脅悗爲息賁，肝下則逼胃，脅下空，脅下空則易受邪。肝堅則藏安難傷，肝脆則善病消癉，易傷。肝端正則和利難傷；肝偏傾則脅下痛也。

息奔，喘息奔逆也。《難經》：肺之積，曰息賁。

脾小則藏安，難傷於邪，脾大則苦湊䏚而痛，不能疾行。脾高則䏚引季脅而痛，脾下則下加於大腸，下加於大腸則藏苦受邪。脾堅則藏安難傷，脾脆則善病消癉，易傷。脾端正則和利難傷，脾偏傾則善滿善脹也。

䏚，脅盡軟處。季脅，小肋骨也。

腎小則藏安難傷，腎大則善病腰痛，不可以俛仰，易傷於邪。腎高則苦背脊痛，不可以俛仰，腎下則腰尻痛，不可以俛仰，爲狐疝。腎堅則不病腰背痛，腎脆則善病消癉，易傷。腎端正則和利難傷，腎偏傾則苦腰尻痛也。凡此二十五變者，人之所苦常病。

腎位在腰，故多腰病。

黃帝曰：何以知其然也？岐伯曰：赤色小理者，心小，粗理者，心大。無髑骬者，心高，髑骬小短舉者，心下。髑骬長者，心下堅，髑骬弱小以薄者，心脆。髑骬直下不舉者，心端正，髑骬倚一方者，心偏傾也。髑骬，音結於。

髑骬，蔽心骨也。

白色小理者，肺小，粗理者，肺大。巨肩反膺陷喉者，肺高，合腋張脇者，肺下。好肩背厚者，肺堅，肩背[1]薄者，肺脆。背膺厚者，肺端正，脇偏疏者，肺偏傾也。

巨肩反膺陷喉，肩大胸高而喉縮也。合腋張脇，腋合而脇張也。

青色小理者，肝小，粗理者，肝大。廣胸反骹者，肝高，合脇兔骹者，肝下。胸脇好者，肝堅，脇骨弱者，肝脆。膺腹好相得者，肝端正；脇骨偏舉者，肝偏傾也。骹，音敲。

反骹，脇骨外張也。免骹，脇骨低下，如伏兔也。

黃色小理者，脾小，粗理者，脾大。揭脣者，脾高，脣下縱者，脾下。脣堅者，脾堅，脣大而不堅者，脾脆。脣上下好者，脾端正，脣偏舉者，脾偏傾也。

揭脣，脣上反也。

黑色小理者，腎小，粗理者，腎大。高耳者，腎高，耳後陷者，腎下。耳堅者，腎堅，耳薄不堅者，腎脆。耳好前居牙車者，腎端正，耳偏高者，腎偏傾也。凡此諸變者，持則安，減則病也。

持，平也。

帝曰：善。然非余之所問也。願聞人之有不可病者，至盡天壽，雖有深憂大恐，怵惕之志，猶不能減也，甚寒大熱，不能傷也，其有不離屏蔽室內，又無怵惕之恐，然不免於病者，何也？願聞其故。岐伯曰：五藏六府，邪之舍也，請言其故。五藏皆小

---

[1] 肩背　原作“背肩”，據《靈樞·本藏》及本篇文例乙轉。

者，少病，苦焦心，大憂愁，五藏皆大者，緩於事，難使以憂。五藏皆高者，好高舉措，五藏皆下者，好出人下。五藏皆堅者，無病，五藏皆脆者，不離於病。五藏皆端正者，和利得人心，五藏皆偏傾者，邪心而善盜，不可以爲人平，反復言語也。

不可以爲人平，平，準也。

黃帝曰：願聞六府之應。岐伯答曰：肺合大腸，大腸者，皮其應。心合小腸，小腸者，脈其應。肝合膽，膽者，筋其應。脾合胃，胃者，肉其應。腎合三焦膀胱，三焦膀胱者，腠理毫毛其應。

六府合於五藏，其應亦同也。

黃帝曰：應之奈何？岐伯曰：肺應皮，皮厚者，大腸厚，皮薄者，大腸薄，皮緩腹裹大者，大腸大而長，皮急者，大腸急而短，皮滑者，大腸直，皮肉不相離者，大腸結。

肺應皮，皮即大腸之應也。

心應脈，皮厚者，脈厚，脈厚者，小腸厚，皮薄者，脈薄，脈薄者，小腸薄，皮緩者，脈緩，脈緩者，小腸大而長，皮薄而脈沖小者，小腸小而短。諸陽經脈皆多紆屈者，小腸結。

心應脈，脈即小腸之應也。沖，虛也。

脾應肉，肉䐃堅大者，胃厚，肉䐃麽[1]者，胃薄，肉䐃小而麽者，胃不堅，肉䐃不稱身者，胃下，胃下者，下管約不利，肉䐃不堅者，胃緩，肉䐃無少裹累者，胃急，肉䐃多少裹累者，胃結，胃結者，上管約不利也。

脾應肉，肉即胃之應也。䐃，大肉。麽，薄也。

肝應爪，爪厚色黃者，膽厚，爪薄色紅者，膽薄；爪堅色青者，膽急，爪濡色赤者，膽緩，爪直色白無約者，膽直，爪惡色黑多紋者，膽結也。

肝應爪，爪即膽之應也。

腎應骨，密理厚皮者，三焦膀胱厚；粗理薄皮者，三焦膀胱薄，疏腠理者，三焦膀胱緩，皮急而無毫毛者，三焦膀胱急，毫

---

〔1〕　麽（yāo夭）《通俗文》："細小曰麽。"引申爲薄。

毛美而粗者，三焦膀胱直，稀毫毛者，三焦膀胱結也。

腎應骨，骨即三焦膀胱之應也。

黄帝曰：厚薄美惡皆有形，願聞其所病。岐伯曰：視其外應，以知其内藏，則知所病矣。

外有何應，則病在何藏也。

五閲五使四十八[1]

黄帝問於岐伯曰：余聞刺有五官五閲，以觀五氣。五氣者，五藏之使也，五時之副也。願聞其五使當安出？岐伯曰：五官者，五藏之閲也。黄帝曰：五脈安出？五色安見？願聞其所出，令可爲常。岐伯曰：脈出於氣口，色見於明堂，五色更出，以應五時，各如其常。經氣入藏，必當治裏。帝曰：善。五色獨決於明堂乎？岐伯曰：五官以辨，闕庭必張，乃立明堂。明堂廣大，蕃蔽見外，方壁高基，引垂居外，五色乃治，平博廣大，壽中[2]百歲。見此者，刺之必已，如是之人，血氣有餘，肌肉堅緻，故可苦以鍼。

閲，觀也。五官者，五藏之閲也，五官乃五藏之開竅，故可以觀五藏也。脈出於氣口，氣口者，手太陰之動脈也。色見於明堂，明堂，鼻也。五色更出，以應五時，各如其常。儻經氣入藏，則必當治裏，以其爲五藏之使，五時之副，配也。故外應四時，而内候五藏。所以色決於明堂者，明堂，面部之中，五官之綱紀也。凡五官以辨，分明。闕庭必張，闕者，眉閒也。庭者，顏也。張，開張也。乃立明堂。明堂廣大，蕃蔽見外，蕃，頰側也。蔽，耳門也。方壁高基，壁，牆壁也，肉爲之牆。基，骨骼也。引垂居外，垂，邊垂也。五色乃治，平治。平博廣大，壽中百歲。此血氣有餘之人，肌肉堅緻，故可以鍼苦之，刺之必愈也。

黄帝曰：願聞五官。岐伯曰：鼻者，肺之官也，目者，肝之官也，口脣者，脾之官也；舌者，心之官也，耳者，腎之官也。

---

〔1〕　四十八　原脱，據目録補。
〔2〕　中　猶滿也。《漢書・百官表》：“制中二千石。”

黃帝曰：以官何候？岐伯曰：以候五藏。故肺病者，喘息鼻張，肝病者，眥青，脾病者，脣黃，心病者，舌卷短，顴赤，腎病者，顴與顏黑。

以五官之五色，而候五藏也。

黃帝曰：其色殆者何如？岐伯曰：五官不辨，闕庭不張，小其明堂，蕃蔽不見，又卑其牆，牆下無基，垂角去外。如是者，雖平常殆，況加病哉！

垂角去外，外無邊角也。雖平常殆，況加病哉，雖平常亦常危殆，況加疾病，而見惡色哉！

黃帝曰：五色之見於明堂，以觀五藏之氣，左右高下，各有形乎？岐伯曰：府藏之在中也，各以次舍，左右上下，各如其度也。

藏府在腹中，各有左右上下之次舍，其見於面部之左右上下，亦各如其度也。

黃帝曰：本藏以身形支節䐃肉，候五藏六府之小大焉。今夫王公大人，臨朝即位之君而問焉，誰可捫循之而後答乎？岐伯曰：身形支節者，藏府之蓋也，非面部之閱也。

黃帝曰：五藏之氣，閱於面者，余已知之矣，以支節知而閱之奈何？岐伯曰：五藏六府，肺為之蓋，巨肩陷喉，候見其外。黃帝曰：善。岐伯曰：五藏六府，心為之主，缺盆為之道，骷骨有餘，以候䯏骭。黃帝曰：善。岐伯曰：肝者主為將，使之候外，欲知堅固，視目小大。黃帝曰：善。岐伯曰：脾者主為衛，使之迎糧，視脣舌好惡，以知吉凶。黃帝曰：善。岐伯曰：腎者主為外，使之遠聽，視耳好惡，以知其性。黃帝曰：善。願聞六府之候。岐伯曰：六府者，胃為之海，廣骸，大頸，張胸，五穀乃容。鼻隧以長，以候大腸。脣厚，人中長，以候小腸。目下果大，其膽乃橫。鼻孔在外，膀胱漏泄。鼻柱中央起，三焦乃約。此所以候六府者也。上下三等，藏安且良矣。

身形支節者，藏府之蓋也，蓋，華蓋也。骷骨，即膝骨也。䯏骭，蔽心骨也。脾者主為衛，五藏六府之護衛也。骸，頤骨也。上下相等，上、中、下三部相等也。此段舊誤在師傳。

五色四十九〔1〕

雷公問於黃帝曰：五色獨決於明堂乎？小子未知其所謂也。黃帝曰：明堂者，鼻也，闕者，眉間也，庭者，顏也，蕃者，頰側也，蔽者，耳門也。其間欲方大，去之十步，皆見於外，如是者，壽必中百歲。

此解上篇五官以辨，闕庭必張一段。所謂色見於明堂者，鼻爲五官之長，其實五官皆不可略也。

雷公曰：五官之辨奈何？黃帝曰：明堂骨高以起，平以直，五藏次於中央，六府挾其兩側，首面上於闕庭，王宮在於下極。五藏安於胸中，真色以致，病色不見，明堂潤澤以清，五官惡得無辨乎！雷公曰：其不辨者，可得聞乎？黃帝曰：五色之見也，各出其色部。部骨陷者，必不免於病矣。其色部乘襲者，雖病甚，不死矣。雷公曰：官五色奈何？黃帝曰：青黑爲痛，黃赤爲熱，白爲寒，是謂五官。

此申明上篇五官以辨之義。明堂骨高以起，平以直，此面部之最要者，然後以次察其餘官，則綱舉而目張矣。五藏之色，次於中央，六府之色，挾其兩側，首面之色，見於闕庭，王宮之色，心爲君主，心之所在，是謂王宮。在於下極。下極，山根。若五藏皆安於胸腹之中，則真色以致，病色不見，明堂必潤澤以清，此五官之辨也。其不辨者，五色之見，各出其部。部骨陷者，必不免於病，而色見剋賊則死。其色部生旺，乘襲而不見剋賊者，雖病甚，不死矣。官五色者，相五官之色也。是謂五官，是謂官五色之法也。

雷公曰：病之益甚，與其方衰，如何？黃帝曰：外內皆在焉。切其脈口，滑小緊以沉者，病益甚，在中，人迎氣大緊以浮者，病日甚，在外。其脈口浮滑者，病日進，人迎沉滑者，病日損。其脈口滑以沉者，病日進，在內，其人迎滑盛以浮者，病日進，在外。脈之浮沉及人迎與寸口氣小大等者，病難已。病之在藏，沉而大者，易已，小爲逆，病在府，浮而大者，其病易已。

---

〔1〕 四十九 原脫，據目錄補。

人迎盛堅者，傷於寒，寸口盛堅者，傷於食。

外内皆在者，寸口主中，人迎主外，皆當察之也。人迎主表，故盛堅則傷於寒，寸口主裏，故盛堅則傷於食。

雷公曰：以色言病之閒甚奈何？黃帝曰：其色粗以明，沉夭者爲甚，其色上行者，病日甚，其色下行，如雲徹散者，病方已。五色各有藏部，有外部，有内部也。色從外部走内部者，其病從外走内，其色從内走外者，其病從内走外。病生於内者，先治其陰，後治其陽，反者益甚；其病生於陽者，先治其外，後治其内，反者益甚。其脈滑大以代而長者，病從外來，目有所見，志有所惡，此陽氣之并也，可變而已。

色粗以明，沉夭者爲甚，言色之粗明及沉夭者，皆爲甚也。五色各有藏部，各有五藏發現之部也。目有所見，志有所惡，神志之異常也。并，合也。

雷公曰：小子聞，風者，百病之始也，厥逆者，寒濕之起也，別之奈何？黃帝曰：常候闕中，薄澤爲風，沖濁爲痺，在地爲厥，此其常也，各以其色言其病。雷公曰：人不病卒死，何以知之？黃帝曰：大氣入於藏府者，不病而卒死矣。雷公曰：病小愈而卒死者，何以知之？黃帝曰：赤色出兩顴，大如母指者，病雖小愈，必卒死。黑色出於庭，大如拇指，必不病而卒死。

地，面之下部也。大氣，邪氣之大者也。

雷公再拜曰：善哉！其死有期乎？黃帝曰：察色以言其時。雷公曰：善乎！願卒聞之。黃帝曰：庭者，首面也，闕上者，咽喉也，闕中者，肺也，下極者，心也，直下者，肝也，肝左者，膽也，下者，脾也，方上者，胃也，中央者，大腸也，挾大腸者，腎也，當腎者，臍也，面王以上者，小腸也，面王以下者，膀胱、子處也。

此五藏六府所見之部，所謂五藏次於中央，六府挾其兩側也。庭者，顏也，所以候首面也。闕[1]者，眉閒。闕上者，咽喉也。闕

---

〔1〕 闕　其下原衍"中"字，據經文"闕中者，肺也"刪。

中者，肺也。下極者，山根，心也。直下者，鼻柱，肝也。肝左者，
鼻柱之左，膽也。下者，鼻準，是爲面王，脾也。方上者，鼻準兩
傍，胃也。中央者，側面之中，顴骨之下，大腸也。挾大腸者，頰
上，腎也。當腎之下者，臍也。面王以上者，顴骨之上，小腸也。
面王以下者，人中，膀胱、子處也。子處，子宮。

顴者，肩也，顴後者，臂也，臂下者，手也，目內眥上者，
膺乳也，挾繩而上者，背也，循牙車以下者，股也；中央者，膝
也，膝以下者，脛也，當脛以下者，足也，巨分者，股裏也，巨
屈者，膝臏也。此五藏六府支節之部也。

顴者，肩也。顴後者，臂也。臂下者，手也。目內眥上者，
闕下兩旁，膺乳也。挾繩而上者，頰外，頰外曰繩。背也。循牙
車以下者，牙床。股也。中央者，兩牙車之中央，膝〔1〕也。膝下
者，脛也。當脛以下者，足也。巨分者，口旁大紋，股裏也。巨
屈者，頰下曲骨，膝臏也。此五藏六府支節之部也。上段，藏府之
部，此段，支節之部。

各有部分，用陰和陽，用陽和陰，當明部分，萬舉萬當。能
別左右，是謂大道，男女異位，故曰陰陽，審察澤夭，謂之良
工。沉濁爲內，浮澤爲外，黃赤爲風，青黑爲痛，白爲寒，黃爲
膏潤、爲膿，赤甚者爲血，痛甚爲攣，寒甚爲皮不仁。五色各見
其部，察其浮沉，以知淺深，察其澤夭，以觀成敗；察其散摶，
以知遠近；視色上下，以知病處，積神於心，以知往今。故相氣
不微，不知是非，屬意勿去，乃知新故。

男女異位，男左女右也。

色明不粗，沉夭爲甚，不明不澤，其病不甚。其色散，駒駒
然未有聚，其病散而氣痛，聚未成也。男子色在於面王，爲小腹
痛，下爲卵痛，其圜直爲莖痛，高爲本，下爲首，狐疝㿉陰之屬
也。女子在於面王，爲膀胱、子處之病，散爲痛，摶爲聚，方圓
左右，各如其色形。其隨而下，至胝爲淫，有潤如膏狀，爲暴食

---

〔1〕　膝　其下原衍"下"字，據經文"膝下者，脛也"刪。

不潔。左爲左，右爲右，其色有邪，聚散而不端，面色所指者
也。色者，青黑赤白黃，皆端滿有別鄉。別鄉赤者，其色赤，大
於榆莢，在面王，爲不月。其色上銳，首空上向，下銳下向，在
左右如法。以五色命藏，青爲肝，赤爲心，黃爲脾，白爲肺，黑
爲腎。肝合筋，心合脈，脾合肉，肺合皮，腎合骨。腎乘心，心
先病，腎爲應，色皆如是。

　　駒駒，散貌。如馬駒散亂。方圓左右，各如其色形，其聚之
之方圓，左右各如其色之形也。其隨而下至骶，爲淫，色隨面王
而下，當應至尾骶而爲淫決帶濁之證也。有潤如膏狀，爲暴食不
潔，暴食不消，泄利不潔也。左爲左，右爲右，其色有邪，聚散
而不端，面色所指者也，色之左右所在，即病之左右所在，其色
有邪，或聚或散，而不端正，皆隨其面色所指之方，左右求之
也。端滿有別鄉，本部端滿，而必有別走之鄉。假如別鄉赤者，
其色赤，大如榆莢，若在面王，則女子爲不月。其色上銳，則首
空而上向，首空者，乘虛而至也。下銳則首空而下向，在左在右，
皆如此法，此即其別走之鄉也。

天年五十〔1〕

　　黃帝問於岐伯曰：願聞人之始生，何氣築爲基？何立而爲楯？
何失而死？何得而生？岐伯曰：以母爲基，以父爲楯，失神者死，得
神者生也。黃帝曰：何者爲神？岐伯曰：血氣已和，營衛已通，五
藏已成，神氣舍心，魂魄畢具，乃成爲人。黃帝曰：人之壽夭各不
同，或夭壽〔2〕，或卒死，或病久，願聞其道。岐伯曰：五藏堅固，
血脈和調，肌肉解利，皮膚緻密，營衛之行，不失其常，呼吸微徐，
氣以度行，六府化穀，津液布揚，各如其常，故能長久。

　　基，址也。楯，乾也。

　　黃帝曰：人之壽百歲而死，何以致之？岐伯曰：使道隧以長，
基牆高以方，通調營衛，三部五里，起高骨肉滿，百歲乃得終。

---

〔1〕　五十　原脱，據目錄補。
〔2〕　夭壽　原作“壽夭”，據《靈樞·天年》乙轉。

使道，七竅也。隧，地道也。隧以長，言孔竅之深長也。基牆，面部之骨肉也。骨骼爲基，蕃蔽爲牆。三部，人上中下三部。三里，穴名，手陽明三里在肘下，足陽明三里在膝下。起，豐起也。肘膝臂脛之閒，關節之大者，故欲其豐起也。

黃帝曰：其氣之盛衰，以至其死，可得聞乎？岐伯曰：人生十歲，五藏始定，血氣已通，其氣在下，故好走。二十歲，血氣始盛，肌膚方長，故好趨。三十歲，五藏大定，肌肉堅固，血脈盛滿，故好步。四十歲，五藏六府十二經脈，皆大盛以平定，腠理始疏，榮華頹落，髮頗斑白，平盛不搖，故好坐。五十歲，肝氣始衰，肝葉始薄，膽汁始減，目始不明。六十歲，心氣始衰，苦憂悲，血氣懈惰，故好臥。七十歲，脾氣虛，皮膚枯。八十歲，肺氣衰，魂離，故言善誤。九十歲，腎氣焦，四藏經脈空虛。百歲，五藏皆虛，神氣皆去，形骸獨居而終矣。

其氣在下，陽盛於下也。

黃帝曰：其不能終壽而死者何如？岐伯曰：其五藏皆不堅，使道不長，空外以張，喘息暴疾，又卑基牆，薄脈少血，其肉不石，數中風寒，血氣虛，脈不通，真邪相攻，亂而相引，故中壽而盡也。

空外以張，空竅外露也。其肉不石，不堅也。亂而相引，邪氣逆亂而相牽引也。

壽夭剛柔五十一[1]

黃帝問於少師曰：余聞人之生也，有剛有柔，有弱有強，有長有短，有陰有陽，願聞其方。少師答曰：陰中有陰，陽中有陽，審知陰陽，刺之有方。得病所始，刺之有理，謹度病端，與時相應。內合於五藏六府，外合於筋骨皮膚。是故內有陰陽，外亦有陰陽。在內者，五藏爲陰，六府爲陽，在外者，筋骨爲陰，皮膚爲陽。故曰病在陰之陰者，刺陰之榮俞，病在陽之陽者，刺陽之合，病在陽之陰者，刺陰之經，病在陰之陽者，刺絡脈。故曰病在陽者命曰風，病在陰者命曰痹，陰陽俱病命曰風痹。病有

---

[1] 五十一 原脫，據目録補。

形而不痛者，陽之類也，無形而痛者，陰之類也。無形而痛者，其陽完而陰傷之也，急治其陰，無攻其陽，有形而不痛者，其陰完而陽傷之也，急治其陽，無攻其陰，陰陽俱動，乍有形，乍無形，加以煩心，命曰陰勝其陽，此謂不表不裏，其形不久。

不表不裏，陰陽俱敗，難分表裏也，故其形不久。

黃帝問於伯高曰：余聞形氣病之先後，外內之應奈何？伯高答曰：風寒傷形，憂恐忿怒傷氣。氣傷藏，乃病藏，寒傷形，乃病形，風傷筋脈，筋脈乃應。此形氣外內之相應也。黃帝曰：刺之奈何？伯高答曰：病九日者，三刺而已，病一月者，十刺而已。多少遠近，以此衰之。久痹不去身者，視其血絡，盡出其血。黃帝曰：外內之應，難易之治奈何？伯高答曰：形先病而未入藏者，刺之半其日，藏先病而形乃應者，刺之倍其日。此外內難易之應也。

形病易治，故刺之半其日，藏病難治，故刺之倍其日。

黃帝問於伯高曰：余聞形有緩急，氣有盛衰，骨有大小，肉有堅脆，皮有厚薄，其以立壽夭奈何？伯高曰：形與氣相任則壽，不相任則夭。皮與肉相果則壽，不相果則夭。血氣經絡勝形則壽，不勝形則夭。黃帝曰：何謂形之緩急？伯高曰：形充而皮膚緩者則壽，形充而皮膚急者則夭。形充而脈堅大者，順也，形充而脈小以弱者，氣衰，衰則危矣。若形充而顴不起者，骨小，骨小則夭矣。形充而大肉䐃堅而有分者，肉堅，肉堅則壽矣。形充而大肉無分理不堅者，肉脆，肉脆則夭矣。此天之生命，所以立形定氣而視壽夭者。必明乎此立形定氣，而後以臨病人，決生死。

黃帝曰：余聞壽夭，無以度之。伯高曰：牆基卑，高不及其地者，不及三十而死；其有因加疾者，不及二十而死也。黃帝曰：形氣之相勝，以立壽夭奈何？伯高曰：平人而氣勝形者壽，病而形肉脫，氣盛形者死，形勝氣者危矣。

任者，形氣相敵也。果者，皮肉堅固也。顴者，骨之本也，故顴小則骨小。大肉，臀肉。䐃者，肉所結聚之處也。堅而有分者，有分理也。牆基，面部之骨也。地者，面部之肉也。病而形肉脫，氣勝形者，喘息肩搖而身動也。

黄帝問於伯高曰：何以知皮肉血氣筋骨之病也？伯高曰：色
起兩眉，薄澤者，病在皮，脣色青黄赤白黑者，病在肌肉，營氣
濡然者，病在血氣，目色青黄赤白黑者，病在筋，耳焦枯，受塵
垢，病在骨。黄帝曰：病形何如？取之奈何？伯高曰：夫百病變
化，不可勝數，然皮有部，肉有柱，血氣有輸，骨有屬。黄帝
曰：願聞其故。伯高曰：皮之部，輸於四末，肉之柱，在臂脛諸
陽分肉之間，與足少陰分間，血氣之輸，輸於諸絡，氣血留居，
則盛而起，筋部無陰無陽，無左無右，候病所在，骨之屬者，骨
空之所以受益，而益腦髓者也。黄帝曰：取之奈何？伯高曰：夫
病變化，浮沉深淺，不可勝窮，各在其處。病間者淺之，甚者深
之，間者少之，甚者衆之，隨變而調氣，故曰上工。

　　兩眉，闕中，其應在肺，肺主皮，故應在皮。脾竅於口，其
主肌肉，口脣者，肌肉之本，故脣見五色，病在肌肉。營氣濡然
者，竅開汗泄，此緣血氣鬱蒸，故病在血氣。肝竅於目，其主
筋，故目見五色，病在筋。腎竅於耳，其主骨，故耳焦枯，受塵
垢，病在骨。皮之部，在陽分，陽受氣於四末，故皮之部，輸於
四末。肉之柱，肉䐃之堅厚者，皆在手足三陽分肉之間，與足少
陰之分間，如肘膝上下肌肉豐滿之處。脾主肌肉，又主四肢，故
大肉皆在臂脛。而骸上肉䐃，如腨、如股、如臀，皆足少陰之所
經歷。分間者，其分部。血氣之傳輸，輸於諸絡，氣血留居不
行，則諸絡盛滿而起也。筋部無陰陽左右，候其病之所在而調
之，以十二經筋[1]，無處不在也。骨之屬者，穀入氣滿，而化
津液，淖澤注於骨空，骨空之所以受益，而補益腦髓者也。骨之
屬者，骨節連屬之處也。

　　黄帝問於伯高曰：人之肥瘦大小寒溫，有老壯少小，別之奈
何？伯高對曰：人年五十以上爲老，三十以上爲壯，十八以上爲
少，六歲以上爲小。黄帝曰：何以度知肥瘦？伯高曰：人有肥、
有膏、有肉。黄帝曰：別此奈何？伯高曰：䐃肉堅，皮滿者，

---

〔1〕　經筋　原作“筋經”，據《靈樞》篇名乙轉。

肥。䐃肉不堅，皮緩者，膏。皮肉不相離者，肉。黄帝曰：身之寒溫奈何？伯高曰：膏者其肉淖，而粗理者身寒，細理者身熱。脂者其肉堅，細理者熱，粗理者寒。黄帝曰：其肥瘦大小奈何？伯高曰：膏者多氣而皮縱緩，故能縱腹垂腴。肉者身體容大。脂者其身收小。黄帝曰：三者之氣血多少何如？伯高曰：膏者多氣，多氣者熱，熱者耐寒。肉者多血，則充形，充形則平。脂者其血清，氣滑少，故不能大。此別於眾人者也。黄帝曰：眾人奈何？伯高曰：眾人皮肉脂膏不相加也，血與氣不能相多，故其形不小不大，各自稱其形，命曰眾人。黄帝曰：善。治之奈何？伯高曰：必先別其三形，血之多少，氣之清濁，而後調之，治無失常經。是故膏人者，縱腹垂腴，肉人者，上下容大，脂人者，雖脂不能大也。以上二段〔1〕，舊誤在衛氣失常。

人之肥瘦大小寒溫，有老壯少小，其肥瘦大小寒溫，有老壯少小之殊也。縱腹垂腴，其腹皮豐腴，縱緩而下垂也。身體容大，容者，從容舒泰之象也。

靈樞懸解卷六終

---

〔1〕 以上二段　指"黄帝問於伯高曰：何以知皮肉血氣筋骨之病也⋯⋯雖脂不能大也"二段。

〔外候〕[1]

五變五十二[2]

黄帝問於少俞曰：余聞百疾之始期也，必生於風雨寒暑，循毫毛而入腠理，或復還，或留止，或爲風厥汗出，或爲消癉，或爲寒熱，或爲留痹，或爲積聚，奇邪淫泆，不可勝數，願聞其故。夫同時得病，或病此，或病彼，意者天之爲人生風乎，何其異也？少俞曰：夫天之生風者，非以私百姓也，其行公平正直，犯者得之，避者得無殆，非求人而人自犯之。黄帝曰：一時遇風，同時得病，其病各異，願聞其故。少俞曰：善乎哉問！請論以比匠人。匠人磨斧斤，礪刀削，斲材木。木之陰陽，尚有堅脆，堅者不入，脆者皮弛，及其交節，而缺斤斧焉。夫一木之中，堅脆不同，堅者則剛，脆者易傷，況其材木之不同，皮之厚薄，汁之多少，而各異耶。夫木之蚤花先生葉者，遇春霜烈風，則花落而葉萎。久曝大旱，則脆木薄皮者，枝條汁少而葉萎。久陰淫雨，則薄皮多汁者，皮潰而漉。卒風暴起，則剛脆之木，枝折杌傷。秋霜疾風，則剛脆之木，根搖而葉落。凡此五者，各有所傷，況於人乎？黄帝曰：以人應木奈何？少俞答曰：木之所傷也，皆傷其枝，枝之剛而堅，未成傷也。人之有常病也，亦因其骨節皮膚腠理之不堅固者，邪之所舍也，故常爲病也。杌，音兀。

風厥、汗出、消癉、留痹、積聚，是爲風邪五變。斧斤、刀削，皆匠人之利器也。檀弓：宋之斤，魯之削。

---

〔1〕外候　原無，據目録補。
〔2〕五十二　原脱，據目録補。

枝折机傷，木無枝曰机。

黄帝曰：人之善病風厥漉汗者，何以候之？少俞答曰：肉不堅，腠理疏，則善病風。黄帝曰：何以候肉之不堅也？少俞答曰：膕肉不堅而無分理者，粗理，粗理而皮不緻者，腠理疏。此言其渾然者。

肉之聚處曰膕，即臀肉也，此肌肉之本。膕肉不堅，則其餘肉必不堅也。此言其渾然者，渾與其大概而言之也。

黄帝曰：人之善病消癉者，何以候之？少俞答曰：五藏皆弱柔者，善病消癉。黄帝曰：何以知五藏之柔弱也？少俞答曰：夫柔弱者，必有剛強，剛強多怒，柔者易傷也。黄帝曰：何以候柔弱之與剛強？少俞答曰：此人薄皮膚而目堅固以深者，長衝直揚，其心剛，剛則多怒，怒則氣上逆，胸中蓄積，血氣逆留，䐃皮[1]充肌，血脈不行，轉而爲熱，熱則消肌膚，故爲消癉。此言其人暴剛而肌肉弱者也。䐃，同寬。

消癉，即消渴。癉，熱也。仲景《傷寒》、《金匱》：厥陰之爲病，消渴。肝爲風木，風燥亡津，是以病渴。柔弱者，必有剛強，柔弱者，肺，剛強者，肝也，肝氣剛強則怒，肺氣柔弱則易傷消癉也。長衝直揚，論勇作長衝直揚。長衝，目珠突露也，直揚，直眉也。《詩》：揚且之晳也[2]。《註》：眉上橫也。䐃皮充肌，血氣壅阻，而皮肉充塞也。

黄帝曰：人之善病寒熱者，何以候之？少俞答曰：小骨弱肉者，善病寒熱。黄帝曰：何以候骨之小大？肉之堅脆，色之不一也？少俞答曰：顴骨者，骨之本也，顴大則骨大，顴小則骨小。皮膚薄而其肉無膕，其臂懦懦然，其地色殆然，不與其天同色，污然獨異，此其候也。臂薄者，其髓不滿，故善病寒熱也。

懦懦，弱貌。地者，面之下部。天者，面之上部也。殆然、污然，晦而不明也。

黄帝曰：何以候人之善病痹者？少俞答曰：粗理而肉不堅

---

〔1〕　皮　原作“肉”，據《靈樞·五變》及本節黄解改。

〔2〕　揚且之晳也　載於《詩·鄘風·君子偕老》。

者，善病痺。黃帝曰：痺之高下有處乎？少俞答曰：欲知其高下者，各視其部。

各視其部，視其肉所不堅之部也。

黃帝曰：人之善病腸中積聚者，何以候之？少俞答曰：皮膚薄而不澤，肉不堅而淖澤，如此腸胃惡，惡則邪氣留止，積聚乃傷。脾胃之間，寒溫不次，邪氣稍至，蓄積留止，大聚乃起。淖，音閙。

淖澤，濕氣濡滯也。

黃帝曰：夫病形，余已知之矣，願聞其時。少俞答曰：先立其年，以知其時，時高則起，時下則殆，雖不陷下，當年有衝通，其病必起，是謂因形而生病，五變之紀也。故用鍼者，不知年之所加，氣之盛衰，虛實之所起，不可以爲工也。故用鍼者至末，誤在官鍼。

願聞其時，病起之時也。先立其年，立其主運之年也。以知其時，知其時令之生剋也。時高則起，得生旺而病癒也。時下則殆，遇衰剋而病危也。雖不陷下，當年有衝通，其病必起，雖非衰剋之時，而當其年有所衝犯而感通，其病亦所必起。起，病作也。是謂因形而生病，五變之紀也，因其形虛而生病，五變之網紀也。

黃帝曰：有人於此，並行並立，其年之長少等也，衣之厚薄均也，卒然遇烈風暴雨，或病，或不病，或皆病，或皆不病，其故何也？少俞曰：帝問何急？黃帝曰：願盡聞之。少俞曰：春青風，夏陽風，秋涼風，冬寒風。凡此四時之風者，其所病，各不同形。黃帝曰：四時之風，病人如何？少俞曰：黃色薄皮弱肉者，不勝春之虛風，白色薄皮弱肉者，不勝夏之虛風，青色薄皮弱肉者，不勝秋之虛風，赤色薄皮弱肉者，不勝冬之虛風也。黃帝曰：黑色不病乎？少俞曰：黑色而皮厚肉堅，固不傷於四時之風。其皮薄而肉不堅，色不一者，長夏至而有虛風者，病矣。其皮厚而肌肉堅者，長夏至而有虛風，不病矣。其皮厚而肌肉堅者，必重感於寒，外內皆然，乃病。黃帝曰：善。此段舊誤在論勇。

黃色不勝春，木剋土也。白色不勝夏，火剋金也。青色不勝秋，金剋木也。赤色不勝冬，水剋火也。黑色不勝長夏，土剋水也。

論疾診尺五十三[1]

黃帝問於岐伯曰：余欲無視色持脈，獨調其尺，以言其病，從外知內，爲之奈何？岐伯曰：審其尺之緩急小大滑澀，肉之堅脆，而病形定矣。視人之目窠上微癰，如新臥起狀，其頸脈動，時咳，按其手足上，窅[2]而不起者，風水膚脹也。尺膚滑而淖澤者，風也。尺肉弱者，解㑊。安臥脫肉者，寒熱，不治。尺膚滑而澤脂者，風也。尺膚澀者，風痹也。尺膚粗如枯魚之鱗者，水泆飲也。尺膚熱甚，脈盛躁者，病溫也，其脈盛而滑者，病且出也。尺膚寒，其脈小者，泄，少氣。尺膚炬然，先熱後寒者，寒熱也。尺膚先寒，久大之而熱者，亦寒熱也。㑊，與跡同。

目窠上微癰，如新臥起狀，頸脈動，時咳段，與水脹篇同義，詳彼篇。解㑊，形跡懈怠也。病且出者，病將外退也。炬然，熱蒸之象。

肘所獨熱者，腰以上熱，手所獨熱者，腰以下熱。肘前獨熱者，膺前熱，肘後獨熱者，肩背熱。臂中獨熱者，腰腹熱，肘後粗以下三四寸熱者，腸中有蟲。掌中熱者，腹中熱，掌中寒者，腹中寒。魚上白肉有青血脈者，胃中有寒。尺炬然熱，人迎大者，當奪血，尺堅大，脈小甚，少氣，悗有加，立死。

掌後手大指根白肉豐起者，爲魚。炬然，熱盛之象。人迎，足陽明動脈，在喉旁。

診血脈者，多赤多熱，多青多痛，多黑爲久痹，多赤、多黑、多青皆見者，寒熱。診寒熱者，赤脈上下至瞳子，見一脈，一歲死，見一脈半，一歲半死，見二脈，二歲死，見二脈半，二歲半死，見三脈，三歲死。診目痛，赤脈從上下者，太陽病，從下上者，陽明病，從外走內者，少陽病。目赤色者病在心，白在肺，青在肝，黃在脾，黑在腎。黃色不可名者，病在胸中。診齲齒痛，按其陽之來，有過者獨熱，在左左熱，在右右熱，在上上熱，在下下熱。身痛而

---

[1]　五十三　原脫，據目錄補。

[2]　窅（yǎo杳）　凹下也。《漢書·禮樂志·安世房中歌》：“都荔遂芳，窅窊桂華。”

色微黃，齒垢黃，爪甲上黃，黃疸也。安臥，小便黃赤，脈小而澀
者，不嗜食。女子手少陰脈動甚者，妊子。嬰兒病，其頭毛皆逆上
者，必死。耳閒青脈起者，掣痛。大便赤瓣，飧泄，脈小者，手足
寒，難已，飧泄，脈小，手足溫，易已。人病，其寸口之脈，與人
迎之脈小大等，及其浮沉等者，病難已也。

　　診寒熱，赤脈上下至瞳子，與寒熱篇同。太陽爲目上網，陽
明爲目下網，少陽行於目銳眥，故目痛。赤脈從上下者，太陽
病，從下上者，陽明病，從外走內者，少陽病。手陽明脈入下
齒，足陽明脈入上齒，按其陽之來，手足陽明之來也。手少陰
脈，手少陰之神門也，動在掌後銳骨之端。胎結中宮，阻其君火
降蟄之路，故神門動甚。頭毛逆上者，皮毛焦也，故必死。耳閒
青脈起者，足少陽循耳下行，膽木上逆，故掣痛。大便赤瓣，紅
紫成塊也。手足寒，脾陽敗也。寸口候陰，人迎候陽，秋冬寸口
微大，春夏人迎微大，是其常也。小大浮沉相等，其在秋冬則陽
盛而陰衰，春夏則陰盛而陽衰，偏而不平，故病難已也。

陰陽繫日月五十四[1]

　　黃帝曰：余聞天爲陽，地爲陰，日爲陽，月爲陰，其合之於
人奈何？岐伯曰：腰以上爲天，腰以下爲地，故天爲陽，地爲
陰。足之十二經脈，以應十二月，月生於水，故在下者爲陰，手
之十指，以應十日，日生於火，故在上者爲陽。黃帝曰：合之於
脈奈何？岐伯曰：寅者，正月之生陽也，主左足之少陽，未者，
六月，主右足之少陽。卯者，二月，主左足之太陽，午者，五
月，主右足之太陽。辰者，三月，主左足之陽明，巳者，四月，
主右足之陽明。此兩陽合於前，故曰陽明。申者，七月之生陰
也，主右足之少陰，丑者，十二月，主左足之少陰。酉者，八
月，主右足之太陰，子者，十一月，主左足之太陰。戌者，九
月，主右足之厥陰，亥者，十月，主左足之厥陰。此兩陰交盡，
故曰厥陰。甲主左手之少陽，己主右手之少陽。乙主左手之太

─────────────────

〔1〕 五十四　原脱，據目錄補。

陽，戊主右手之太陽。丙主左手之陽明，丁主右手之陽明。此兩火并合，故爲陽明。庚主右手之少陰，癸主左手之少陰。辛主右手之太陰，壬主左手之太陰。故足之陽者，陰中之少陽也，足之陰者，陰中之太陰也。手之陽者，陽中之太陽也，手之陰者，陽中之少陰也。腰以上者爲陽，腰以下者爲陰。其於五藏也，心爲陽中之太陽，肺爲陽中之少陰，肝爲陰中之少陽，脾爲陰中之至陰，腎爲陰中之太陰。

黃帝曰：以治奈何？岐伯曰：正月、二月、三月，人氣在左，無刺左足之陽。四月、五月、六月，人氣在右，無刺右足之陽。七月、八月、九月，人氣在右，無刺右足之陰。十月、十一月、十二月，人氣在左，無刺左足之陰。黃帝曰：五行以東方爲甲乙木，王春，春色蒼，主肝，肝者，足厥陰也。今乃以甲爲左手之少陽，不合於數，何也？岐伯曰：此天地之陰陽也，非四時五行之以次行也。且夫陰陽者，有名而無形，故數之可十，離之可百，散之可千，推之可萬，此之謂也。

天地之陰陽，無定者，四時五行之陰陽，以次運行，有定者也，故曰此天地之陰陽，非四時五行之以次行也。離之可十，離，拆也。散之可千，散，分也。

黃帝曰：願聞身形應九野奈何？岐伯曰：請言身形之應九野也。左足應立春，其日戊寅己丑。左脇應春分，其日乙卯。左手應立夏，其日戊辰己巳。膺喉首頭應夏至，其日丙午。右手應立秋，其日戊申己未。右脇應秋分，其日辛酉。右足應立冬，其日戊戌己亥。腰尻下竅應冬至，其日壬子。六府膈下三藏應中州，其大禁，大禁太乙所在之日，及諸戊己。凡此九者，善候八正所在之處，所主上下左右身體癰腫者。欲治之，無以其所直之日潰治之，是謂天忌日也。此段舊誤在九鍼論。

膈下三藏，脾、肝、腎也。太乙隨八節，而居八方，詳見九宮八風，八正所在，即太乙所在。太乙八節移居，主人上下左右八處，其所直之日，是謂天忌日，勿以其日破癰腫而取膿血也。

通天五十五〔1〕

黃帝問於少師曰：余嘗聞人有陰陽，何謂陰人？何謂陽人？少師曰：天地之間，六合之內，不離於五，人亦應之，非徒一陰一陽而已也，而略言耳，口弗能徧明也。黃帝曰：願略聞其意，有賢人聖人，心能備而行之乎？少師曰：蓋有太陰之人，少陰之人，太陽之人，少陽之人，陰陽和平之人。凡五人者，其態不同，其筋骨氣血各不等。

五行有五，人亦應之，非徒一陰一陽而已。曰陰人陽人者，此略言其概耳。若推廣其義，則五五又分二十五人，口弗能徧明也。

黃帝曰：其不等者，可得聞乎？少師曰：太陰之人，貪而不仁，下齊〔2〕湛湛，好內而惡出，心和而不發，不務於時，動而後之，此太陰之人也。湛，音沉。內，音納。

湛湛，深沉之意。不務於時，動而後之，不躁動也。

少陰之人，小貪而賊心，見人有亡，常若有得，見人有榮，乃反慍怒，好傷好害，心疾而無恩，此少陰之人也。

心疾，心娟疾〔3〕也。

太陽之人，居處於於，好言大事，無能而虛說，志發於四野，舉措不顧是非，為事如常自用，事雖敗而常無悔，此太陽之人也。

於於，舒泰之象。志發於四野，志大而無當也。

少陽之人，諟諦好自貴，有小小官，則高自宜，好為外交，而不內附，此少陽之人也。

諟諦好自貴，小有精明，審諦而出，因以自負也。有小小官，則高自宜，高自位置也。

陰陽和平之人，居處安靜，無為懼懼，無為欣欣，婉然從

---

〔1〕 五十五　原脫，據目錄補。

〔2〕 下齊　"下"，謙也。《戰國策·西周》："溫囿不下此。""齊"，《正韻》："無偏頗也。""下齊"，謙和而周到也。

〔3〕 娟疾　"娟"，《正韻》："娟，美好貌。""疾"，通"嫉"。《史記·孫臏傳》："龐涓恐其賢於己，疾之。""娟疾"，好嫉也。

物，或與不爭，與時變化，尊則謙謙，譚[1]而不治，是謂至治。

譚而不治，但譚其理，而不治其事。無爲而治，是謂至治。

古之善用鍼艾者，視人五態乃治之，盛者瀉之，虛者補之。黃帝曰：治人之五態奈何？少師曰：太陰之人，多陰而無陽，其陰血濁，其衛氣澀，陰陽不和，緩筋而厚皮，不之[2]疾瀉，不能移之。少陰之人，多陰而少陽，小胃而大腸，六府不調，其陽明脈小而太陽脈大，必審調之，其血易脫，其氣易敗也。太陽之人，多陽而少陰，必謹調之，無脫其陰，而瀉其陽。陽重脫者易狂，陰重脫者暴死，不知人也。少陽之人，多陽而少陰，經小而絡大，血中而氣外，實陰而虛陽，獨瀉其絡脈則強，氣脫而疾，中氣不足，病不起也。陰陽和平之人，其陰陽之氣和，血脈調，謹診其陰陽，視其邪正，安容儀，審有餘不足，盛則瀉之，虛則補之，不盛不虛，以經取之。此所以調陰陽，別五態之人者也。

實陰而虛陽，宜實其陰而虛其陽。獨瀉其絡脈，即虛其陽，是以強也。安容儀者，安詳其容儀，以審之也。

黃帝曰：夫五態之人者，相與無故，卒然新會，未知其行也，何以別之？少師答曰：衆人之屬，不如五態之人者，故五五二十五人，而五態之人不與焉。五態之人，尤不合於衆者也。黃帝曰：別五態之人奈何？少師曰：太陰之人，其狀黮黮然黑色，念然下意，臨臨然長大，膕然未僂，此太陰之人也。少陰之人，其狀清然竊然，固以陰賊，立而躁險，行而似伏，此少陰之人也。太陽之人，其狀軒軒儲儲，反身折膕，此太陽之人也。少陽之人，其狀立則好仰，行則好搖，兩臂兩肘，常出於背，此少陽之人也。陰陽和平之人，其狀委委然，隨隨然，顒顒然，愉愉然，暶暶然，豆豆然，衆皆曰君子，此乃陰陽和平之人也。顒，音雍。黮，音譚。暶，音旋。

黮黮，色黑而不明也。念然下意，意下而心深也。膕然未僂，膝屈而非僂。委委、隨隨、顒顒、愉愉、暶暶、豆豆，皆從容和適之象也。

---

[1] 譚 通"談"。《正韻》："譚，與談同。"

[2] 之 猶用也。《戰國策·齊策》："之其所短。"

　　黄帝問於伯高曰：願聞人之支節以應天地奈何？伯高答曰：天圓地方，人頭圓足方以應之。天有日月，人有兩目。天有風雨，人有喜怒。天有雷電，人有聲音。天有冬夏，人有寒熱。天有晝夜，人有卧起。天有列星，人有牙齒。天有陰陽，人有夫妻。天有四時，人有四肢。天有五音，人有五藏。天有六律，人有六府。天有十日，人有手十指。辰有十二，人有足十指、莖、垂以應之，女子不足二節，以抱人形。歲有十二月，人有十二節。歲有三百六十五日，人有三百六十節。地有高山，人有肩膝。地有山石，人有高骨。地有小山，人有小節。地有深谷，人有腋膕。地有聚邑，人有䐃肉。地有泉脈，人有衛氣。地有林木，人有募筋。地有草蓂，人有毫毛。地有四時不生草，人有無子。地有九州，人有九竅。地有十二經水，人有十二經脈。此人與天地相應者也。此段舊誤在邪客。

陰陽二十五人五十六〔1〕

　　黄帝曰：余問陰陽之人何如？伯高曰：天地之閒，六合之内，不離於五，人亦應之，故五五二十五人之政，而陰陽之人不與焉。黄帝曰：其態又不合於衆者五，余已知之矣。願聞二十五人之形，血氣之所生，別而以候，從外知内何如？岐伯曰：悉乎哉問也！此先師之秘也，伯高猶不能明之也。黄帝避席遵循而卻曰：余聞之，得其人弗教，是謂重失，得而洩之，天將厭之。余願得而明之，金匱藏之，不敢揚。岐伯曰：先立五形金木水火土，別其五色，異其五形之人，而二十五人具矣。黄帝曰：願卒聞之。岐伯曰：慎之慎之，臣請言之。

　　伯高答辭，在通天篇。遵循，與逡巡同。

　　木形之人，比於上角，似於蒼帝〔2〕，其爲人，蒼色，小頭，長面，大肩背，直身，小手足好，有才，勞心，少力，多憂，勞於事，能春夏不能秋冬，秋冬感而病生，足厥陰，佗佗然。太角之人，比

---

〔1〕　五十六　原脱，據目録補。

〔2〕　蒼帝　傳説中五天帝之一。《史記・天官書》：“蒼帝行德。”《正義》：“蒼帝，東方靈威仰之帝也。”

於左足少陽，少陽之上，遺遺然。左角之人，比於右足少陽，少陽之下，隨隨然。鈦角之人，比於右足少陽，少陽之上，推推然。判角之人，比於左足少陽，少陽之下，括括然。能，音耐。下同。佗，音駝。鈦，音代。

足厥陰，肝經，屬木。佗佗，筋力鬆懈，足膝遲重之意。上角，木形之全者。左之上爲太角，右之下爲左角，右之上爲鈦角，左之下爲判角。判，半也。於上角而分左右，於左右而分上下，是木形之五人也。比於足少陽者，少陽與厥陰爲表裏，皆屬木也。遺遺、隨隨、推推、括括，形容其象也。下四段，皆傚此。

火形之人，比於上徵，似於赤帝[1]，其爲人，赤色，廣䏚，鋭面，小頭，好肩背髀腹，小手足，行安地，疾心，行摇肩背，肉滿，有氣，輕財，少信，多慮，見事明，好顏，急心，不壽，暴死，能春夏不能秋冬，秋冬感而病生，手少陰，核核然。質徵之人，比於左手太陽，太陽之上，肌肌然。少徵之人，比於右手太陽，太陽之下，慆慆然。右徵之人，比於右手太陽，太陽之上，鮫鮫然。質判之人，比於左手太陽，太陽之下，支支頤頤然。䏚，音引。

䏚，脊肉也。此火形之五人。質徵亦作太徵。質判，太徵之半也。

土形之人，比於上宮，似於上古黄帝[2]，其爲人，黄色，圓面，大頭，美肩背，大腹，美股脛，小手足，多肉，上下相稱，行安地，舉足浮，安心，好利人，不喜權勢，善附人也，能秋冬不能春夏，春夏感而病生，足太陰，敦敦然。太宮之人，比於左足陽明，陽明之上，婉婉然。加宮之人，比於左足陽明，陽明之下，坎坎然。少宮之人，比於右足陽明，陽明之上，樞樞然。左宮之人，比於右足陽明，陽明之下，兀兀然。

此土形之五人。

金形之人，比於上商，似於白帝[3]，其爲人，方面，白色，小

---

[1]　赤帝　五天帝之一。《晉書·天文志》："南方赤帝，赤熛怒之神也。"
[2]　上古黄帝　五天帝之一。《晉書·天文志》："黄帝坐太微中，含樞杻之神也。"
[3]　白帝　五天帝之一。《晉書·天文志》："西方白帝，白招矩之神也。"

頭，小肩背，小腹，小手足，如骨發踵外，骨輕，身清廉，急心，静
悍，善爲吏，能秋冬不能春夏，春夏感而病生，手太陰，敦敦然。鈥
商之人，比於左手陽明，陽明之上，廉廉然。右商之人，比於左手陽
明，陽明之下，脱脱然。太商之人，比於右手陽明，陽明之上，監監
然。少商之人，比於右手陽明，陽明之下，嚴嚴然。

此金形之五人。

水形之人，比於上羽，似於黑帝[1]，其爲人，黑色，面不
平，大頭，廉頤，小肩，大腹，動手足，發行摇身，下尻長，背
延延然，不敬畏，善欺紿[2]人，戮死，能秋冬不能春夏，春夏
感而病生，足少陰，汗汗然。太羽之人，比於右足太陽，太陽之
上，頰頰然。少羽之人，比於左足太陽，太陽之下，紆紆然。衆
之爲人，比於右足太陽，太陽之下，絜絜然。桎之爲人，比於左
足太陽，太陽之上，安安然。

此水形之五人。衆，衆羽。桎，桎羽。

是故五形之人二十五變者，衆之所以相欺者是也。黄帝曰：
得其形，不得其色，何如？岐伯曰：形勝色，色勝形者，至其勝
時年加，感則病行，失則憂矣。形色相得者，富貴大樂。黄帝
曰：其形色相勝之時，年加可知乎？岐伯曰：凡年忌下上之人，
大忌，常加。七歲、十六歲、二十五歲、三十四歲、四十三歲、
五十二歲、六十一歲，皆人之大忌，不可不自安也，感則病行，
失則憂矣。當此之時，無爲姦事，是謂年忌。

衆之所以相欺者，衆人疑惑而不能辨也。形勝色者，如木形
而黄色。色勝形者，如白色而木形也。失則憂者，既病而又有所
失也。加可知乎，加以感傷，可推而知也。

黄帝曰：夫子之言脈之上下，氣血之候，以知形氣奈何？岐
伯曰：足陽明之上，血氣盛則髯美長，血少氣多則髯短，氣少血
多則髯少，氣血皆少則無髯，兩吻多畫。足陽明之下，血氣盛則

---

〔1〕黑帝　五天帝之一。《晉書·天文志》：“北方黑帝，叶光紀之神也。”
〔2〕紿（dài 殆）　《玉篇》：“紿，欺也。”

下毛美長至胸，血多氣少則下毛美短至臍，行則善高舉足，足指少肉，足善寒，血少氣多則肉而善瘃，血氣皆少則無毛，有則稀，枯悴，善痿厥，足痹。瘃，音竹。

足陽明之上者，挾口，環脣，而爲髭。口旁髯。足陽明之下者，會於氣街，而爲下毛。瘃，足寒裂也。

足少陽之上，氣血盛則通髯美長，血多氣少則通髯美短，血少氣多則少鬚，氣血皆少則無鬚，感於寒濕則善痹，骨痛爪枯也。足少陽之下，血氣盛則脛毛美長，外踝肥，血多氣少則脛毛美短，外踝皮堅而厚，血少氣多則胻毛少，外踝皮薄而軟，血氣皆少則無毛，外踝瘦〔1〕無肉。

足少陽之上者，下大迎、加頰車，而爲鬚髯。在頤曰鬚，在頰曰髯。足少陽之下者，出膝外，抵絕骨，而爲脛毛。

足太陽之上，血氣盛則美眉，眉有毫毛，血多氣少則惡眉，面多少理，血少氣多則面多肉，血氣和則美色。足太陽之下，血氣盛則跟肉滿，踵堅，氣少血多則瘦，跟空，血氣皆少則喜轉筋，踵下痛。

足太陽之上者，起目眥，上額顱，而爲眉。足太陽之下者，貫腨腸，出外踝，而爲循踵。

手陽明之上，血氣盛則髭美，血少氣多則髭惡，血氣皆少則無髭。手陽明之下，血氣盛則腋下毛美，手魚肉以溫，血氣皆少則手瘦以寒。

手陽明之上者，挾口，交人中，而爲髭。口上曰髭，口下曰鬚。手陽明之下者，從臑外上肩，而爲腋毛。

手少陽之上，血氣盛則眉美以長，耳色美，血氣皆少則耳焦惡色。手少陽之下，血氣盛則手捲多肉以溫，血氣皆少則寒以瘦，氣少血多則瘦以多脈。

手少陽之上者，出耳前，交銳眥，而爲眉。手少陽之下者，起名指〔2〕，循手表，而走腕。

---

〔1〕 瘦　原作“瘦”，形近之誤，據《靈樞·陰陽二十五人》改。
〔2〕 名指　即無名指。

手太陽之上，血氣盛則有多鬚，面多肉以平，血氣皆少則面瘦惡色。手太陽之下，血氣盛則掌肉充滿，血氣皆少則掌瘦以寒。

手太陽之上者，循頸，上頰，而爲鬚。手太陽之下者，起小指，循外踝，而上臂。

黃帝曰：二十五人者，刺之有約乎？岐伯曰：美眉者，足太陽之脈，氣血多，惡眉者，氣血少，其肥而澤者，血氣有餘，肥而不澤者，氣有餘，血不足，瘦而不澤者，氣血俱不足。審察其形氣有餘不足而調之，可以知逆順矣。

黃帝曰：刺陰陽逆順奈何？岐伯曰：按其寸口人迎，以調陰陽，切循其經絡之凝澀。結而不通者，此於身，皆爲痛痹，甚則不行，故凝澀。凝澀者，致氣以溫之，血和乃止。其結絡者，脈結血不和，決之乃行。故曰：氣有餘於上者，導而下之，氣不足於上者，推而休之，其稽留不至者，因而迎之，寒與熱爭者，導而行之，其宛陳血不結者，則而與之，必明於經隧，乃能持之。必先明知二十五人，則血氣之所在，左右上下，刺約畢矣。

必明於經隧，乃能持之，明於經隧之滑澀行止，乃能維持之，而得其平也。

黃帝曰：婦人無鬚者，無氣無血乎？岐伯曰：衝脈、任脈、皆起於胞中，上循背裏，爲經絡之海。其浮而外者，循腹右上行，會於咽喉，別而絡脣口。血氣盛則充膚熱肉，血獨盛則澹滲皮膚，生毫毛。今婦人之生，有餘於氣，不足於血，以其數脫血也，衝任之脈，不榮口脣，故鬚不生焉。黃帝曰：士人有傷於陰，陰氣[1]絶而不起，陰不用，然其鬚不去，其故何也？宦者獨去何也？願聞其故。岐伯曰：宦者去其宗筋，傷其衝脈，血瀉不復，皮膚內結，脣口不榮，故鬚不生。黃帝曰：其天宦者，未嘗被傷，不脫於血，然其鬚不生，其故何也？岐伯曰：此天之所

────────────────

〔1〕 陰氣　"陰"，陰器。《史記·呂不韋傳》："乃私求大陰人嫪毐爲舍人。""陰氣"，亦陰器。

不足也，其任衝不盛，宗筋不成，有氣無血，脣口不榮，故髭不生。

天宦，生而宦者也。

黃帝曰：善乎哉！聖人之通萬物也，若日月之光影，音聲鼓響，聞其聲而知其形，其非夫子，孰能明萬物之精。是故聖人視其顏色，黃赤者多熱氣，青白者少熱氣，黑色者多血少氣。美眉者，太陽多血，通髯極鬚者，少陽多血，美鬚者，陽明多血，此其時〔1〕然也。夫人之常數，太陽常多血少氣，少陽常多氣少血，陽明常多氣多血，厥陰常多血少氣，少陰常少血多氣，太陰常多血少氣，此天之常數也。以上二段〔2〕，舊誤在五音五味。

通髯極鬚，其髯上下相通，而至於鬚也。

五音五味五十七〔3〕

右徵與少徵，調右手太陽上。左商與左徵，調左手陽明上。少徵與太宮，調左手陽明上。右角與太角，調右足少陽下。太徵與少徵，調左手太陽上。衆羽與少羽，調右足太陽下。少商與右商，調右手太陽下。桎羽與衆羽，調右足太陽下。少宮與太宮，調右足陽明下。判角與少角，調右足少陽下。鈇商與上商，調足陽明下。鈇商與上角，調左足太陽下。太宮與上角，同右足陽明上。左角與太角，同左足陽明上。少羽與太羽，同右足太陽下。左商與右商，同左足陽明上。加宮與太宮，同左足少陽上。質判與太宮，同左手太陽下。判角與太角，同左足少陽下。太羽與太角，同右足太陽上。太角與太宮，同右足少陽上。右徵、質徵、少徵、上徵、判徵。右角、鈇角、上角、太角、判角。右商、少商、鈇商、上商、左商。少宮、上宮、太宮、加宮、左宮。衆羽、桎羽、上羽、太羽、少羽。上徵與右徵同，穀麥，畜羊，果杏，手少陰，藏心，色赤，味苦，時夏。上羽與太羽同，穀大豆，畜彘，果栗，足少陰，藏腎，色黑，味鹹，時冬。上宮

---

〔1〕 時　常也。《論語・學而》：“學而時習之。”
〔2〕 以上二段　指“黃帝曰：婦人無鬚者……此天之常數也”二段。
〔3〕 五十七　原脫，據目錄補。

與太宮同，穀稷，畜牛，果棗，足太陰，藏脾，色黃，味甘，時
季夏。上商與右商同，穀黍，畜雞，果桃，手太陰，藏肺，色
白，味辛，時秋。上角與太角同，穀麻，畜犬，果李，足厥陰，
藏肝，色青，味酸，時春。

　　此明陰陽二十五人之義。文多錯誤，難可強解。

〔病論〕〔1〕

口問五十八〔2〕

　　黃帝閒居，辟左右而問於岐伯曰：余已聞九鍼之經，論陰陽
逆順六經已畢，願得口問。岐伯避席再拜曰：善乎哉問也，此先
師之所口傳也。黃帝曰：願聞口傳。岐伯答曰：夫百病之始生
也，皆生於風雨寒暑，陰陽喜怒，飲食居處，大驚卒恐。則血氣
分離，陰陽破散，經絡厥絕，脈道不通，陰陽相逆，衛氣稽留，
經脈虛空，血氣不次，乃失其常。論不在經者，請道其方。

　　血氣不次，錯亂不循次序也。

　　黃帝曰：人之欠者，何氣使然？岐伯答曰：衛氣晝日行於陽，夜
半則行於陰，陰者主夜，夜者臥，陽者主上，陰者主下。陰氣積於下，
陽氣未盡，陽引而上，陰引而下，陰陽相引，故數欠。陽氣盡，陰氣
盛，則目瞑，陰氣盡而陽氣盛，則寤矣。瀉足少陰，補足太陽。

　　欠者，張口呵氣也。衛氣晝行於陽，夜行於陰，陽動則寤，陰靜
則寐，日暮陽衰，而未至遽盡，陰引而下，陽引而上，陰陽相引，故
數欠伸。陽盡陰盛，蟄藏得政，則目瞑，陰盡陽盛，生發當令，則人
寤。瀉足少陰，補足太陽，陽旺而陰不能引，則欠止矣。

　　黃帝曰：人之噦者，何氣使然？岐伯曰：穀入於胃，胃氣上
注於肺。今有故寒氣與新穀氣俱還入於胃，新故相亂，真邪相
攻，氣并相逆，復出於胃，故爲噦。補手太陰〔3〕，瀉足少陰。

　　故寒新穀，入於胃中，新故相亂，正邪相攻，氣并相逆，復

---

〔1〕　病論　原無，據目錄補。
〔2〕　五十八　原脫，據目錄補。
〔3〕　陰　原作“陽”，據《靈樞·口問》及本節黃解改。

出於胃，故爲噦也。補手太陰，瀉足少陰，肺氣下行，則噦止矣。水寫土燥，胃降則肺收矣。

黃帝曰：人之唏者，何氣使然？岐伯曰：此陰氣盛而陽氣虛，陰氣疾而陽氣徐，陰氣盛而陽氣絕，故爲唏。補足太陽，瀉足少陰。

唏，歔欷也。悲歎歔欷，陰慘之象，故爲陰盛陽虛。

黃帝曰：人之噫者，何氣使然？岐伯曰：寒氣客於胃，厥氣從下上散，復出於胃，故爲噫。補足太陰、陽明，一曰補眉本也。

寒氣在胃，胃氣上逆，故爲噫。噫者，食停而噯氣也。此脾胃之虛，故補足太陰、陽明。眉本，足太陽之攢竹也。

黃帝曰：人之嚏者，何氣使然？岐伯曰：陽氣和利，滿於心，出於鼻，故爲嚏。補足太陽，榮眉本，一曰眉上也。

肺竅於鼻，陽氣和利，滿於心部，不及下行，逆行而上，出於鼻竅，故爲嚏。此陽氣不降，補足太陽而榮其眉本，使藏氣得政而陽降於下也。眉上，足太陽之曲差也，亦與攢竹同治。

黃帝曰：人之太息者，何氣使然？岐伯曰：憂思則心系急，心系急則氣道約，約則不利，故太息以伸之。補手少陰、心主、足少陽，留之也。

憂思鬱結，心系急而氣道約，約則氣息不利，故太息以伸出之。補手少陰、心主、足少陽，留之雙益君相之火，使之下根，陰退濕消，肺胃下行，氣道自開矣。

黃帝曰：人之哀而泣涕出者，何氣使然？岐伯曰：心者，五藏六府之主也，目者，宗脈之所聚也，上液之道也，口鼻者，氣之門戶也。悲哀愁憂則心動，心動則五藏六府皆搖，搖則宗脈感，宗脈感則液道開，液道開故泣涕出焉。液者，所以灌精濡空竅者也，故上液之道開則泣，泣不止則液竭，液竭則精不灌，精不灌則目無所見矣，故命曰奪精。補天柱，經挾頸。

心爲藏府之主，目爲宗脈所聚，上液之道，口鼻爲氣之門戶。悲哀愁憂，動其心君，心動則藏府搖而宗脈感，液道開而門戶牖，故泣涕出焉。泣出於目，涕出於鼻。液者，所以灌精而濡空竅者也，液道開而泣不止，則液竭而精不灌，精不灌則目無所見，故命曰奪精。補太陽之天柱，以益其水，其經挾頸項之後，其穴在柱骨之旁也。

黃帝曰：人之涎下者，何氣使然？岐伯曰：飲食者，皆入於胃，胃中有熱則蟲動，蟲動則胃緩，胃緩則廉泉開，故涎下。補足少陰。

廉泉，任脈穴。補足少陰，以清胃氣也。

黃帝曰：人之軃者，何氣使然？岐伯曰：胃不實則諸脈虛，諸脈虛則筋脈懈惰，筋脈懈惰則行陰用力，氣不能復，故爲軃。因其所在，補分肉間。軃，音朵。

軃，戰搖也。胃弱脈虛，筋脈懈惰，益以行陰用力，入房。氣不能復，故爲軃。因其所在之處，補分肉之間，以助其胃也。

黃帝曰：人之振寒者，何氣使然？岐伯曰：寒氣客於皮膚，陰氣盛，陽氣虛，故爲振寒寒慄。補諸陽。

寒客皮毛，陰盛陽虛，鼓動於中，不能外發，故爲振寒寒慄。補諸陽者，手足六經之陽也。

黃帝曰：人之耳中鳴者，何氣使然？岐伯曰：耳者，宗脈之所聚也，胃中空則宗脈虛，虛則下溜，脈有所竭，故耳鳴。補客主人、手大指爪甲上與肉交者也。

胃氣空乏，宗脈虛弱，清氣下溜，濁氣上逆，脈有所竭，故耳鳴。竭者，濁陰盛而清陽竭也。足少陽脈循兩耳，自頭走足，補足少陽之客主人，使之降也。手大指爪甲上與肉交者，手太陰之少商，補之使其收斂濁氣而下行也。

黃帝曰：人之自齧舌者，何氣使然？岐伯曰：此厥逆走上，脈氣輩至也。少陰氣至則齧舌，少陽氣至則齧頰，陽明氣至則齧脣矣。視主病者，則補之。

厥逆走上，脈氣輩至，厥逆之氣走於上焦，脈氣群輩而至也。少陰之脈連舌本，故氣至則齧舌。少陽之脈循耳頰，故氣至則齧頰。陽明之脈環脣口，故氣至則齧脣。氣至者，氣壅而不行也。視主病者補之，何經主病，則補何經也。

凡此十二邪者，皆奇邪之走空竅者也，故邪之所在，皆爲不足。上氣不足，腦爲之不滿，耳爲之苦鳴，頭爲之苦傾，目爲之眩。中氣不足，溲便爲之變，腸爲之苦鳴。下氣不足，則爲痿厥，心悗。

上氣不足，清陷濁逆，故腦虛、耳鳴、頭傾、目眩。中氣不足，脾鬱肝陷，故溲便變色，氣滯腸鳴。下氣不足，陽逆陰陷，故骸足痿厥，心宮痞悗。

黃帝曰：治之奈何？岐伯曰：腎主爲欠，取足少陰。肺主爲噦，取手太陰、足少陰。唏者，陰與陽絕，補足太陽，瀉足少陰。噫者，補足太陰、陽明。嚏者，補足太陽眉本。太息，補手少陰、心主、足少陽，留之。泣出，補天柱，經挾頸，挾頸者，頭中分也。涎下，補足少陰。癉，因其所在，補分肉閒。振寒者，補諸陽。耳鳴，補客主人、手大指爪甲上與肉交者。自齧舌，視主病者，則補之。目眩頭傾，補足外踝下，留之。痿厥心悗，刺足大指閒上二寸，留之，一曰足外踝下，留之。

足外踝下，足太陽之崑崙也。足大指閒上二寸，足厥陰之太衝也。留之，留鍼也。

五藏氣：肝主語，心主噫，脾主吞，肺主咳，腎主欠。六府氣：膽爲怒，胃爲氣逆、爲噦，大腸小腸爲泄，膀胱不約爲遺溺，下焦溢爲水，是謂五氣所病也。五并：精氣并肝則怒，并心則喜，并脾則憂，并肺則悲，并腎則恐，是謂五精之氣并於藏也。五藏：肝藏魂，心藏神，脾藏意，肺藏魄，腎藏精，此五藏所藏也。五主：肝主筋，心主脈，脾主肉，肺主皮，腎主骨，此五藏所主也。五液：肝主淚，心主汗，脾主涎，肺主涕，腎主唾，此五液所出也。五惡：肝惡風，心惡熱，脾惡濕，肺惡燥，腎惡寒，此五藏所惡也。五勞：久行傷筋，久視傷血，久坐傷肉，久臥傷氣，久立傷骨，此五勞所病也。五味：酸入肝，苦入心，甘入脾，淡入胃，辛入肺，鹹入腎，是謂五味。五走：酸走筋，苦走血，甘走肉，辛走氣，鹹走骨，是謂五走也。五裁：病

在筋，無食酸，病在血，無食苦，病在肉，無食甘，病在氣，無
食辛，病在骨，無食鹹。口嗜而欲食之，不可多矣，必自裁也，
命曰五裁。五發：陰病發於骨，陽病發於血，陰病發於肉，陽病
發於冬，陰病發於夏，是謂五發。五邪：邪入於陽，則爲狂，邪
入於陰，則爲痹，邪入於陽，搏則爲巓疾，邪入於陰，搏則爲
瘖，陽入之於陰則靜，陰出之陽則怒，是謂五邪。

　　此與《素問·宣明五氣篇》同。

　　陽明多血多氣，太陽多血少氣，少陽多氣少血，太陰多血少
氣，厥陰多血少氣，少陰多氣少血。故曰刺陽明出血氣，刺太陽
出血惡氣，刺少陽出氣惡血，刺太陰出血惡氣，刺厥陰出血惡
氣，刺少陰出氣惡血也。足陽明太陰爲表裏，少陽厥陰爲表裏，
太陽少陰爲表裏，是謂足之陰陽也。手陽明太陰爲表裏，少陽心
主爲表裏，太陽少陰爲表裏，是謂手之陰陽也。形樂志苦，病生
於脈，治之以灸刺。形苦志樂，病生於筋，治之以熨引。形樂志
樂，病生於肉，治之以鍼石。形苦志苦，病生於咽嗌，治之以甘
藥。形數驚恐，筋脈不通，病生於不仁治之以按摩醪藥，是謂五
形志也。二段〔1〕舊誤在九鍼論。

　　此與《素問·血氣形志》相同。

大惑論五十九〔2〕

　　黃帝問於岐伯曰：余嘗上於清冷之臺，中階而顧，匍匐而
前，則惑。余私異之，竊内怪之，獨瞑獨視，安心定氣，久而不
解。獨搏獨眩披髮長跪，俛而視之，復久之不已也。卒然自上，
何氣使然？岐伯對曰：五藏六府之精氣，皆上注於目而爲之精。
精之窠爲眼，骨之精爲瞳子，筋之精爲黑眼，血之精爲絡，其窠
氣之精爲白眼，肌肉之精爲約束，裹擷筋骨血氣之精，而與脈并
爲系，上屬於腦，後出於項中。故邪中於項，因逢其身之虛，其
入深，則隨眼系以入於腦，入於腦則腦轉，腦轉則引目系急，目

　〔1〕　二段　指"五藏氣：肝主語……是謂五形志也"二段。
　〔2〕　五十九　原脱，據目錄補。

系急則目眩以轉矣。邪中其精，其精所中不相比也則精散，精散
則視岐，視岐故見兩物。

精之窠爲眼，精之窠穴，開兩竅而爲眼也。骨之精爲瞳子，
腎主骨而藏精，瞳子者，陽中之陰根也。筋之精爲黑眼，肝主
筋，黑眼者，瞳子外之黑睛也。血之精爲絡，心主脈而藏血，絡
者，白精之紅絲也。其窠氣之精爲白眼，肺主氣而色白，黑精外
之白睛也。肌肉之精爲約束，脾主肌肉，目之上下網也，約束目
外。裹擷筋骨氣血之精，而與宗脈并爲目系，上屬腦，後出於項
中。故邪中於項，因逢其身之虛，而其入深，則隨眼系以入於
腦，腦轉系急，則目眩以轉矣。邪中其精，其精所中之處不相比
合，精散視岐，故見兩物。

瞳子、黑眼法於陰，白眼、赤脈法於陽，故陰陽合傳而精明
也。目者，五藏六府之精也，營衛魂魄之所常營也，神氣之所生
也。目者，心使也，心者，神之舍也，神勞則魂魄散，志意亂，
神精亂而不轉，卒然見非常處，精神魂魄，散不相得，故曰
惑也。

目者，心使也，心者，神之舍也，心藏神，神明則見，故目
之視物，心所使也。

黃帝曰：余疑其然。余每之東苑，未嘗不惑，去之則復，余
惟獨爲東苑勞神乎？何其異也？岐伯曰：不然也。心有所喜，神
有所惡，卒然相感，則精氣亂，視誤，故惑，神移乃復。是故閒
者爲迷，甚者爲惑。

唯，思也。閒，差也。

黃帝曰：人之善忘者，何氣使然？岐伯曰：上氣不足，下氣
有餘，腸胃實而心肺虛，虛則營衛留於下，久之不以時上，故善
忘也。

上氣不足，失根於下，下氣有餘，孤陰獨旺，陽泄不藏，腸
胃下實而心肺上虛，虛則營衛俱陷，留於下焦，久之不以時上，
精不藏神，故善忘也。

黃帝曰：人之善飢而不嗜食者，何氣使然？岐伯曰：精氣并

於脾，熱氣留於胃，胃熱則消穀，消穀故善飢。胃氣逆上，則胃
脘塞，故不嗜食也。

　　胃氣逆上，上脘填塞，故不嗜食也。

　　黃帝曰：病而不得臥者，何氣使然？岐伯曰：衛氣不得入於
陰，常留於陽，留於陽則陽氣滿，陽氣滿則陽蹻盛，不得入於陰
則陰氣虛，故目不瞑矣。

　　衛氣夜不入陰，故不得臥。

　　黃帝曰：病目而不得視者，何氣使然？岐伯曰：衛氣留於
陰，不得行於陽，留於陰則陰氣盛，陰氣盛則陰蹻滿，不得入於
陽則氣虛，故目閉也。

　　衛氣出於目，則目開而能視，衛不入陽，故目閉也。

　　黃帝曰：人之多臥者，何氣使然？岐伯曰：此人腸胃大而皮
膚濕，而分肉不解焉。腸胃大則衛氣留久，皮膚濕而分肉不解，
則其行遲。夫衛氣者，晝日常行於陽，夜行於陰，陽氣盡則臥，
陰氣盡則寤。故腸胃大則衛氣行留久，皮膚濕，分肉不解則行
遲。留於陰也久，其氣不精則欲瞑，故多臥矣。其腸胃小，皮膚
滑以緩，分肉解利，衛氣之留於陽也久，故少瞑焉。

　　分肉不解，不解利也。

　　黃帝曰：其非常經也，卒然多臥者，何氣使然？岐伯曰：邪
氣留於上焦，上焦閉而不通，已食若飲湯，衛氣久留於陰而不
行，故卒然多臥焉。

　　非常經者，平常不然也。邪留上焦，上焦閉塞，益以食飲，
中氣愈阻，故衛氣久留陰分而不上行，故卒然多臥。

　　黃帝曰：善。治此諸邪奈何？岐伯曰：先其藏府，誅其小
過，後調其氣，盛者瀉之，虛者補之，必先明知其形志之苦樂，
定乃取之。

　　定者，已經審定也。

靈樞懸解卷七終

九宮八風六十[2]

太乙常以冬至之日，居叶蟄之宮四十六日，明日居天留四十六日，明日居倉門四十六日，明日居陰洛四十五日，明日居天宮四十六日，明日居玄委四十六日，明日居倉果四十六日，明日居新洛四十五日，明日復居叶蟄之宮，曰冬至矣。太乙日游，以冬至之日，居叶蟄之宮，數所在日，從一處至九日，復反於一。常如是無已，終而復始。

太乙即北極。中宮天極星，其一明者，太乙之所居也。北極居中不動，而斗之七星，環運於外。北極，天之樞也。《論語》：譬如北辰，居其所而眾星拱之。自一至四爲魁，自五至七爲杓，斗杓旋指十二辰，以立月建。正月指寅，二月卯，三月辰，四月巳，五月午，六月未，七月申，八月酉，九月戌，十月亥，十一月子，十二月丑。一歲八節，太乙移居八宮。周歲三百六十六日，分屬八宮，每宮得四十六日。冬至之日，居叶蟄之宮四十六日，即坎宮也。明日四十六日之明日，自立春日始。居天留四十六日，即艮宮也。明日春分。居倉門四十六日，即震宮也。明日立夏。居陰洛四十五日，即巽宮也。明日夏至。居天宮四十六日，即離宮也。明日立秋。居玄委四十六日，即坤宮也。明日秋分。居倉果四十六日，即兌宮也。明日立冬。居新洛四十五日，即乾宮也。乾爲天

---

〔1〕賊邪　原無，據目錄補。
〔2〕六十　原脫，據目錄補。

門，巽爲地戶，天不足西北，地不足東南，故兩宮止〔1〕四十五日。合之中央招搖〔2〕，是爲九宮。太乙按節移居，周而復始。

太乙移日，天必應之以風雨，以其日風雨則吉，歲美民安少病矣。先之則多雨，後之則多旱。太乙在冬至之日有變，占在君，太乙在春分之日有變，占在相，太乙在中宮之日有變，占在吏；太乙在秋分之日有變，占在將，太乙在夏至之日有變，占在百姓。所謂有變者，太乙居五宮之日，病〔3〕風折樹木，揚沙石。各以其所主占貴賤，因視風所來而占之。風從其所居之鄉來，爲實風，主生，長養萬物，從其衝後來，爲虛風，傷人者也，主殺，主害。謹候虛風而避之，故聖人日避虛邪〔4〕之道，如避石矢然，邪弗能害，此之謂也。

冬至、夏至、春分、秋分四正之宮，合之中宮，是謂五宮。風自其所居之鄉來，如冬至之北風，夏至之南風，春分之東風，秋分之西風是也。從其衝後來，謂從其對面來，如冬之南風，夏之北風是也。

是故太乙入徒，立於中宮，以朝八風，以占吉凶也。風從南方來，名曰大弱風，其傷人也，內舍於心，外在於脈，其氣主爲熱。風從西南方來，名曰謀風，其傷人也，內舍於脾，外在於肌，其氣主爲弱。風從西方來，名曰剛風，其傷人也，內舍於肺，外在於皮膚，其氣主爲燥。風從西北方來，名曰折風，其傷人也，內舍於小腸，外在於手太陽脈，脈絕則溢，脈閉則結不通，善暴死。風從北方來，名曰大剛風，其傷人也，內舍於腎，外在於骨與肩背〔5〕之膂筋，其氣主爲寒。風從東北方來，名曰凶風，其傷人也，內舍於大腸，外在於兩脇腋骨下及肢節。風從

---

〔1〕 止 僅也。《詩・周南・關雎》序箋：“今謂此序，止是關雎之序。”

〔2〕 招搖 星名。在北斗杓端。《禮・曲禮》：“招搖在上。”《釋文》：“北斗第七星。”

〔3〕 病 《廣雅・釋詁》：“病，苦也。”

〔4〕 虛邪 原作“邪虛”，據《靈樞・九宮八風》及醫理乙轉。

〔5〕 背 原作“臂”，據《靈樞・九宮八風》改。

東方來，名曰嬰兒風，其傷人也，內舍於肝，外在於筋紐，其氣
主爲身濕。風從東南方來，名曰弱風，其傷人也，內舍於胃，外
在於肌肉，其氣主體重。此八風皆從其虛之鄉來，乃能病人。三
虛相摶，則爲暴病卒死。兩實一虛，病則爲淋露寒熱。犯其雨濕
之地，則爲痿。故聖人避風如避石矢焉。其有三虛，而偏中於風
邪，則爲擊仆偏枯矣。

　　風從南方來，謂冬至四十六日。八風皆然，故曰從其虛之鄉
來。三虛，義詳歲露論，乘年之衰，逢月之空，失時之和也。
摶，聚也，謂三虛相合也。淋露，淋帶之證也。

歲露論六十一〔1〕

　　黃帝問於少師曰：余聞四時八風之中人也，故有寒暑，寒則
皮膚急而膝理閉，暑則皮膚緩而膝理開。賊風邪氣，因得以入
乎？將必須八正虛邪，乃能傷人乎？少師答曰：不然。賊風邪氣
之中人也，不得以時，然必因其開也，其入深，其內極病，其病
人也卒暴，因其閉也，其入淺以留，其病人也徐以遲。黃帝曰：
有寒溫和適，膝理不開，然有卒病者，其故何也？少師答曰：帝
弗知邪入乎？雖平居，其膝理開閉緩急，其故常有時也。黃帝
曰：可得聞乎？少師曰：人與天地相參也，與日月相應也。故月
滿則海水西盛，人血氣積，肌肉充，皮膚緻，毛髮堅，膝理郄，
煙垢著。當是之時，雖遇賊風，其入淺不深。至其月郭空，則海
水東盛，人氣血虛，其衛氣去，形獨居，肌肉減，皮膚縱，膝理
開，毛髮殘，煙垢落。當是之時，遇賊風則其入深，其病人也卒
暴。黃帝曰：其有卒然暴病暴死者，何也？少師答曰：三虛者，
其死暴疾也，得三實者，邪不能傷人也。黃帝曰：願聞三虛。少
師曰：乘年之衰，逢月之空，失時之和，因爲賊風所傷，是謂三
虛。故論不知三虛，工反爲粗。黃帝曰：願聞三實。少師曰：逢
年之盛，遇月之滿，得時之和，雖有賊風邪氣，不能危之也。黃
帝曰：善乎哉論！明乎哉道！請藏之金匱，命曰三實。然此一夫

_____

〔1〕　六十一　原脱據目錄補。

之論也，願聞歲之所以皆同病者，何因而然？少師曰：此八風之候也。黃帝曰：候之奈何？少師曰：候此者，常以冬至之日，太乙立〔1〕於叶蟄之宮，其至也，天必應之以風雨者矣。風雨從南方來者，爲虛風，賊傷人者也。其以夜半至也，萬民皆卧而弗犯也，故其歲民少病。其以晝至者，萬民懈惰而皆中於虛風，故萬民多病。虛邪入客於骨而不發於外，至其立春，陽氣大發，腠理開，因立春之日，風從西方來，萬民又皆中於虛風，此兩邪相搏，經氣結代者矣。故諸逢其風而遇其雨者，命曰遇歲露焉。因歲之和，而少賊風者，民少病而少死，歲多賊風邪氣，寒溫不和，則民多病而死矣。黃帝曰：虛邪之風，其所傷貴賤何如？候之奈何？少師曰：正月朔日，太乙居天留之宮，其日西北風，不雨，人多死矣。正月朔日，平旦北風，春，民多死。正月朔日，平旦北風行，民病多者，十有三也。正月朔日，日中北風，夏，民多死。正月朔日，夕時北風，秋，民多死。終日北風，大病死者十有六。正月朔日，風從南方來，命曰旱鄉，從西方來，命曰白骨將，國有殃，人多死亡。正月朔日，風從東方來，發屋，揚沙石，國有大災也。正月朔日，風從東南方行，春有死亡。正月朔日，天温和不風，糴賤，民不病，天寒而風，糴貴，民多病。此所謂候歲之風，戕傷人者也。二月丑不風，民多心腹病。三月戌不温，民多寒熱。四月巳不暑，民多癉病。十月申不寒，民多暴死。諸所謂風者，皆發屋，折樹木，揚沙石，起毫毛，發腠理者也。郄、隙同。戕、殘同。

　　乘年之衰，如五運陰年，歲氣不及，又遇六氣之邪剋之是也。逢月之空，即月郭空也。失時之和，春不温，夏不熱，秋不涼，冬不寒也。經氣結代，即脈結代。兩邪相合，外束皮毛，經脈壅遏，故病結代。結代者，動而中止也。旱鄉，南方火位，火旺則旱也。白骨將，西方金位，金主殺，如好殺之將，白骨成丘也。

_____

〔1〕 立（wèi 謂）　通“位”。《春秋》：“公即立。”

賊風六十二〔1〕

黃帝問於岐伯曰：人有八虛，各何以候？岐伯答曰：以候五藏。黃帝曰：候之奈何？岐伯曰：肺心有邪，其氣留於兩肘，肝有邪，其氣留於兩腋，脾有邪，其氣留於兩髀，腎有邪，其氣留於兩膕。凡此八虛者，皆機關之室，真氣之所過，血絡之所遊。邪氣惡血，固不得住留，住留則傷筋絡骨節，機關不得屈伸，故病攣也。

八虛皆身之大關節，邪氣伏留之所也。此段舊誤在邪客。

黃帝曰：夫子言賊風邪氣之傷人也，令人病焉，今有其不離屏蔽，不出室穴之中，卒然病者，非不離賊風邪氣，其故何也？岐伯曰：此皆嘗有所傷於濕氣，藏於血脈之中，分肉之間，久留而不去，若有所墮墜，惡血在內而不去。卒然喜怒不節，飲食不適，寒溫不時，腠理閉而不通，其開而遇風寒，血氣凝結，與故邪相襲，則爲寒痺。其有熱則汗出，汗出則受風，雖不遇賊風邪氣，必有因加而發焉。黃帝曰：今夫子之所言者，皆病人之所自知也。其毋所遇邪氣，又毋怵惕之所志，卒然而病者，其故何也？唯有因鬼神之事乎？岐伯曰：此亦有故邪留而未發，因而志有所惡，及有所慕，血氣內亂，兩氣相搏，其所從來者微，視之不見，聽而不聞，故似鬼神。黃帝曰：其祝而已者，其故何也？岐伯曰：先巫者，因知百病之勝，先知其病之所從生者，可祝而已也。

舊有濕氣，或有惡血，阻其經脈，梗而不流。偶因喜怒飲食乖常失度，傷其藏府，邇時適逢寒溫不時，感其皮毛。寒則腠理閉而不通，溫則孔竅開而遇風寒，風寒閉束，血氣凝結，與故邪相襲，濕氣、惡血。則爲寒痺。其開而遇風寒，以其有熱則汗出，汗出則受風也。此雖不遇賊風邪氣，亦必有所因加而發焉，所以病也。

黃帝問於岐伯曰：經言夏日傷暑，秋病瘧，瘧之發以時，其

故何也？岐伯對曰：邪客於風府，病循膂而下，衛氣一日一夜，大會於風府，其明日日下一節，故其日作晏。此其先客於脊背也，故每至於風府則腠理開，腠理開則邪氣入，邪氣入則病作，此以所日作益晏也。衛氣之行於風府，日下一節，二十一日下至尾骶，二十二日入脊内，注於伏衝之脈，其行九日，出於缺盆之中，其氣上行，故其作稍益早。其内搏於五藏，橫連募原，其道遠，其氣深，其行遲，不能日作，故次日乃蓄積而作焉。黃帝曰：衛氣每至於風府，腠理乃發，發則邪入焉。其衛氣日下一節，則不當風府，奈何？岐伯曰：風府無常，衛氣之所應，必開其腠理，氣之所舍，則其府也。黃帝曰：善。夫風之與瘧也，相與同類，而風常在，而瘧特以時休，何也？岐伯曰：風氣留其處，瘧氣隨經絡，沉以内搏，故衛氣應乃作也。黃帝曰：善。

此與《素問·瘧論》同。此段舊誤在歲露論。

邪客六十三〔1〕

黃帝問於伯高曰：夫邪氣之客人也，或令人目不瞑，不臥出者，何氣使然？伯高曰：五穀入於胃也，其糟粕、津液、宗氣，分爲三隧。故宗氣積於胸中，出於喉嚨，以貫心肺，而行呼吸焉。營氣者，泌其津液，注之於脈，以化爲血，以營四末，内注五藏六府，以應刻數焉。衛氣者，出其悍氣之慓疾，而先行於四末分肉皮膚之間，而不休者也。晝日行於陽，夜行於陰，常從足少陰之分間，行於五藏六府。今厥氣客於五藏六府，則衛氣獨衛其外，行於陽，不得入於陰。行於陽則陽氣盛，陽氣盛則陽蹻滿，不得入於陰則陰虛，故目不瞑。

衛氣晝行於陽，夜行於陰。詳見衛氣行篇。其行於陰也，常從足少陰之分間，經脈分部之間。行於五藏六府。衛氣入陰，陽藏不泄，故静而能寐。今厥氣客於五藏六府，下焦陰氣，厥逆上行。陰凝寒旺，陽根虛敗，則衛氣獨衛其外，但行於陽，不得入於陰。行於陽則陽氣盛，陽氣盛則陽蹻之脈滿，不得入於陰則陰中之陽

---

〔1〕 六十三　原脱，據目録補。

虛，陽氣失藏，故目不瞑也。

黃帝曰：善。治之奈何？伯高曰：補其不足，瀉其有餘，調其虛實，以通其道，而去其邪。飲以半夏湯一劑，陰陽已通，其臥立致。黃帝曰：善。此所謂決瀆壅塞，經絡大通，陰陽和得者也。願聞其方。伯高曰：其湯方以流水千里以外者八升，揚之萬遍，取其清五升，煮之，炊以葦薪，火沸，置秫米一升，製半夏五合，徐炊，令竭爲一升半，去其滓，飲汁一小杯，日三稍益，以知其度。其病新發者，覆杯則臥，汗出則已矣。久者，三飲而已也。

治法：先以鍼補其不足，瀉其有餘，調其陰陽虛實，以通其道路，而去其裏邪。乃飲以半夏湯一劑，陰陽已通，其臥立致。蓋不臥之原，因於裏陰內凝，胃氣不降，衛泄而陽蟄也。流水、秫米，利水泄濕，半夏降胃逆以蟄陽氣，胃土降蟄，陽氣下根，則臥寐立致矣。決瀆壅塞，決通其壅塞也。秫米，高梁米，赤色大粒，大如菉豆。稭高丈餘，北方皆有之。

〔疾病〕[1]

百病始生六十四[2]

黃帝問於岐伯曰：夫百病之始生也，皆生於風雨寒暑，清濕喜怒。喜怒不節則傷藏，風雨則傷上，清濕則傷下。三部之氣，所傷異類，願聞其會。岐伯曰：三部之氣各不同，或起於陰，或起於陽，請言其方。喜怒不節則傷藏，藏傷則病起於陰也，清濕襲虛，則病起於下，風雨襲虛，則病起於上，是謂三部。至於其淫泆，不可勝數。黃帝曰：余固不能數，故問先師，願卒聞其道。岐伯曰：風雨寒熱，不得虛，邪不能獨傷人。卒然逢疾風暴雨而不病者，蓋無虛，故邪不能獨傷人。此必因虛邪之風，與其身形，兩虛相得，乃客其形。兩實相逢，衆人肉堅，不中於虛邪

---

〔1〕 〔疾病〕 原無，據目錄補。

〔2〕 六十四 原脫，據目錄補。

也。因於天時，與其身形，參以虛實，大病乃成。氣有定舍，因處爲名，上下中外，分爲三員。

三員，即三部也。

是故虛邪之中人也，始於皮膚，皮膚緩則腠理開，開則邪從毛髮入，入則抵深，深則毛髮立，毛髮立則淅然，故皮膚痛。留而不去，則傳舍於絡脈，在絡之時，痛於肌肉，其痛之時息，大經乃代。留而不去，傳舍於經，在經之時，洒淅[1]喜驚。留而不去，傳舍於腧，在腧之時，六經不通，四肢則肢節痛，腰脊乃强。留而不去，傳舍於伏衝之脈，在伏衝之時，體重身痛。留而不去，傳舍於腸胃，在腸胃之時，賁響腹脹，多寒則腸鳴飧泄，食不化，多熱則溏出麋。留而不去，傳舍於腸胃之外，募原之間，留著於脈，稽留而不去，息而成積。或著孫脈，或著絡脈，或著經脈，或著俞脈，或著於伏衝之脈，或著於脊筋，或著於腸胃之募原，上連於緩筋，邪氣淫泆，不可勝論。

痛之時息，大經乃代，痛止則內傳大經，代絡脈而受病也。腧，十二經之腧穴，地在四肢關節之間。邪客腧穴，格阻經脈，故六經不通，肢節痛而腰脊强。伏衝之脈，即衝脈之在脊者。督之伏行者曰伏衝，亦曰伏脊，前行即爲衝脈，實一脈也。溏出麋，便溏而膠粘也。募，腸胃之募穴，原，肓之原也。《素問·病能論》：肓之原，在臍下。肓，足少陰之肓俞是也。腸胃之外，募原之間，其地空虛，邪氣稽留，故止而成積。

黃帝曰：願盡聞其所由然。岐伯曰：其著孫絡之脈而成積者，其積往來上下臂手，孫絡之居也。浮而緩，不能句[2]積而止之，故往來移行腸胃之間。水湊滲注灌，濯濯有音。有寒則䐜滿雷引，故時切痛。其著於陽明之經，則挾臍而居，飽食則益大，飢則益小。其著於緩筋也，似陽明之積，飽食則痛，飢則安。其著於腸胃之募原也，病而外連於緩筋，飽食則安，飢則

---

[1] 洒淅　原作"淅洒"，據《靈樞·百病始生》乙轉。
[2] 句　《類篇》："句，拘也。"《卻掃編》："祗託春風句管來。"

痛。其著於伏衝之脈者，揣之應手而動，發手則熱氣下於兩股，如湯沃之狀。其著於膂筋，在腸後者，飢則積見，飽則積不見，按之不得。其著於腧之脈者，閉塞不通，津液不下，孔竅乾壅。此邪氣之從外入內，從上下也。句，音鉤。

此言感外邪而成內積者。其著於孫絡之脈而成積者，其積往來上下於臂手，是孫絡之所居也。絡脈浮緩，不能句積而留止之，故往來移行於腸胃之閒。周身之水，湊滲注灌，濯濯有音。若再有寒[1]氣凝鬱，則腹滿雷引，故時切痛。其著於陽明之經而成積者，則挾臍而居，陽明經挾臍下行。飽食則益大，飢則益小。其著於緩筋而成積者，緩筋，大筋之支者。亦似陽明之積，飽食則痛，飢則安。其著於腸胃之募原而成積者，病連於緩筋，飽食則安，飢則痛。飽食胃氣壯，故安，飢則胃虛，故痛也。其著於伏衝之脈而成積者，衝脈之下行者，注少陰之大絡，出於氣衝，循陰股內廉，而入膕中，揣之則氣衝應手而動，氣衝，足陽明經穴，亦名曰氣街，毛際兩旁之動脈也。發手則熱氣下於兩股，如熱湯澆沃之狀。其著於膂筋[2]，在腸後脊前者，飢則積見，飽則積不見，按之不得。其著於腧脈者，經脈閉塞不通，津液格而不下，孔竅乾澀壅阻。此皆邪氣之從外入內，從上而下也。此上下二部之病起於陽者。

黃帝曰：積之始生，至其已成奈何？岐伯曰：積之始生，得寒乃生，厥乃成積也。黃帝曰：其成積奈何？岐伯曰：厥氣生足悗，悗生脛寒，脛寒則血脈凝澀，血脈凝澀則寒氣上入於腸胃，入於腸胃則䐜脹，䐜脹則腸外之汁沫迫聚不得散，日以成積。卒然多食飲則腸滿，起居不節，用力過度，則絡脈傷。陽絡傷則血外溢，血外溢則衄血，陰絡傷則血內溢，血內溢則後血，腸胃之絡傷，則血溢於腸外。腸外有寒汁沫與血相搏，則并合凝聚不得散，而成積矣。卒然外中於寒，若內傷於憂怒，則氣上逆，氣上

---

〔1〕寒　原脫，據本節經文補。
〔2〕筋　原作“脈”，據本節經文改。

逆則六腧不通，溫[1]氣不行，凝血蘊裏而不散，津液澀滲，著而不去，而積皆成矣。

厥，逆也。厥乃成積，即下文：氣上逆則六腧不通，溫氣不行，凝血蘊裏，津液澀滲，而積成也。氣厥則生足悗，悗生脛寒，脛寒則血脈凝澀，血脈凝澀則寒氣上入於腸胃而生䐜脹，䐜脹則腸外之汁沫迫聚不散，日以成積，此時但是汁沫凝結而已。再當飲食過度，腸胃充滿之時，而起居不節，用力過度，傷其絡脈。陽絡傷則血外溢於鼻孔，陰絡傷則血內溢於大便，腸胃之絡傷，則血溢於腸外。其衄泄所不盡者，與腸外之寒汁沫兩相摶結，則并合凝聚，而積成矣。再當外中風寒，或因內傷憂怒，經藏壅迫，則氣必上逆，氣逆則六腧不通，六經腧穴，不能旁通。溫氣不行，血中溫氣，不得運行。凝血蘊裏而不散，腸外津液澀滲於此，著而不去，而積皆成矣。此以汁沫而得凝血，凝血而得津液，皆積聚所由成也。

黃帝曰：其生於陰者奈何？岐伯曰：憂思傷心，重寒傷肺，忿怒傷肝，醉以入房，汗出當風傷脾，用力過度，若入房汗出浴則傷腎，此內外三部之所生病者也。黃帝曰：善。治之奈何？岐伯曰：察其所痛，以知其應，有餘不足，當補則補，當寫則寫，毋逆天時，是謂至治。

內外三部，見上文。察其所痛，以知其應，察其何部之所苦，以知其何部之應也。毋逆天時，順時令之陰陽也。

春氣在毛，夏氣在皮膚，秋氣在分肉，冬氣在筋骨。刺此病者，各以其時爲齊。刺肥人者，以秋冬爲之齊，刺瘦人者，以春夏爲之齊。此段舊誤在終始。

齊，準也。

邪氣藏府病形六十五[2]

黃帝問於岐伯曰：邪氣之中人也奈何？岐伯答曰：邪氣之中

---

〔1〕　溫　原作"濕"，據《靈樞·百病始生》及本節黃解改。
〔2〕　六十五　原脫，據目錄補。

人高也。黃帝曰：高下有度乎？岐伯曰：身半以上者，邪中之
也，身半以下者，濕中之也。故曰：邪之中人也，無常，中於陰
則溜於府，中於陽則溜於經。

身半以上，風邪中之，故曰邪中人高。

黃帝曰：陰之與陽也，異名同類，上下相會，經絡之相貫，
如環無端。邪之中人，或中於陽，或中於陰，上下左右，無有恒
常，其故何也？岐伯曰：諸陽之會，皆在於面。其中人也，方乘
虛時，及新用力，若飲食汗出，腠理開而中於邪。中於面，則下
陽明，中於項，則下太陽，中於頰，則下少陽，其中於膺背兩
脇，亦下其經。

手之三陽，自手走頭，足之三陽，自頭走足，故諸陽之會，
皆在於面。面者，頭也。陽明行身之前，故中於面，則下陽明。
太陽行身之後，故中於項，則下太陽。少陽行身之側，故中於
頰，則下少陽。此邪中於頸項以上者。陽明行於膺前，太陽行於
背後，少陽行於兩脇，亦各下其本經。此邪中於頸項以下者也。

黃帝曰：其中於陰奈何？岐伯曰：中於陰者，常從臂胻始。
夫臂與胻，其陰皮薄，其肉淖澤，故俱受於風，獨傷其陰。黃帝
曰：此固傷其藏乎？岐伯答曰：身之中於風也，不必動藏。故邪
入於陰經，則藏氣實，邪氣入而不能容，還之於府，故中陽則溜
於經，中陰則溜於府。

胻，足脛也。手三陰行於臂裏，足三陰行於胻裏，故中於陰
經者，常從臂胻始。其裏面皮薄，其肌肉淖澤，孔竅常開，邪氣
易入，故俱受於風，獨傷其陰經。

黃帝曰：邪之中人藏奈何？岐伯曰：愁憂恐懼則傷心。形寒
寒飲則傷肺，以其兩寒相感，中外皆傷，故氣逆而上行。有所墮
墜，惡血留內，若有所大怒，氣上而不下，積於脇下，則傷肝。
有所擊仆，若醉入房，汗出當風，則傷脾。有所用力舉重，若入
房過度，汗出浴水，則傷腎。黃帝曰：五藏之中風奈何？岐伯
曰：陰陽俱感，邪乃得往。

邪之中人藏者，五情之邪，傷其五藏也。五藏之中風者，內

傷而加外傷，陰陽俱感，邪乃得往也。

黃帝曰：善哉。邪之中人，其病形何如？岐伯曰：虛邪之中人也，洒淅動形。正邪之中人也微，先見於色，不知於身，若有若無，若亡若存，有形無形，莫知其情。

洒淅動形，皮毛振悚之義。

黃帝曰：善哉。余聞之，見其色，知其病，命曰明，按其脈，知其病，命曰神，問其病，知其處，命曰工。余願聞見而知之，按而得之，問而極之，爲之奈何？岐伯答曰：夫色脈與尺之相應也，如桴鼓影響之相應也，不得相失也，此亦本末根葉之候也，故根死則葉枯矣。色脈形肉不得相失也，故知一則爲工，知二則爲神，知三則神且明矣。黃帝曰：願卒聞之。岐伯答曰：色青者，其脈弦也，赤者，其脈鉤也，黃者，其脈代也，白者，其脈毛，黑者，其脈石。見其色而不得其脈，反得其相勝之脈則死，得其相生之脈，則病已矣。

尺爲根，色脈爲葉。肝木色青，其脈弦，心火色赤，其脈鉤，脾土色黃，其脈代，肺金色白，其脈毛，腎水色黑，其脈石。

黃帝曰：五藏之所生，變化之病形何如？岐伯答曰：先定其五色五脈之應，其病乃可別也。黃帝曰：色脈已定，別之奈何？岐伯曰：調其脈之緩、急、小、大、滑、澀，而病變定矣。黃帝曰：調之奈何？岐伯答曰：脈急者，尺之皮膚亦急，脈緩者，尺之皮膚亦緩，脈小者，尺之皮膚亦減而少氣，脈大者，尺之皮膚亦賁而起，脈滑者，尺之皮膚亦滑，脈澀者，尺之皮膚亦澀。凡此六變者，有微有甚，故善調尺者，不待於寸，善調脈者，不待於色。能參合而行之者，可以爲上工，上工十全九，行二者，爲中工，中工十全七，行一者，爲下工，下工十全六。

參合而行之，三者相合而行之也。賁，與墳同。

黃帝曰：請問脈之緩、急、小、大、滑、澀之病形何如？岐伯曰：臣請言五藏之病變也。心脈急甚者爲瘛瘲，微急爲心痛引背，食不下。緩甚爲狂笑，微緩爲伏梁，在心下，上下行，時唾血。大甚爲喉吤，微大爲心痺引背，善淚出。小甚爲善噦，微小爲消癉。滑甚爲善渴，微滑爲心疝引臍，小腹鳴。濇甚爲瘖，微濇爲血溢，維厥，耳鳴，癲疾。

《難經》：心脈急甚者，肝邪干心也，微急者，膽邪干小腸也。心脈大甚者，心邪自干心也，微大者，小腸邪自干小腸也。心脈緩甚者，脾邪干心也，微緩者，胃邪干小腸也。心脈濇甚者，肺邪干心也，微濇者，大腸邪干小腸也。心脈沉甚者，腎邪干心也，微沉者，膀胱邪干小腸也。此即其義。小，腎脈也。滑，肝脈也。瘛，筋急也。瘲，筋緩也。喉吤，喉中氣塞也。瘖，瘂也。維厥，四維厥逆也。即四支。

肺脈急甚爲癲疾，微急爲肺寒熱，怠惰，咳唾血，引腰背胸，若鼻息[1]肉不通。緩甚爲多汗，微緩爲痿，瘻，偏風，頭以下汗出不可止。大甚爲脛腫，微大爲肺痺，引胸背，起惡日光。小甚爲泄，微小爲消癉。滑甚爲息賁上氣，微滑爲上下出血。濇甚爲嘔血，微濇爲鼠瘻，在頸支腋之間，下不勝其上，其應善痠。

鼠瘻，在頸支腋之間，在頸上，而連腋下也。鼠瘻，膽木上逆之病。膽木逆則肝木必陷，下陷不勝其上逆，故其應善痠。痠者，木鬱之所生也。

肝脈急甚者爲惡言，微急爲肥氣，在脇下，若覆杯。緩甚爲善嘔，微緩爲水瘕痺。大甚爲内癰，善嘔衄，微大爲肝痺，陰縮，咳引小腹。小甚爲多飲，微小爲消癉。滑甚爲㿉疝，微滑爲遺溺。濇甚爲溢飲，微濇爲瘈攣筋痺。

《難經》：肝之積，曰肥氣，在左脇下，如覆杯。

脾脈急甚爲瘈瘲，微急爲膈中，食飲入而還出，後沃沫。緩甚爲痿厥，微緩爲風痿，四支不用，心慧然若無病。大甚爲擊仆，微大爲疝氣，腹裹大膿血，在腸胃之外。小甚爲寒熱，微小

---

〔1〕息　通“瘜”。《説文》：“星見食豕，令肉中生小息肉也。”段《注》：“息當作瘜。瘜，寄肉也。”

爲消癉。滑甚爲癩癃，微滑爲蟲毒蚘蝎腹熱。澀甚爲腸癃，微澀爲内癀，多下膿血。

膈中，即饐膈也。後沃沫，飲食吐後，多吐涎沫也。擊仆，中風昏迷，若被擊而顛仆也。蟲毒蚘蝎，蚘蟯之屬也。腸癃，腸聚也。内癀，内積也。

腎脈急甚爲骨癲疾，微甚爲沉厥，奔豚，足不收，不得前後。緩甚爲折脊，微緩爲洞，洞者，食不化，下嗌還出。大甚爲陰痿，微大爲石水，起臍下至小腹，腄腄然，上至胃脘，死不治。小甚爲洞泄，微小爲消癉。滑甚爲癃癀，微滑爲骨痿，坐不能起，起則目無所見。澀甚爲大癰，微澀爲不月，沉痔。

骨癲疾者，腎主骨，水旺而木陷，故脈急而病癲也。沉厥，腎水寒陷而四支厥冷也。奔豚，風木奔衝，若驚豚也。腎脈貫脊，緩甚爲折脊，土剋水也。腄腄，積水下垂貌。洞泄，泄之甚者。嘔泄之極，皆謂之洞。空也。沉痔，木陷而肛腫也。

黃帝曰：病之六變者，刺之奈何？岐伯答曰：諸急者多寒，緩者多熱，大者多氣少血，小者氣血皆少，滑者陽氣盛，微有熱，澀者多血少氣，微有寒。是故刺急者，深内而久留之，刺緩者，淺内而疾發鍼，以去其熱，刺大者，微瀉其氣，無出其血，刺滑者，疾發鍼而淺内之，以寫其陽氣，而去其熱，刺澀者，必中其脈，隨其逆順而久留之，必先按而循之，已發鍼，疾按其痏，無令其血出，以和其脈，諸小者，陰陽形氣俱不足，勿取以鍼，而調以甘藥也。

澀爲少血，曰刺澀者，無令其血出，血少可知，此曰多血，字誤也。

黃帝問於岐伯曰：首面與身形也，屬骨連筋，同血合氣耳。天寒則裂地凌冰，其卒寒，或手足懈惰，然而其面不衣，何也？岐伯答曰：十二經脈，三百六十五絡，其血氣皆上於面而走空竅。其精氣上走於目而爲睛，其別氣走於耳而爲聽，其宗氣上出於鼻而爲息，其濁氣出於胃，走唇舌而爲味。其氣之津液，皆上薰於面，而皮又厚，其肉堅，故天氣甚寒，不能勝之也。

空竅，七竅也。

病本六十六〔1〕

先病而後逆者，治其本。先逆而後病者，治其本。先寒而後生病者，治其本。先病而後生寒者，治其本。先病而後泄者，治其本。先泄而後生他病者，治其本，必且調之，乃治其他病。先熱而後生病者，治其本。先病而後生中滿者，治其標，先中滿而後煩心者，治其本。大小便利，治其本，大小便不利，治其標，先大小便不利而後生他病者，治其本。人有客氣，有同氣，病發而有餘，本而標之，先治其本，後治其標，病發而不足，標而本之，先治其標，後治其本。謹察間甚，以意調之，間者并行，甚者獨行。

此與《素問·標本病傳論》同。

病傳六十七〔2〕

黃帝曰：余受九鍼於夫子，而私覽於諸方，或有導引行氣、喬摩、灸、熨、刺、焫、飲藥，之一者，可獨守耶？將盡行之乎？岐伯曰：諸方者，衆人之方也，非一人之所盡行也。黃帝曰：此乃所謂守一勿失，萬物畢者也。今余已聞陰陽之要，虛實之理，傾移之過，可治之屬，願聞病之變化，淫傳絕敗而不可治者，可得聞乎？喬、蹻同。焫，音銳。

衆人之方，非一人之所盡行，言衆人各有所長，非一人之所能盡用也。守一勿失，則殊途同歸，故萬物畢。

岐伯曰：要乎哉問！道，昭乎其如日醒，窘乎其如夜瞑，能被而服之，神與俱成，畢將服之，神自得之，生神之理，可著於竹帛，不可傳於子孫。黃帝曰：何謂日醒？岐伯曰：明於陰陽，如惑之解，如醉之醒。黃帝曰：何謂夜瞑？岐伯曰：瘖乎其無聲，漠乎其無形，折毛發理，正氣橫傾，淫邪泮衍〔3〕，血脈傳溜，大氣入藏，腹痛下淫，可以致死，不可以致生。

---

〔1〕 六十六 原脱，據目錄補。
〔2〕 六十七 原脱，據目錄補。
〔3〕 衍 原作"傾"，據《靈樞·病傳》及本節黃解改。

道之光明，昭乎其如日醒，道之幽微，窅乎其如夜瞑。畢，終也。服，習也。服習之久，故神自得之。生神之理，可著於竹帛，不可傳於子孫，言淫傳絕敗之義，至顯而至晦也。日醒者，哲人明於陰陽，如惑之解，如醉之醒也。夜瞑者，不知陰陽，失於保護，邪之中人，瘖而無聲，漠而無形，折毫毛而發腠理，正氣橫傾，傾，敗也。淫邪泮涣游衍，血脈傳溜不停，大氣入藏，腹痛下淫，淫泆。可以致死，不可致生也。

黃帝曰：大氣入藏奈何？岐伯曰：病先發於心，一日而之[1]肺，三日而之肝，五日而之脾，三日不已，死，冬夜半，夏日中。

冬夜半，水旺火敗也。夏日中，火勝無制也。

病先發於肺，三日而之肝，一日而之脾，五日而之胃，十日不已，死，冬日入，夏日出。

冬日入，金旺水生也。夏日出，木旺生火也。

病先發於肝，三日而之脾，五日而至胃，三日而至腎，三日不已，死，冬日入，夏蚤食。

冬日入，金旺木刑也。夏蚤食，火旺木虛也。

病先發於脾，一日而之胃，二日而之腎，三日而之膂膀胱，十日不已，死，冬人定，夏晏食。

夾脊之肉曰膂，膀胱之經所行也。冬人定，水旺侮土也。夏晏食，金旺土虛也。

病先發於胃，五日而之腎，三日而之膂膀胱，五日而上之心，二日不已，死，冬夜半，夏日昳。昳，音迭。

冬夜半，水旺侮土也。夏日昳，土旺濕生也。日昃曰昳。

病先發於腎，三日而之膂膀胱，三日而上之心，三日而之小腸，三日不已，死，冬大晨，夏晏晡。

冬大晨，火生水死也。夏晏晡，土旺水刑也。申時曰晡。

病先發於膀胱，五日而之腎，一日而之小腸，一日而之心，

---

〔1〕 之 《釋文》："之，至也。"《詩·鄘風》："之死矢靡他。"

二日不已，死，冬雞鳴，夏下晡。

冬雞鳴，水旺無制也。夏下晡，土旺水刑也。下晡，申後。

諸病以次相傳，如是者，皆有死期，不可刺也，間一藏及二、三、四藏者，乃可刺也。

此與《素問·標本病傳論》大略相同。

手太陰氣絕，則皮毛焦。太陰者，行氣温於皮毛者也，故氣不榮則皮毛焦，皮毛焦則津液去皮節，津液去皮節者，則爪枯毛折，毛折者，則毛先死。丙篤丁死，火勝金也。

肺主皮毛，肺氣絕則毛先死。皮節，《難經》作皮節傷。肺藏氣，氣化津，津枯皮槁，故焦卷如竹節也。

足厥陰氣絕，則筋絕。厥陰者，肝脈也，肝者，筋之合也，筋者，聚於陰器，而脈絡於舌本，故脈弗榮則筋急，筋急則引舌與卵，故脣青舌卷卵縮，則筋先死。庚篤辛死，金勝木也。

肝主筋，肝氣絕則筋先死。

足太陰氣絕，則脈不榮其脣舌。脣舌者，肌肉之本也，脈不榮則肌肉頓，肌肉頓則舌萎人中滿，人中滿則脣反，脣反者肉先死。甲篤乙死，木勝土也。

脾主肉，脾氣絕則肉先死。

足少陰氣絕，則骨枯。少陰者，冬脈也，伏行而濡骨髓者也，故骨不濡則肉不能著也，骨肉不相親則肉頓卻，肉頓卻故齒長而垢，髮無澤，髮無澤者骨先死。戊篤己死，土勝水也。

腎主骨，腎氣絕則骨先死。

手少陰氣絕，則脈不通，脈不通則血不流，血不流則髦[1]色不澤，故其面黑如漆柴者，血先死。壬篤癸死，水勝火也。

心主脈，心氣絕則血先死。

五陰氣俱絕，則目系轉，轉則目運，目運者爲志先死，志死者，則遠一日半死矣。

五陰，五藏也。

---

〔1〕髦（máo 毛）　《説文》：“髦，髮也。”

六陽氣俱絕，則陰與陽相離，離則腠理發泄，絕汗乃出，故旦占夕死，夕占旦死。以上七段〔1〕，舊誤在經脈。

六陽，六府也。絕汗，《難經》：大如貫珠，轉出不流是也。

淫邪發夢六十八〔2〕

黃帝曰：願聞淫邪泮衍奈何？岐伯曰：正邪從外襲內，而未有定舍，反淫於藏，不得定處，與營衛俱行，而魂魄飛揚，使人臥不得安而善夢。氣淫於府，則有餘於外，不足於內，氣淫於藏，則有餘於內，不足於外。黃帝曰：有餘不足，有形乎？岐伯曰：陰氣盛則夢涉大水而恐懼，陽氣盛則夢大火而燔焫，陰陽俱盛則夢相殺。上盛則夢飛，下盛則夢墮。甚飢則夢取，甚飽則夢予，肝氣盛則夢怒，肺氣盛則夢恐懼、哭泣、飛揚，心氣盛則夢善笑、恐、畏，脾氣盛則夢歌樂，身體重不舉，腎氣盛則夢腰脊兩解不屬。凡此十二盛者，至而瀉之，立已。厥氣客於心則夢見丘山煙火，客於肺則夢飛揚，見金鐵之奇物，客於肝則夢山林樹木，客於脾則夢丘陵大澤，壞屋風雨，客於腎則夢臨淵，沒居水中，客於膀胱則夢遊行，客於胃則夢飲食，客於大腸則夢田野，客於小腸則夢聚邑衝衢，客於膽則夢鬥訟自刳，客於陰器則夢接內，客於項則夢斬首，客於脛則夢行走而不能前，及居深地窌〔3〕苑中，客於股肱，則夢禮節拜起，客於胞䐈則夢溲便。凡此十五不足者，至而補之，立已也。

本氣盛，則自能為夢，本氣虛，則厥氣客之，而後為夢，總由外邪之內襲也。

順氣一日分為四時六十九〔4〕

黃帝曰：夫百病之所始生也，必起於燥濕、寒暑、風雨、陰陽、喜怒、飲食、居處，氣合而有形，得藏而有名，余知其然也。夫百病者，多以旦慧晝安，夕加夜甚，何也？岐伯曰：四時

---

〔1〕 以上七段　指“手太陰氣絕……故旦占夕死，夕占旦死”七段。

〔2〕 六十八　原脫，據目錄補。

〔3〕 窌（jiào 教）　通“窖”。《集韻》：“窌，與窖同。”

〔4〕 六十九　原脫，據目錄補。

之氣使然。黃帝曰：願聞四時之氣。岐伯曰：春生、夏長、秋收、冬藏，是氣之常也，人亦應之，以一日分爲四時，朝則爲春，日中爲夏，日入爲秋，夜半爲冬。朝則人氣始生，病氣衰，故旦慧，日中人氣長，長則勝邪，故安，夕則人氣始衰，邪氣始生，故加，夜半人氣入藏，邪氣獨加〔1〕於身，故甚也。黃帝曰：其時有反者，何也？岐伯曰：是不應四時之氣，藏獨主其病者。是必以藏氣之所不勝時者甚，以其所勝時者起也。黃帝曰：治之奈何？岐伯曰：順天之時，而病可與期。順者爲工，逆者爲粗。黃帝曰：善。

　　人氣，陽氣也。即衛氣也。

雜病七十〔2〕

　　厥挾脊而痛者至頂，頭沉沉然，目睆睆然，腰脊强，取足太陽膕中血絡。厥胸滿面腫，脣漯漯然，暴言難，甚則不能言，取足陽明。厥氣走喉而不能言，手足清，大便不利，取足少陰。厥而腹嚮嚮然，多寒氣，腹中殼殼，便溲難，取足太陰。睆，音荒。殼，音斛。

　　足太陽膕中血絡，委中穴也。脣漯漯然，縱緩不收也。腹嚮嚮然，多寒氣。腹中殼殼，中寒土濕，水穀不消，滯氣鬱勃也。

　　嗌乾，口中熱如膠，取足少陰。喉痹，不能言，取足陽明，能言，取手陽明。齒痛，不惡清飲，取足陽明，惡清飲，取手陽明。聾而不痛，取足少陽，聾而痛者，取手少陽。衄而不止，衃血流，取足太陽，衃血，取手太陽。不已，刺宛骨下，不已，刺膕中出血。

　　清飲，冷飲也。衃血，血塊也。宛骨，耳後高骨也。

　　瘧不渴，間日而作，取足陽明，渴而日作，取手陽明。中熱而喘，取足少陰膕中血絡。氣逆上，刺膺中陷者與胸下動脈。噦以草刺鼻，嚏，嚏而已，無息而疾迎引之，立已，大驚之，亦可

---

〔1〕加　猶居也。《孟子·公孫丑》："夫子加齊之卿相。"

〔2〕七十　原脫，據目錄補。

已。喜怒而不欲食，言益少，刺足太陰，怒而多言，刺足少陽。

足少陰膕中血絡，陰谷穴也。胸下動脈，手太陰之中府也。無息而疾迎引之，閉口無息，而疾迎引之於鼻竅，使之嚔出也。

顑痛，刺手陽明與顑之盛脈出血。顑痛，刺足陽明曲周動脈見血，立已。不已，按人迎於經，立已。項痛，不可以俛仰，刺足太陽，不可以顧，刺手太陽。

足陽明曲周動脈，即頰車也。以其周繞曲頰而名。人迎，足陽明動脈。

心痛，引腰脊，欲嘔，取足少陰。心痛，引背，不得息，刺足少陰，不已，取手少陽。心痛，當九節刺之，已刺按之，立已，不已，上下求之，得之立已。心痛，但短氣不足以息，刺手太陰。心痛，腹脹嗇嗇然，大便不利，取足太陰。心痛，引小腹滿，上下無常處，便溲難，刺足厥陰。

足少陰脈貫腰脊，心痛引腰脊背者，水剋火也，刺足少陰以寫水，取手少陽以益火。當九節刺之，督脈之懸樞也。上下求之，上求之脊中，下求之命門也。心痛，腹脹嗇嗇然，大便不利，脾土濕陷也。心痛，引小腹滿，上下無常處，便溲難，肝脈遏陷也。

腹滿食不化，腹嚮嚮然，不能大便，取足太陰。腹滿，大便不利，腹大，亦上走胸嗌，喘息喝喝然，取足少陰。小腹滿大，上走胃，至心，淅淅身時寒熱，小便不利，取足厥陰。

腹滿食不化，腹嚮嚮然，嚮嚮，氣不調也。不能大便，土濕脾鬱也。腹滿，大便不利，上走胸嗌，喘息喝喝者，水泛土濕，邪衝肺部也。小腹滿大，上走胃，至心，淅淅身時寒熱，小便不利，肝氣鬱陷，膽氣鬱升，乙木不能疏泄水道也。

腹痛，刺臍左右動脈，已刺按之，立已，不已，刺氣街，已刺按之，立已。腰痛，痛上寒，取足太陽、陽明，痛上熱，取足厥陰，不可以俛仰，取足少陽。

臍左右動脈，足少陰之肓腧，足陽明之天樞也。氣街，足陽明穴，毛際兩旁動脈也。腰痛，痛上寒至末，與《素問・刺腰

原以散之，刺太陰以予之，取厥陰以下之，取巨虛下廉以去之，按其所過之經以調之。善嘔，嘔有苦，長太息，心中憺憺，恐人將捕之，邪在膽，逆在胃。膽液泄則口苦，胃氣逆則善嘔，故曰嘔膽。取三里以下胃氣逆，刺少陽血絡以閉膽逆，卻調其虛實，以去其邪。飲食不下，膈塞[1]不通，邪在胃脘。在上脘則抑而下之，在下脘則散而去之。小腹痛腫，不得小便，邪在三焦，約。取之太陽大絡，視其絡脈與厥陰小絡結而血者。腫上及胃脘，取三里。以上二段[2]，舊誤在四時氣。

　　三陰之上，意即足太陰之三陰交也。陰陵泉，亦足太陰穴。皆久留之，陽回則熱行而泄止矣。腸中不便，氣不舒也。大腸與肺爲表裏，腹中常鳴，大腸陷而肝氣鬱也。腸陷則肺逆，故氣上衝胸，喘不能久立，其根緣邪在大腸也。九鍼十二原：肓之原，出於脖胦，即任脈之下[3]氣海也。巨虛上廉，足陽明穴，本輸：大腸屬上，謂上廉也。若小腹前控睾丸，後引腰脊，上衝於心，是邪在小腸者。其脈連睾系，屬於脊，貫肝肺，絡心系。其氣盛則厥逆而升。上衝腸胃，薰肝肺，下散於肓而結於臍，小腸病則下陷，其散於肓，結於臍者，小腸之邪。其厥逆而上者，是心肺之邪，以其脈貫肺而絡心也。故取之肓原以散之，與大腸同法。刺太陰以予之，其脈貫肺，故補手太陰。取厥陰以下之，其脈貫肝，故取足厥陰，以下膽逆。取巨虛下廉以去之，本輸：小腸屬下，謂下廉。也。按其所過之經以調之，謂睾、脊、肝、肺、心係諸處也。善嘔而有苦味，長太息，心中憺憺虛怯，恐人將捕之，是邪在膽而逆在胃也。膽木化氣於相火，膽液泄，則口苦。炎上作苦[4]。胃以戊土而主降，胃氣逆，則善嘔。嘔者，胃氣上逆，阻膽經下行之路，甲木鬱升，而賊戊土，受盛失職，則生嘔吐，故曰嘔膽。嘔膽者，嘔緣於膽木也。取三里以下胃氣，刺足少陽之血絡以閉膽逆，卻調其虛實，以去其邪也。若飲食不下，膈中閉塞不通，是陽明上逆，邪在胃脘也。其在上脘，則抑

---

〔1〕　塞　原作“膝”，據《靈樞·四時氣》及本節黃解改。

〔2〕　以上二段　指“溫瘧汗不出……取三里”二段。

〔3〕　下　據前後文義，疑衍。

〔4〕　炎上作苦　見《尚書·洪範》。

而下之，其在下脘，則散而去之。在下脘者，根原寒水濕土。若小腹痛
腫，不得小便，是邪在三焦，約而不開也。本輸：三焦者，入絡膀胱，約
下焦，實則閉癃。取之足太陽之大絡，飛揚穴也。與足厥陰之小絡結而
血者，亦取之，肝主疏泄也。若其腫上及胃脘，則取三里，兼泄陽
明也。

　　氣滿胸中，喘息，取足太陰大指之端，去爪甲如薤葉，寒則
留之，熱則疾之，氣下乃止。心疝暴痛，取足太陰、厥陰，盡刺
去其血絡。喉痹，舌卷，口中乾，煩心，心痛，臂內廉痛，不可
及頭，取手小指次指爪甲下，去端如韭葉。風痙，身反折，取太
陽膕中血絡，出血，中有寒，刺三里。癃，取之陰蹻及三毛上血
絡，出血。男子如蠱，女子如怚，身體腰脊如解，不欲飲食，先
取湧泉，出血，視跗上盛者，盡見血也。此段舊誤在熱病。

　　足太陰大指之端，隱白也。手小指次指，手少陽之關衝也。
太陽膕中，委中也。陰蹻，足少陰之照海也。三毛上，足厥陰之
大敦也。蠱，惑也。怚，疑也。跗上盛者，足陽明之衝陽也。

　　偏枯，身偏不用而痛，言不變，志不亂，病在分腠之間。巨
鍼取之，益其不足，損其有餘，乃可復也。痱之爲病也，身無痛
者，四肢不收，智亂不甚，其言微知，可治，甚則不能言，不可
治也。此段舊誤在熱病[1]。

　　痱者，四肢痿廢，不止偏枯也。

　　頸側之動脈，人迎，人迎，足陽明也，在嬰筋之前。嬰筋之後，
手陽明也，名曰扶突。次脈，手少陽也，名曰天牖。次脈，足太陽也，
名曰天柱。腋下動脈，臂太陰也，名曰天府。陽逆頭痛，胸滿不得息，
取之人迎。暴瘖氣梗，取扶突與舌本，出血。暴聾氣蒙，耳目不明，
取天牖。暴攣癇眩，足不任身，取天柱。暴癉內逆，肝肺相搏，血溢
鼻口，取天府。此爲天牖五部。此段舊誤在寒熱病。

　　嬰筋，頸筋也。

　　臂陽明有入頄徧齒者，名曰大迎，下齒齲取之。臂惡寒補

────────────────

〔1〕 熱病　原作“病熱”，據《靈樞》篇名乙轉。

之，不惡寒瀉之。足陽明有入頄徧齒者，名曰角孫，在鼻與頄前，上齒齲取之。方病之時，其脈盛則瀉之，虛則補之。刺虛者，刺其去也，刺實者，刺其來也。一曰取之出鼻外。足陽明有挾鼻入於面者，名曰懸顱，屬口，對入繫目本，視有過者取之。損有餘，益不足，反者益甚。足太陽有通項入於腦者，正屬目本，名曰眼系，在項中兩筋閒，入腦乃別，頭目苦痛取之。此段舊誤在寒熱病。

頄，顴也，手陽明脈有入頄徧齒者，出於足陽明之大迎，脈入下齒，故下齒齲取之。足陽明脈有入頄徧齒者，出於手少陽之角孫，在鼻與頄前，脈入上齒，故上齒齲取之。一曰取之出鼻外，手陽明之禾髎、迎香也。足陽明脈有挾鼻入於面者，出於足少陽之懸顱，屬口，對入而繫目本，上下口目之閒，視其有過者取之。足太陽有通於項而入於腦者，正屬目本，名曰眼系，其脈在項中兩筋之閒，入於腦而乃別，頭目苦痛者取之。

陰蹻、陽蹻，陰陽相交，陽入陰，陰出陽，交於目內眥，陽氣盛則瞋目，陰氣盛則瞑目。目中赤痛，從內眥始，取之陰蹻。目眥外決於面者，為銳眥，在內近鼻者，為內眥。上為外眥，下為內眥。

陽蹻起足太陽之申脈，陰蹻起[1]足少陰之照海，皆交於目內眥而合於足太陽之睛明。脈度：陰蹻屬目內眥，合於太陽、陽蹻而上行。陽蹻氣盛，則瞋目而不合，陰蹻氣盛，則瞑目而不開。大惑論：陽蹻盛則目不瞑，陰蹻盛則目閉。目赤痛，從內眥始者，陽蹻盛也。取之陰蹻，瀉陽而補陰也。外決於面者，眼外角也。上，目上網也。下，目下網也。舊本，陰蹻、陽蹻七句[2]，誤在寒熱病。目中赤痛二句[3]，誤在熱病。目眥外決四句[4]，誤在癲狂。

靈樞懸解卷八終

---

〔1〕 起　原脱，據《靈樞·脈度》補。
〔2〕 陰蹻、陽蹻七句　指"陰蹻、陽蹻……陰氣盛則瞑目"七句。
〔3〕 目中赤痛二句　指"目中赤痛……取之陰蹻"二句。
〔4〕 目眥外決四句　指"目眥外決……下為內眥"四句。

〔疾病〕[1]

脹論七十一[2]

黄帝曰：脈之應於寸口，如何而脹？岐伯曰：其脈大堅以濇者，脹也。黄帝曰：何以知藏府之脹也？岐伯曰：陰爲藏，陽爲府。黄帝曰：夫氣之令人脹也，在於血脈之中耶？藏府之内乎？岐伯曰：三者皆在焉，然非脹之舍也。黄帝曰：願聞脹之舍。岐伯曰：夫脹者，皆在於藏府之外，排藏府而郭胸脇，脹皮膚，故命曰脹。

陰爲藏，脹在内也。陽爲府，脹在外也。郭，充滿也。同廓[3]。排藏府而郭胸脇，脹皮膚，言氣在藏府之外，胸脇之間，皮膚之内也。

黄帝曰：藏府之在胸脇腹裏之内也，若匣匱之藏禁器也，各有次舍，異名而同處，一域之中，其氣各異，願聞其故。岐伯曰：夫胸腹者，藏府之郭也。膻中者，心主之宮城也。胃者，太倉也。咽喉、小腸者，傳送也。胃之五竅者，閭里門户也。廉泉、玉英者，津液之道也。故五藏六府，各有畔界，其病各有形狀。營氣循脈，衛氣逆爲脈脹，衛氣並脈，循分，爲膚脹。三里而瀉，近者一下，遠者三下，無問虚實，工在疾瀉。

一域之中，其氣各異，言五藏六府，同處一域，而其病各異也。胃之五竅，咽門、賁門、幽門、闌

---

〔1〕疾病　原無，據目録補。
〔2〕七十一　原脱，據目録補。
〔3〕同廓　原作“廓同”，據文義乙轉。

門、魄門也，是皆水穀出入之道，故曰胃之五竅。閭里門戶，閭里之門戶也。廉泉、玉英，即玉堂。任脈二穴，適當咽喉之外，是津液之道路也。故五藏六府，各有畔界，其病各有形狀，不相同也。營氣循脈而行，不得逆也，衛行脈外，旁無界限，逆而妄行，阻其脈道，營氣壅遏，則爲脈脹。衛氣並脈而行，循其所行之分，而生壅滿，則爲膚脹，膚脹者，不及於脈也。胃爲五藏六府之海，鍼其三里而瀉之，病近者一下，一次。病遠者三下，無論虛實，工在瀉之於早也。

黃帝曰：願聞脹形。岐伯曰：夫心脹者，煩心短氣，臥不安。肺脹者，虛滿而喘咳。肝脹者，脅下滿而痛引小腹。脾脹者，善噦，四肢煩悗，體重不能勝衣，臥不安。腎脹者，腹滿引背央央然，腰髀痛。六府脹：胃脹者，腹滿，胃脘痛，鼻聞焦臭，妨於食，大便難。大腸脹者，腸鳴而痛濯濯，冬日重感於寒，則飧泄不化。小腸脹者，少腹䐜脹，引腰而痛。膀胱脹者，小腹滿而氣癃。三焦脹者，氣滿於皮膚中，輕輕然而不堅。膽脹者，脅下痛脹，口中苦，善太息。凡此諸脹者，其道在一，明知逆順，鍼數不失。瀉虛補實，神去其室，致邪失正，真不可定，粗之所敗，謂之夭命。補虛瀉實，神歸其室，久塞其空，謂之良工。

央央，不快[1]之意。心主五臭，自入爲焦臭，《難經》語。鼻聞焦臭，胃土不降，心火上炎也。輕輕，虛浮之意。凡此諸脹，其道在一，總因衛氣之逆也。真不可定，定，住也。

黃帝曰：脹者焉生？何因而有？岐伯曰：衛氣之在身也，常然並脈，循分肉，行有逆順，陰陽相隨，乃得天和。五藏更始，四時循序，五穀乃化。厥氣在下，營衛留止，寒氣逆上，真邪相攻，兩氣相搏，乃合爲脹也。黃帝曰：善。何以解惑？岐伯曰：合之於真，三合而得。黃帝曰：善。

衛氣之在身也，雖行脈外，常然並脈而行，循其分肉，行有

---

[1] 快　原作“快”，據文義改。

逆順，有順營氣者，有逆營氣者，以營氣原有逆順也。陽陰相隨，營陰
衛陽，相隨而行。乃得天和。營衛不亂，則五藏更始，更迭司令，周
而復始。四時循序，四時代更，循序不亂。而後五穀乃化。此衛氣之
順者，若厥氣在下，逆而上行，阻格氣道，以致營衛留止，此皆
中氣之敗也。土敗水侮，寒氣逆上，真邪相攻，兩氣相搏，結而
不散，乃合爲脹。此衛氣之逆者也。解惑，解其病之所在，而不
惑也。合之於真，合諸病證於其本氣也。三合而得，合之血脈、
藏、府三者，而得其所在也。

水脹七十二〔1〕

黃帝問於岐伯曰：水與膚脹、鼓脹、腸覃、石瘕、石水，何
以別之？岐伯答曰：水始起也，目窠上微腫，如新臥蠶起之狀，
其頸脈動，時咳，陰股閒寒，足脛腫，腹乃大，其水已成矣。以
手按其腹，隨手而起，如裹水〔2〕之狀，此其候也。窠，音科。

目窠，目下也。頸脈，足陽明之人迎，寒水侮土，胃氣上
逆，故頸脈動甚，望而知之也。肺氣莫降，故時咳。足三陰行於
股內，陰盛於下，故陰股閒寒。股內爲陰。胃氣不能下行，故足
脛腫。水泛土濕，中氣不運，故腹乃大也。

黃帝曰：膚脹何以候之？岐伯曰：膚脹者，寒水客於皮膚之
閒，㶻㶻然不堅，腹大，身盡腫，皮厚，按其腹，窅而不起，腹
色不變，此其候也。㶻，音空。窅，音夭。

㶻㶻，空洞如鼓聲也。窅，深也。

鼓脹何如〔3〕？岐伯曰：腹脹，身皆大，大與膚脹等也，色
蒼黃，腹筋起，此其候也。

色蒼黃，腹筋起，青筋。肝木剋脾土也。木主五色，入土爲黃，
自入爲青。蒼，青也。

腸覃何如？岐伯曰：寒氣客於腸外，與衛氣相搏，氣不得
營，因有所繫，癖而內著，惡氣乃起，瘜肉乃生。其始生也，大

---

〔1〕 七十二　原脫，據目錄補。
〔2〕 裹水　原作“水裹”，據《靈樞·水脹》乙轉。
〔3〕 何如　原作“如何”，據《靈樞·水脹》及本篇文例乙轉。

如雞卵，稍以益大，至其成，如懷子之狀，久者離歲，按之則堅，推之則移，月事以時行，此其候也。

氣不得營，營，行也。因有所繫，繫，戀不消也。癖而內著，瘕結而留著也。惡氣乃起，滯氣因阻而成積也。瘜肉，瘀肉也。離歲，逾歲也。

石瘕何如？岐伯曰：石瘕生於胞中，寒氣客於子門，子門閉塞，氣不得通，惡血當瀉不瀉，衃以留止，日以益大，狀如懷子，月事不以時下，皆生於女子，可導而下。

衃，血塊也。

黃帝曰：膚脹、鼓脹可刺耶？岐伯曰：先瀉其脹之血絡，刺去其血絡，後調其經也。

瀉其血絡，工在疾瀉也。後調其經，虛補而實瀉也。

黃帝曰：脹論言：無問虛實，工在疾瀉，近者一下，遠者三下，今有其三而不下者，其過焉在？岐伯對曰：此言陷於肉肓，而中氣穴者也。不中氣穴，則氣內閉，鍼不陷肓，則氣不行，上越中肉，則衛氣相亂，陰陽相逐。其於脹也，當瀉不瀉，氣故不下，三而不下，必更其道，氣下乃止，不下復始，可以萬全，烏有殆者乎？其於脹也，必審其脈，當瀉則瀉，當補則補，如鼓應桴，惡有不下者乎？

一下、三下而病去者，此言陷於肉肓，而中氣穴者也。分肉空隙之處，謂之肉肓。不中氣穴，則氣反內閉，不陷肉肓，則氣不得行，上越[1]而中分肉，則衛氣相亂，陰陽相逐，反以益病。其於脹也，當瀉而不瀉，氣故不下。無論虛實，工在疾瀉者，瀉其血絡也。必審其脈，當瀉則瀉，當補則補，調其經也。此段舊誤在脹論。

周痹七十三[2]

黃帝問於岐伯曰：周痹之在身也，上下移徙，隨脈其上下，

---

〔1〕越　原作“起”，據本節經文改。
〔2〕七十三　原脫，據目錄補。

左右相應，閧不容空。願聞此痛，在血脈之中〔1〕耶？將在分肉
之閧乎？何以致是？其痛之移也，閧不及下鍼，其憺痛之時，不
及定治，而痛已止矣。何道使然？願聞其故。岐伯答曰：此衆痺
也，非周痺也。黃帝曰：願聞衆痺。岐伯對曰：此各在其處，更
發更止，更居更起，以右應左，以左應右，非能周也，更發更休
也。黃帝曰：善。刺之奈何？岐伯對曰：刺此者，痛雖已止，必
刺其處，勿令復起。憺，音觸。

憺，痛也。

黃帝曰：善。願聞周痺何如？岐伯對曰：周痺者，在於血脈
之中，隨脈以上，隨脈以下，不能左右，各當其所。黃帝曰：刺
之奈何？岐伯對曰：痛從上下者，先刺其下以遏之，後刺其上以
脫之，痛從下上者，先刺其上以遏之，後刺其下以脫之。

遏，止其流也。脫，拔其本也。

黃帝曰：善。此痛安生？何因而有名？岐伯對曰：風寒濕氣
客於外，分肉之閧，迫切而爲沫，沫得寒則聚，聚則排分肉而分
裂也，分裂則痛，痛則神歸之，神歸之則熱，熱則痛解，痛解則
厥，厥則他痺發，發則如是。此內不在藏，而外未發於皮，獨居
分肉之閧，真氣不能周，故命曰周痺。故刺痺者，必先切循其下
之六經，視其虛實，及大絡之血結而不通，及虛而脈陷空者而調
之。熨而通之。其瘛堅，轉引而行之。黃帝曰：善。余已得其意
矣，亦得其事矣。

瘛，筋急也。堅，筋鞕也。

上膈七十四〔2〕

黃帝曰：氣爲上膈者，飲食入而還出，余已知之矣。蟲爲下
膈，下膈者，食〔3〕晬時乃出，余未得其意，願卒聞之。岐伯曰：
喜怒不適，飲食不節，寒溫不時，則寒汁流於腸中，流於腸中則
蟲寒，蟲寒則積聚，守於下管，腸胃充郭，衛氣不營，邪氣居

---

〔1〕　中　原作“閧”，據《靈樞·周痺》及下節經文“周痺者，在於血脈之中”改。
〔2〕　七十四　原脫，據目錄補。
〔3〕　食　原作“日”，音近之誤，據《靈樞·上膈》改。

之。人食則蟲上食，蟲上食則下管虛，下管虛則邪氣勝之，積聚已留，留則癰成，癰成則下管約。其癰在管內者，即爲痛深，其癰在外者，則癰外而痛浮，癰上皮熱。黃帝曰：刺之奈何？岐伯曰：微按其癰，視氣所行，先淺刺其旁，稍內益深，還而刺之，無過三行，察其沉浮，以爲深淺。已刺必熨，令熱入中，日使熱內，邪氣益衰，大癰乃潰。伍以參禁，以除其內，恬憺無爲，乃能行氣，後以鹹苦，化穀乃下矣。晬，音醉。管、脘同。郭、廓同。憺，音淡。

　　上膈即噎膈，下膈即反胃也。晬時，周時。反胃之家，腎寒脾濕，飲食不化，下竅約結，無入二腸之路，既不下行，故久之而上吐也。蟲生於木，土濕木鬱，是以蟲化。蟲溫則動，寒則靜。飲食寒冷，寒汁下流，蟲寒不動，則積聚之寒濕，守於下管，充廓腸胃之中，衛氣不得營運於內，但有邪氣居之。即寒濕積聚。人食下則蟲得溫氣而上食，下管空虛，邪氣愈勝，積聚留結，因而癰成，癰成則下管閉塞，是以食不下行而上吐也。淺刺其旁，瀉其標也。還而刺之，拔其本也。伍以參禁，飲食起居之際，參伍爲禁，以爲調攝也。後以鹹苦之味，化其下焦之凝寒，穀乃下行，嘔吐不作也。

憂恚無言七十五〔1〕

　　黃帝問於少師曰：人之卒然憂恚，而言無音者，何道之塞？何氣出〔2〕行？使音不彰？願聞其方。少師答曰：咽喉者，水穀之道也。喉嚨者，氣之所以上下者也。會厭者，音聲之戶也。口脣者，音聲之扇也。舌者，音聲之機也。懸雍垂者，音聲之關也。頏顙者，分氣之所泄也。橫骨者，神氣所使，主發舌者也。故人之鼻洞，涕出不收者，頏顙不開，分氣失也。是故厭小而薄，則發氣疾，其開闔利，其出氣易，其厭大而厚，則開闔難，其出氣遲，故重言也。人卒然無音者，寒氣客於厭，則厭不能

─────────

〔1〕　七十五　原脱，據目録補。
〔2〕　出　罷也。《吕覽》：“君可以出矣。”“罷”，《玉篇》：“罷，休也。”

發，發不能下至，則開闔不致，故無音。黃帝曰：刺之奈何？少師曰：足之少陰，上繫於舌，絡於橫骨，終於會厭。兩瀉其血脈，濁氣乃辟。會厭之脈，上絡任脈，取之天突，其厭乃發也。

咽在後，是謂咽喉，水穀之道也。喉在前，是謂喉嚨，氣之所以上下者也。會厭在喉嚨之閒，主司開闔，分別食氣，發揚音聲，是音聲之戶也。口脣者，啟閉攸賴，是音聲之扇也。舌者，動止所存，是音聲之機也。懸雍〔1〕垂者，喉上重舌，是音聲之關也。頏顙者，喉之上管，通乎鼻竅，是分氣之所泄也。橫骨者，喉上輐骨，是神氣所使，主發舌者也。故人之鼻竅空洞，涕出不收者，是其頏顙不開，分氣失也。咽喉之氣，分別於此，是謂分氣。風閉皮毛，肺鬱莫泄，分氣衝逆，淫蒸鼻竅而爲清涕，則曰鼻洞。頏顙不開者，旁無透竅，是以分氣失其升降之恒也。有升無降。音聲發揚，全在會厭，厭小而薄，則開闔利而出氣易，厭大而厚，則開闔難而出氣遲，故重言也，重言者，語言寒澀而重複也。卒然無音者，寒氣客於會厭，則會厭不能發聲，發而不能下至舊所，則開闔失職，故無聲音。刺法：足少陰上繫於舌，絡於橫骨，終於會厭。左右兩瀉其血脈，濁氣乃辟，辟者，開也。會厭之脈，上絡任脈，取之任脈之天突，其厭乃發，發則聲出矣。

癲狂七十六〔2〕

癲疾始生，先不樂，頭重痛，視舉，目赤，甚作極，已而煩心，候之於顏，取手太陽、陽明、太陰，血變而止。

陰盛則癲，病在肺腎，金水旺也。陽盛則狂，病在肝心，木火旺也。而皆緣土濕，土氣燥運，則四維不病也。心主喜，肝主怒，腎主恐，肺主悲，先不樂，水勝火也。頭重痛，濁氣上逆也。視舉，瞳子高也，目赤，火刑肺也。甚者，發作之極。已而煩心，君火失根而上逆也。顏，庭也。天庭。取手太陽，支正、

---

〔1〕懸雍　其下原衍"下"字，據本節經文刪。
〔2〕七十六　原脫，據目錄補。

小海。手陽明，偏歷、溫溜。手太陰，太淵、列缺。瀉其血中之邪，血色變而止。

癲疾始作，而引口啼、呼、喘、悸者，候之手陽明、太陽。左強者攻其右，右強者攻其左，血變而止。

啼者，肺之聲也。呼者，肝之聲也。喘者，肺氣逆也。悸者，心下動也。癲狂之病，皆生驚悸，膽木失根，驚悸乃作，實則爲狂，虛則爲癲也。左強攻右，右強攻左，所謂繆刺也。

癲疾始作，先反僵，因而脊痛，候之足太陽、陽明、太陰、手太陽，血變而止。

反僵脊痛，足太陽行身之背，其脈急也，取足太陽之委陽、飛揚、僕參、金門。太陽寒水泛濫，脾胃二土必濕，取足陽明之三里、解谿，足太陰之隱白、公孫，泄其濕也。取手太陽者，丙火化氣於寒水，足太陽之上源也。

治癲疾者，常與之居，察其所當取之處。病至，視之有過者瀉之，置其血於瓠壺之中，至其發時，血獨動矣，不動，灸窮骨二十壯。窮骨者，骶骨也。

瓠，瓠盧，壺，酒器也。以瓠盧爲壺也。骶骨，尾骶骨，督脈之長強也。

骨癲疾者，顑、齒、諸腧、分肉皆滿，而骨居，汗出，煩悗。嘔多沃沫，氣下泄，不治。顑，音坎。

鬢旁曰顑。顑、齒、諸腧、分肉皆滿，邪氣充塞也。骨居，形肉脫，骨獨居也。嘔多沃沫，胃敗而氣逆也。氣下泄，脾敗而氣陷也，是以不治。

筋癲疾者，身卷攣，急大，刺項大經之大杼脈。嘔多沃沫，氣下泄，不治。

身卷攣，筋縮急也。急大，脈弦浮也。項大經之大杼脈，足太陽穴也。

脈癲疾者，暴仆，四肢之脈皆脹而縱。脈滿，盡刺之出血，不滿，灸之挾項太陽，灸帶脈，於腰相去三寸，諸分肉本腧。嘔多沃沫，氣下泄，不治。癲疾，疾發如狂者，死不治。

脈滿者，邪盛，故刺之，不滿者，正虛，故灸之。挾項太陽，足太陽之天柱、大杼。帶脈，足少陽穴，少陽行於兩脅，其穴與腰相去三寸，是皆宜灸之穴。及諸分肉本腧之不滿者，悉宜灸之。癲疾，發作如狂者，陽根盡脫，升泄無歸，故死不治。

狂始生，先自悲也，喜忘，苦怒，善恐者，得之憂飢。治之取手太陰、陽明，及取足太陰、陽明，血變而止。

取手足太陰、陽明，泄其濕也。

狂始發，少臥不飢，自高賢也，自辯智也，自尊貴也，善罵詈，日夜不休。治之取手陽明、太陽、太陰、舌下、少陰。視之盛者，皆取之，不盛者，釋之也。

舌下，任脈之廉泉也。少陰，手少陰之神門、少衝也。

狂言，驚，善笑，好歌樂，妄行不休者，得之大恐。治之取手陽明、太陽、太陰。

恐傷腎氣，君相失根，故病驚狂笑歌。

狂，目妄見，耳妄聞，善呼者，少氣之所生也。治之取手太陽、太陰、陽明、足太陰、頭，兩顑。

肝主呼，驚呼不寧者，肝氣怯少也。

狂者多食，善見鬼神，善笑而不發於外者，得之有所大喜。治之取足太陰、太陽、陽明，後取手太陰、太陽、陽明。

大喜傷心，君相升泄，則善笑。

狂而新發，未應如此者，先取曲泉左右動脈，及盛者見血，有頃已，不已，以法治之，灸骶骨二十壯。

曲泉，足厥陰穴。

厥病七十七[1]

厥頭痛，面若腫起而煩心，取之足陽明、太陰。厥頭痛，員員頭重而痛，瀉頭上五行，行五，先取手少陰，後取足少陰。厥頭痛，頭脈痛，心悲善泣，視頭動脈反盛者，盡刺去血，後調足厥陰。厥頭痛，意善忘，按之不得，取頭面左右動脈，後取足太

---

[1] 七十七 原脫，據目錄補。

陰。厥頭痛，頭痛甚，耳前後脈湧有熱，瀉出其血，後取足少陽。厥頭痛，項先痛，腰脊爲應，先取天柱，後取足太陽。頭半寒痛，先取手少陽、陽明，後取足少陽、陽明。真頭痛，頭痛甚，腦盡痛，手足寒至節，死不治。頭痛不可取於腧者，有所擊墮，惡血在於內，若內傷，痛未已，可則[1]刺，不可遠取也。頭痛不可刺者，大痹爲惡，日作者，可令少愈，不可已。

氣逆曰厥，平人清升濁降，頭上清虛，故痛不作。頭痛，濁氣之上逆也，故名曰厥。取足陽明、太陰者，瀉脾濕而降胃逆也。員員，頭運之象。頭上五行，行五者，熱病五十九腧之穴，義詳《素問·水熱穴論》。先取手少陰，後取足少陰，交濟水火，使之清升而濁降也。肺主悲，心悲善泣，肺金侮心火也。頭上動脈，兩額、兩頰、耳前諸動脈也，義見《素問·三部九候論》。後調足厥陰，肝藏血，其脈會於巔也。意善忘，君火上逆而失藏也。耳前後脈湧有熱，足少陽脈循耳前後下行，相火上逆，故其脈上湧而有熱也。真頭痛，腦痛，節寒，水淩土敗，脾主四肢，脾敗，故手足寒至節。陰邪上填於陽位也。則刺，則而刺之，破其惡血也。不可刺者，不可刺愈，以其大痹爲惡，日日發作者，但可令其少愈，不能全已也。

耳鳴，取耳前動脈。耳聾無聞，取耳中。耳鳴，取手中指爪甲上，左取右，右取左，先取手，後取足。耳聾，取手小指次指爪甲上與肉交者，先取手，後取足。耳痛不可刺者，耳中有膿，若有乾耵聹，耳無聞也。

耳前動脈，手少陽之耳門也。耳中，手太陽之聽宮也。手中指爪甲上，手厥陰之中衝也。手小指次指爪甲上與肉交者，手少陽之關衝也。耵聹，耳垢也，垢塞耳竅，以致無聞，當以法去之，未可以刺愈也。耳病亦緣濁氣上逆，故謂之厥病。耵聹，音丁寧。

---

[1] 則　通"即"。《廣雅·釋言》："則，即也。""即"，《爾雅·釋詁》："即，尼也。"《注》："尼，近也。""則"，近也。

厥心痛，與背相控，善瘈，始從後觸其心，傴僂者，腎心痛也，先取京骨、崑崙，發鍼不已，取然谷〔1〕。厥心痛，腹脹胸滿，心尤痛甚，胃心痛也，取之大都、太白。厥心痛，痛如以錐鍼刺其心，心痛甚者，脾心痛也，取之然谷、太谿。厥心痛，色蒼蒼如死狀，終日不得太息，肝心痛也，取之行間、太衝。厥心痛，臥若徒居，心閒痛，動作痛益甚，色不變，肺心痛也，取之魚際、太淵。真心痛，心痛甚，手足清至節，旦發夕死，夕發旦死。心痛不可刺者，中有盛聚，不可取於腧。腸中有蟲瘕及蛟蛕，皆不可取以小鍼。心腸懊憹作痛，腫聚，往來上下行，痛有休止，腹熱喜渴涎出者，是蛟蛕也。恙〔2〕腹憹痛，形中上者，以手聚按而堅持之，無令得移，以大鍼刺之，久持之，蟲不動，乃出鍼也。

控，牽引也。瘈，筋急也。傴僂，身俛不能仰也。京骨、崑崙，足太陽穴。然谷，足少陰穴。腹脹胸滿，胃氣逆也。大都、太白，足太陰穴。太谿，足少陰穴。行間、太衝，足厥陰穴。臥若徒居，身無倚著也。魚際、太淵，手太陰穴。真心痛，心痛，節清，水滅火也。中有盛聚，積聚盛也。恙腹，腹脝〔3〕脹也。憹痛，懊憹作痛。形中上者，形自中焦而上衝也，言其痛或往來上下而行，或自中焦而上行也。心痛亦緣濁氣逆上，故謂之厥病。

足髀不可舉，側而取之，在樞合中，以員利鍼，大鍼不可刺。轉筋者，立而取之，可令遂已。痿厥者，張而取之，可令立快也。轉筋者四語〔4〕，舊誤在本輸。

足髀，股上骨也。側，側臥也。在樞合中，髀樞中也。轉筋者，必骸屈，故立而取之。痿厥者，必足卷，故張而取之。

風痹病不可已者，足如履冰，時如入湯中，煩心頭痛，時嘔

---

〔1〕 然谷 原作“然骨”，據《靈樞·厥病》及本節黃解改。
〔2〕 恙（pēng怦）《字彙》：“恙，音烹。”
〔3〕 脝（hēng亨）《韻會》：“膨脝，腹滿貌。”韓愈《城南聯句》：“苦聞腹膨脝。”
〔4〕 轉筋者四語 指“轉筋者……可令立快也”四語。

時悗，久則目眩，眩已汗出，股脛淫濼，悲以喜恐，短氣不樂，不出三年死也。濼，音鹿，又音洛。

股脛淫濼，汗常出也。

寒熱七十八〔1〕

黃帝問於岐伯曰：寒熱瘰癧在於頸腋者，皆何氣使生？岐伯曰：此皆鼠瘻寒熱之毒氣，留於脈而不去者也。黃帝曰：去之奈何？岐伯曰：鼠瘻之本，皆在於藏，其末上出於頸腋之閒，其浮於脈中，而內未著於肌肉，而外爲膿血者，易去也。黃帝曰：去之奈何？岐伯曰：請從其本引其末，可使衰去，而絕其寒熱。審按其道以予之，徐往徐來以去之。其小如麥者，一刺知，三刺而已。黃帝曰：決其死生奈何？岐伯曰：反其目視之，其中有赤脈，上下貫瞳子。見一脈，一歲死，見一脈半，一歲半死，見二脈，二歲死，見二脈半，二歲半死，見三脈，三歲死，見赤脈，不下貫瞳子，可治也。

足少陽膽經，下缺盆，貫胸膈而行脇肋，甲木化氣相火，經氣上逆，相火鬱閉，則生寒熱，筋脈壅腫，則生瘰癧，瘰癧穿漏，久而不瘳，則爲鼠瘻。少陽與厥陰同氣，少陽之上逆者，厥陰必病下陷，女子經澀血瘀，多生此證。是雖肝膽之證，而根源脾胃，陽虛濕旺，脾陷胃逆，是其得病之由來也。皆在於藏，在肝脾也。肝脾爲本，膽胃爲標，其末上出於頸腋之閒，足少陽之經病之標也。請從其本引其末者，從厥陰以引少陽也。

寒熱病七十九〔2〕

皮寒熱者，不可附席，毛髮焦，鼻槁臘，不得汗，取三陽之絡，以補手太陰。肌寒熱者，肌痛，毛髮焦而脣槁臘。不得汗，取三陽於下，以去其血，補足太陰，以出其汗。骨寒熱者，病無所安，汗注不休。齒未槁，取其少陰於陰股之絡，齒已槁，死不治。骨厥亦然。

---

〔1〕 七十八 原脫，據目錄補。
〔2〕 七十九 原脫，據目錄補。

肺主皮，皮寒熱者，肺病也。乾肉曰臘。脾主肉，肌寒熱者，脾病也。腎主骨，骨寒熱者，腎病也。取少陰於陰股之絡，足少陰行於股內之後廉也。齒，骨之餘，齒槁則骨枯而腎絕，故死不治。

骨痹，舉節不用而痛，汗注，煩心，取三陰之經，補之。厥痹，厥氣上及腹，取陰陽之絡，視主病者，瀉陽補陰經也。熱厥，取足太陰、少陽，皆留之。寒厥，取足陽明、少陰於足，皆留之。振寒洒洒，鼓頷，不得汗出，腹脹煩悗，取手太陰。舌縱涎下，煩悗，取足少陰。

視主病者，主病之絡也。《素問·厥論》：厥之寒熱者，何也？故寒熱諸病，多厥證。

風逆，暴四肢腫，身漯漯，晞然時寒，飢則寒，飽則善變。取手太陰表裏，足少陰、陽明之經，肉清取滎，骨清取井、經也。厥逆為病，足暴清，胸若將裂，腸若將以刀切之，煩而不能食，脈大小皆濇。煖取足少陰，清取足陽明，清則補之，溫則瀉之。厥逆，腹脹滿，腸鳴，胸滿不得息，取之下胸二脅，咳而動手者，與背腧，以手按之，立快者是也。內閉不得溲，刺足少陰、太陽與骶上，以長鍼。氣逆則取其太陰、陽明、厥陰，甚取少陰、陽明動者之經也。少氣，身漯漯也，言吸吸也，骨痠體重，懈惰不能動，補足少陰。短氣，息短不屬，動作氣索，補足少陰，去血絡也。漯，音累。晞，音希。

風逆，感風而病厥逆也。身漯漯，懈倦不收也。晞然時寒，時而抽息寒噤也。飽則善變，生他證也。取手太陰表裏，手太陰與手陽明為表裏也。肉清，肉寒也。煖，熱也，煖取足少陰，瀉火而補水也。清取足陽明，瀉陰而補陽也。清則補之，溫則瀉之，補陽而瀉火也。取之下胸二脅，咳而動手者，胸下二脅之閒，咳嗽而脈動於手者，足厥陰之章門、期門也。與背腧，足太陽之背腧也。以手按之，立快者，是其腧穴也。內閉不得溲，刺足少陰、湧泉、築賓也，足太陽、委陽、飛揚、僕參、金門也，骶上，尾骶骨上，督脈之長強也。氣逆則取太陰，隱白、公孫也．

陽明，三里、解谿也，厥陰，章門、期門也。甚則取少陰、陽明
動者之經，少陰之肓腧、陰谷，太谿，陽明之大迎、人迎、氣
街、衝陽，皆動脈也。言吸吸，聲音不續也。動作氣索，氣力虛
泛，索然無餘也。此段舊誤在癲狂。

　身有所傷，血出多及中風寒，若有所墜墮，四肢懈惰不收，
名曰體惰，取其小腹臍下三結交。三結交者，陽明、太陰臍下三
寸關元也。病注下血，取曲泉。

　　關元，任脈穴，在臍下三寸。三結交者，任脈與陽明、太陰
同結於臍下三寸關元之穴，是三氣之所交會也。病注下血，風木
陷泄也。曲泉，足厥陰穴。病注下血句〔1〕，舊誤在厥病〔2〕。

　刺諸熱者，如以手探湯，刺寒清者，如人不欲行。脹取三
陽，飧泄取三陰。陰有陽疾者，取之下陵三里，正往無殆，氣下
乃止，不下復始也。病高而內者，取之陰之陵泉，疾高而外者，
取之陽之陵泉也。

　　熱氣慓悍易得，故鍼欲疾發，如以手探湯者，出之疾也。寒
氣凝濇難致，故鍼欲遲留，如人不欲行者，留之遲也。脹取三
陽，陽氣虛也。飧泄取三陰，陰氣旺也。陰有陽疾，陰分而有陽
疾也。下熱。下陵三里，足陽明穴。氣下，氣退也。陰陵泉，足
太陰穴。陽陵泉，足少陽穴。此段舊誤在九鍼十二原。

　四時之變，寒暑之勝，重陰必陽，重陽必陰，故陰主寒，陽
主熱，寒甚則熱，熱甚則寒。故曰：寒生熱，熱生寒，此陰陽之
變也。故曰：冬傷於寒，春生癉熱，春傷於風，夏生後泄腸澼，
夏傷於暑，秋生痎瘧，秋傷於濕，冬生咳嗽，是謂四時之序也。

　　癉熱，即溫病也。冬傷於寒，春必溫病諸義，詳見《素問》
陰陽應象諸論。此段舊誤在論疾診尺。

　春取絡脈，夏取分腠，秋取氣口，冬取經腧。凡此四時，各
以時爲齊。絡脈治皮膚，分腠治肌肉，氣口治筋脈，經腧治

---

〔1〕　病注下血句　指"病注下血，取曲泉。"
〔2〕　病　原作"論"，據《靈樞》篇名改。

骨髓。

熱病八十〔1〕

熱病先膚痛，窒鼻，充面，取之皮，以第一鍼，五十九。苛軫鼻，索皮於肺，不得，索之火，火者，心也。

肺主皮，開竅於鼻，膚痛、窒鼻、充面，此肺病也，故取之皮，以第一鍼，五十九刺。若苛恙見於軫鼻之間，軫、枕同，即頭後枕骨。則索皮於肺。不得，宜索之火，此必是心火上炎，而刑肺金也。

熱病先身澀，倚而熱，煩悗，脣口嗌乾，取之脈，以第一鍼，五十九刺。膚脹口乾，寒汗出，索脈於心，不得，索之水，水者，腎也。

身體燥澀，傾倚無力，熱而煩悗，脣口嗌乾，此脈病也，故取之脈，以第一鍼，五十九刺。若膚脹口乾，身寒汗出，則索脈於心。不得，宜索之水，此必是腎水泛濫而刑心火也。

熱病身重骨痛，耳聾而好瞑，取之骨，以第四鍼，五十九刺。骨病不食，齧齒耳青，索骨於腎，不得，索之土，土者，脾也。

身重骨痛，耳聾而好瞑，是骨病也，故取之骨，以第四鍼，五十九刺。若骨〔2〕病不食，齧齒耳青，則索骨於腎。不得，宜索之土，此必是脾土埋鬱而刑腎水也。

熱病嗌乾多飲，善驚，臥不能起，取之膚肉，以第六鍼，五十九。目眥青，索肉於脾，不得，索之木，木者，肝也。

嗌乾多飲，善驚，臥不能起，此肉病也，故取之膚肉，以第六鍼，五十九。若目眥青，則索肉於脾。不得，宜索之木，此必是肝木抑遏而刑脾土也。

熱病面青腦痛，手足躁，取之筋間，以第四鍼，於四逆。筋躄目浸，索筋於肝，不得，索之金，金者，肺也。

---

〔1〕 八十　原脫，據目錄補。
〔2〕 若骨　原作“骨若”，據本節經文乙轉。

面青腦痛，手足躁，此筋病也，故取之筋閒，以第四鍼，於四逆。四肢厥逆。若筋攣目浸，眼淚浸淫。則索筋於肝。不得，宜索之金，此必是肺金橫塞而刑肝木也。

熱病數驚，瘈瘲而狂，取之脈，以第四鍼，急瀉有餘者，癲疾毛髮去，索血於心，不得，索之水，水者，腎也。

瘈，筋急，瘲，筋緩。餘義同上文。瘈，音熾。瘲，音縱。

熱病頭痛，顳顬，目瘈脈痛，善衄，厥熱病也，取之以第三鍼，視有餘不足。熱病體重，腸中熱。取之以第四鍼，於其腧及下諸指閒，索氣於胃絡，得氣也。熱病挾臍急痛，胸脇滿，取之湧泉與陰陵泉，以第四鍼，鍼嗌裏。

顳顬，即顐骨，位當足少陽之腦空。目瘈脈痛，目系急縮，抽掣作痛也。厥熱病者，邪熱上逆之病也。於其腧者，體重取脾腧之太白，腸熱取腸腧之三閒也。及下諸指閒，謂足經諸指之穴也。索氣於胃絡，得氣者，陽明之絡曰豐隆，別走太陰，故索之於此，而得脾氣也。足少陰、太陰之脈，自足走胸，挾臍上行，故挾臍急痛，胸脇滿，取足少陰之湧泉，與足太陰之陰陵泉。足少陰、太陰之脈，皆上絡咽喉，故鍼嗌裏，嗌裏者，任脈之廉泉也。

熱病三日，而氣口靜，人迎躁者，取之諸陽，五十九刺，以瀉其熱而出其汗，實其陰以補其不足者。身熱甚，陰陽皆靜者，勿刺也。所謂勿刺者，有死徵也。其可刺者，急取之，不汗出則泄。

氣口靜，人迎躁者，陰虛而陽盛也，故瀉其熱而出其汗，實其陰以補其虛。身熱甚，陰陽皆靜者，所謂病熱而身脈靜也。《素問·陰陽應象論》語。勿刺者，以其有死徵也。其可刺者，而[1]不得汗出，則瀉其熱，以出其汗。

熱病七日八日，脈口動喘[2]而短者，急刺之，汗且自出，

---

〔1〕　而　猶如也。《詩·小雅·都人士》：「垂帶而厲。」

〔2〕　喘　作「疾」解。《釋名·釋疾病》：「喘，湍也。湍，疾也。」

淺刺手大指閒。熱病而汗且出，及脈順可汗者，取之魚際、太
淵、大都、太白。瀉之則熱去，補之則[1]汗出。汗出太甚，取
內踝上橫脈以止之。

七日、八日，經盡表解之期，脈口動喘而短者，陰氣非衰，
熱欲泄而未能，是其汗且自出，但須待時耳，故急刺之，以瀉其
熱而出其汗。手大指閒，手太陰之少商也。魚際、太淵，手太陰
穴。大都、太白，足太陰穴。瀉之則熱去，瀉其陽也。補之則汗
出，補其陰也。內踝上橫脈，足太陰之三陰交也。

熱病已得汗出，而脈尚躁，喘且復熱，喘甚者死，勿膚刺。
熱病七日八日，脈不躁，躁不散數，後三日中有汗，三日不汗，
四日死。未曾汗者，勿腠刺之。

勿膚、腠刺者，亦以其有死徵也。

熱病已得汗，而脈尚躁盛，此陰脈之極也，死，其得汗而脈
靜者，生。熱病脈尚盛躁，而不得汗者，此陽脈之極也，死，脈
盛躁，得汗靜者，生。

陰脈之極，陰氣絕也。陽脈之極，陽氣亢也。

熱病七日八日，脈微小，病者溲血，口中乾，一日半而死，
脈代者，一日死。熱病不知所痛，耳聾，不能自收，口乾，陽熱
甚，陰頗有寒者，熱在髓，死不可治。

陽亢陰枯，則死。

熱病不可刺者有九：一曰汗不出，大顴發赤，噦者死，二曰
泄而腹滿甚者死，三曰目不明，熱不已者死，四曰老人嬰兒，熱
而腹滿者死，五曰汗不出，嘔下血者死，六曰舌本爛，熱不已者
死；七曰咳而衄，汗不出，出不至足者死，八曰髓熱者死，九曰
熱而痙者死，腰折、瘛瘲、齒噤齘也。凡此九者，不可刺也。
齘，音介。

腰折、瘛瘲、齒噤齘，痙之證也。牙閉曰噤。切齒曰齘。

所謂五十九刺者，兩手外內側各三，凡十二痏，五指閒各

---

〔1〕 則　原脫，據《靈樞·熱病》及本節黃解補。

一，凡八痏，足亦如是，頭入髮一寸傍三分各三，凡六痏，更入髮三寸傍五，凡十痏，耳前後口下各一，項中一，凡六痏，巔上一，顖會一，髮際二，廉泉一，風池二，天柱二。

　　兩手外內側各三，外側，太陽之少澤，少陽之關衝，陽明之商陽，內側，太陰之少商，厥陰之中衝，少陰之少衝。左右共十二穴。五指閒各一，太陽之後谿，少陽之中渚，陽明之三閒，少陰之少府。手太陰、厥陰本節後無穴，四經左右共計八穴。足亦如是，太陽之束骨，少陽之臨泣，陽明之陷谷，太陰之太白。足厥陰本節後無穴，少陰入足心，不行於指，四經左右共計八穴。頭入髮一寸傍三，足太陽之五處、承光、通天也。左右共六穴。更入髮三寸傍五，足少陽之臨泣、目窗、正營、承靈、腦空也。左右共十穴。耳前後口下各一，耳前，足少陽之聽會，耳後，足少陽之完骨。口下，任脈之承漿。項中一，督脈之瘂門。左右前後共六穴。巔上一，督脈之百會也。顖會一，督脈穴。髮際二，前髮際，督脈之神庭，後髮際，督脈之風府。前後共二穴。廉泉一，任脈穴。風池二，足少陽穴。天柱二，足太陽穴。共計五十九穴。此與《素問•水熱穴論》熱病五十九俞穴多不同，另是一法。

　　病始手臂者，先取手陽明、太陰而汗出，病始頭首者，先取項太陽而汗出，病始足脛者，先取足陽明而汗出。臂太陰可汗出，足陽明可汗出。病先起於陽，後入於陰者，先取其陽，後取其陰，浮而取之。故取陰而汗出甚者，止之於陽，取陽而汗出甚者，止之於陰。

　　首六句〔1〕與《素問•刺熱》同。此段舊誤在寒熱病。先起於陽五句〔2〕，在本篇中。

癰疽八十一〔3〕

　　黃帝曰：余聞腸胃受穀，上焦出氣，以溫分肉，而養骨節，通腠理。中焦出氣如露，上注谿谷，而滲孫脈，津液和調，變化

〔1〕　首六句　指"病如手臂者……先取足陽明而汗出"六句。

〔2〕　先起於陽五句　指"病先起於陽……浮而取之"五句。

〔3〕　八十一　原脫，據目錄補。

而赤爲血。血和則孫脈先滿溢，乃注於絡脈，皆盈，乃注於經脈。陰陽已張，因息乃行，行有經紀，周有道理，與天合同，不得休止。切而調之，從虛去實，瀉則不足，疾則氣減，留則先後。從實去虛，補則有餘。血氣已調，形氣乃持。余已知血氣之平與不平，未知癰疽之所從生？成敗之時，死生之期，有遠近，何以度之？可得聞乎？

陰陽已張，因息乃行，經脈爲陰，絡脈爲陽，陰陽已盛，以息往來也。其行則有經紀，營行陰陽相間，衛行夜陰晝陽。其周則有道理，經脈周身十六丈二尺，一日一夜五十周。與天度合同，不得休止。一日百刻，兩刻一周。疾則氣減，疾出鍼也。留則氣後，久留鍼也。形氣乃持，得其平也。

岐伯曰：經脈流行不止，與天同度，與地合紀。故天宿失度，日月薄蝕，地經失紀，水道流溢，草萱不成，五穀不殖，徑路不通，民不往來，巷聚邑居，則別離異處，血氣猶然，請言其故。夫血脈營衛，周流不休，上應星宿，下應經數。寒邪客於經絡之中則血泣，血泣則不流，不流則衛氣歸之，不得復反，故癰腫。寒氣化爲熱，熱盛則肉腐，肉腐則爲膿，膿不瀉則爛筋，筋爛則傷骨，骨傷則髓消，不當骨空，不得泄瀉，血枯空虛，則筋骨肌肉不相榮，經脈敗漏，熏於五藏，藏傷故死矣。泣、澀同。

下應經數，應於經水之數也。寒邪客於經絡之中，阻其營血，血澀不通，衛氣歸之，不得復反，前行遇阻，不能後退。故生癰腫。癰，壅也。壅阻不散，故作腫。寒邪外束，內鬱爲熱，肉腐膿化，爛筋傷骨，骨傷髓消，而不當骨空，不得泄瀉，血枯而空虛，則筋骨肌肉不相榮養，經脈敗漏，熏於五藏，藏傷故死矣。

黃帝曰：願盡聞癰疽之形，與忌曰名。岐伯曰：癰發於嗌中，名曰猛疽。猛疽不治，化爲膿，膿不瀉，塞咽，半日死。其化爲膿者，瀉則合豚膏，冷食，三日而已。

瀉則合豕膏，冷食，瀉法如是也。

發於頸，名曰夭疽，其癰大以赤黑。不急治，則熱氣下入淵腋，前傷任脈，內熏肝肺，熏肝肺，十餘日而死矣。

淵腋，足少陽穴。

陽氣大發，消腦留頂，名曰腦爍，其色不樂，頂痛而如刺以鍼，煩心者死，不可治。

煩心者死，神敗故也。

發於肩及臑，名曰疵癰，其狀赤黑。急治之，此令人汗出至足，不害五藏。癰發四五日，逞[1]焫之。

臂內嫩肉曰臑。汗出至足者，地在肺肝兩經之介，膽火刑肺，收斂失政也。此在經絡，故不害五藏。逞焫之者，逞時早灸之也。

發於腋下，赤堅者，名曰米疽。治之以砭石，欲細而長，疏砭之，塗以豚膏，六日已，勿裹之。其癰堅而不潰者，爲馬刀挾纓，急治之。

馬刀挾纓，即瘰癧也，彎如馬刀，挾於纓旁，故名。纓，冠纓也。即帶結於頸者。

發於胸，名曰井疽，其狀如大豆，三四日起。不早治，下入腹，不治，七日死矣。

下入腹，不治，五藏皆敗也。

發於膺，名曰甘疽，色青，其狀如穀實蒜蓏，常苦寒熱。急治之，去其寒熱。十歲死，死後出膿。

穀實，穀粒也。

發於脇，名曰敗疵，敗疵者，女子之病也。灸之，其病大癰膿。治之，其中乃有生肉，大如赤小豆，剉蔆翹草根各一升，以水一斗六升煮之，竭爲取三升，則强飲，厚衣坐於釜上，令汗出至足已。

蔆翹草，即蔆角、連翹二草也。

發於股脛，名曰股脛疽，其狀不甚變，而癰膿搏骨。不急治，三十日死矣。

---

〔1〕 逞 《廣韻》：“逞，疾也。”《揚子方言》：“東齊海岱之間，疾行曰速，楚曰逞。”

其狀不甚變，而癰膿搏骨，外不甚變，而膿浸於骨也。

發於尻，名曰銳疽，其狀赤堅大。急治之，不治，三十日死矣。

尻，尾骶也。

發於股陰，名曰赤施。不急治，六十日死，在兩股之內，不治，十日而當死。

在兩股之內，雙股俱病也。

發於膝，名曰疵癰，其狀大，癰色不變，寒甚如堅石。勿石，石之者死，須其柔，乃石之者生。諸癰疽之發於節而相應者，不可治也。發於陽者，百日死，發於陰者，三十日死。

勿石，勿用砭石也。須其柔，乃石之，膿成而肉輭也。發於筋節而相應者，左右相應也。陽者，在外，陰者，在內也。

發於脛，名曰兔齧，其狀赤至骨。急治之，不治害人也。

脛，膝下大骨也。

發於內踝，名曰走緩，其狀癰，色不變。數石其腧，而止其寒熱，不死。

石其腧，砭石刺其腧穴也。

發於足上下，名曰四淫，其狀大癰。急治之，百日死。

發於足上下，地居四肢之末，邪氣淫泆，故曰四淫。

發於足傍，名曰厲癰，其狀不大，初如小指發。急治之，去其黑者，不消輒益，不治，百日死。

不消輒益，不消減即增益也。

發於足指，名曰脫癰。其狀赤黑，死不治，不赤黑，不死。不衰，急斬之，不則死矣。不、否同。

不衰，急斬之，勢不衰減，急斬其指也。

五藏身有五部，伏兔一，腓二，腓者，腨也，背三，五藏之腧四，項五。此五部有癰疽者死。此段舊誤在寒熱病。

伏兔，足陽明穴。

黃帝曰：夫子言癰疽，何以別之？岐伯曰：營衛稽留於經脈之中，則血泣而不行，不行則衛氣從之而不通，壅遏而不得行，故熱。大熱不止，熱勝則肉腐，肉腐則爲膿。然不能陷，骨髓不爲焦枯，五藏不爲傷，故命曰癰。黃帝曰：何謂疽？岐伯曰：熱氣淳盛，下陷肌膚，筋髓枯，内連五藏，血氣竭，當其癰下，筋骨良肉皆無餘，故命曰疽。疽者，上之皮夭以堅，上如牛領[1]之皮，癰者，其皮上薄以澤，此其候也。

癰者，氣血淺壅於外，疽者，氣血深阻於内也。

靈樞懸解卷九終

---

[1] 領 《釋名》：“領，頸也。”《孟子·梁惠王》上：“今夫天下之人牧……如有不嗜殺人者，則天下之民皆引領而望之矣。”

難經懸解

清·黃元御　撰

　　昔黃帝與岐伯、雷公、鬼臾區之倫，質疑辨難，更相問答，作《素問》、《靈樞》，垂法萬世。其理玄，其趣博，文約而旨豐，事近而義遠，讀之者且浩乎莫尋其津涯，杳乎莫測其淵深也，又孰從而難之哉！勃海秦越人，析其秘，擷其腴，著《難經》二卷，信足闡古聖之精微，爲大道之津筏，後有作者，弗可及矣！

　　惜乎！去聖逾遠，斯道逾微。雖注之者先後數十家，多出自凡庸之手，或援經引典，半涉支離，或編説繪圖，適形固陋。間有一斑略識，而豹管徒闚，非無寸莛[1]偶持，而鯨鏗[2]莫發，適以滋下士之聚訟，何足衍先哲之緒言！蓋非至明者，不能究厥指歸，且非至精者，不能窮其理致也。

　　昌邑黃坤載先生，博極羣書，兼綜衆妙，蘊探玉版，鑰啟靈蘭，意蕊爭飛，心源默印。遂草兹玄搆，以紹彼薪傳。頓使榛蕪[3]路闢，匣鏡塵捐，宿障雲開，舊疑冰釋。然而青萍結緑[4]，識者

〔1〕莛（tíng 廷）　《説文》："莛，莖也。"《漢書·東方朔傳》："以莛撞鐘，豈能發其聲音哉！"
〔2〕鯨鏗　"鯨"，即鯨魚。薛綜注《西京賦》云："撞鐘者，名爲鯨魚。""鏗"，《廣韻》："鏗，撞也。""鯨鏗"，班固《兩都賦》："於是發鯨魚，鏗華鐘。"《注》："鯨魚，謂刻杵作鯨魚形也。"
〔3〕榛蕪　草木叢雜也。《初學記·火賦》："榛蕪既除，九野謐清。"
〔4〕青萍結緑　"青萍"，劍名。《抱朴子·博喻》："青萍、豪曹，剡鋒之精絶也，操者非羽、越，則有自傷之患焉。""結緑"，寶玉名。《戰國策·秦》范睢獻書："臣聞周有砥厄，宋有結緑。""青萍結緑"，稀世之寶也。李白《上韓荆州書》："庶青萍結緑，長價於薛、卞之門。"

綦〔1〕難，白雪陽春，知音蓋尟，苟非廣爲流傳，將慮久而湮没。偶得秘帙，亟付梓人，庶幾斯學晦而復明，微言絶而更續，播之後代，永永無窮耳。

同治十一年壬申四月陽湖馮承熙叙

---

〔1〕　綦（qí奇）　《荀子·王霸》：“目欲綦色；耳欲綦聲。”《注》：“綦，極也。”

難經懸解自序

昔黃帝傳《內經》，扁鵲作《難經》，《史·倉公傳》所謂黃帝、扁鵲之脈書。黃帝脈書即《內經》，扁鵲脈書即《難經》也。妙理風生，疑叢霧散，此真千古解人[1]！其見五藏癥結，全恃乎此，不須長桑靈藥，上池神水也。而《史》傳載之，此子長[2]不解耳。

扁鵲姓秦，名越人，齊勃海人也，家於鄭[3]。爲醫或在齊，或在趙，在齊號盧醫，在趙名扁鵲。過邯鄲，聞貴婦人，即爲帶下醫。過雒陽[4]，聞周人愛老人，即爲耳目痹醫。入咸陽，聞秦人愛小兒，即爲小兒醫。扁鵲名聞天下，其生虢太子也，天下盡以扁鵲能生死人。扁鵲曰：越人非能生死人也，此自當生者，越人能使之起耳。《史·扁鵲傳》。

嗟乎！秦越人不能生死人，何今之人偏能死生人耶！天下之病，孰非當生者，遇越人而生，遇餘人而死。越人，一人而已，而後世醫工，自仲景以來，不知幾千人也，則其當生者，萬不一生矣。人無不病，醫無不死，遙遙二千年中，死於兵荒刑戮者，十之一，死於醫藥服食者，十之九。天地之大德曰生，庸妄之大憝[5]曰殺，天地之善生，不敵庸

----

〔1〕解人　謂見事高明，通曉理趣之人也。《三國志·吳書·孫霸傳》：“解人不當爾邪！”

〔2〕子長　即漢·司馬遷，字子長。

〔3〕鄭　鄭字之誤。”鄭”，今河北省任邱縣，春秋時屬齊地。

〔4〕雒陽　“雒”，《漢書·地理志》師古注云：《魚豢》云：“漢火德忌水，故去洛水而加佳。”《三國志·魏書》自以爲土德，水得土而活，土得水而柔，去佳加水，仍作“洛”字。“雒陽”，即洛陽，東周國都，故城在今治東北。

〔5〕憝　通“憝”。《玉篇》：“憝，同憝”。

妄之善殺也。仁人君子，能無慟乎！來者，悲生靈之毒禍，傷今古之奇冤，未得晏然自已也。

丙子五月，《靈樞解》[1]成。岐黃而後，難《靈》《素》者，扁鵲耳。代天地司生者，寥寥無幾，代天地司殺者，芸芸不絕，《難經》不可不解也。五月十六日創始，二十二日書竣。

扁鵲，千古死人也，孰知死人而生死人。扁鵲生不能生死人也，況其死乎！但使自今以往，當生者皆使之起，則扁鵲雖死，而其德大矣！

乾隆二十一年五月丙寅黄元御撰

---

[1] 靈樞解　即《靈樞懸解》。

難經懸解目録

一難

一難曰：十二經中，皆有動脈，獨取寸口，以決五藏六府死生吉凶之法，何謂也？然：寸口者，脈之大會，手太陰之動脈也。

難，問難[1]也。《難經》者，問難《黃帝內經》之義也。黃帝諮岐伯，作《素問》、《靈樞》經，謂之《內經》。

十二經中，皆有動脈，手太陰脈動中府、雲門、天府、俠白，手陽明脈動合谷、陽谿，手少陰脈動極泉、神門，手太陽脈動天窗，手厥陰脈動勞宮，手少陽脈動禾髎，足太陰脈動箕門、衝門，足陽明脈動大迎、人迎、氣街、衝陽，足少陰脈動太谿、陰谷，足太陽脈動委中，足厥陰脈動太衝、五里、陰廉，足少陽脈動聽會、頷厭。皆穴名。然，答語辭。寸口者，脈之大會，以肺主氣，十二經之脈動，肺氣鼓之也，故肺朝百脈，十二經脈，皆朝宗於肺。而大會於寸口。寸口者，氣口成寸，以決死生，《素問·經脈別論》語。故曰寸口。氣口，即寸口也。寸口三部，魚際為寸，太淵為關，經渠為尺，皆穴名。是手太陰肺經之動脈也。四十五難：脈會太淵，亦是此義。

人一呼脈行三寸，一吸脈行三寸，呼吸定息，脈行六寸。人一日一夜，凡一萬三千五百息，脈行五十度，周於身，漏水下百刻。營衛行陽二十五度，行陰亦二十五度，為一周也，故五十度復會於手太陰。

---

[1] 問難　謂析疑辯惑，相與駁詰也。《論衡·問孔》："皋陶陳道帝舜之前，淺略未極，禹問難之。"

寸口者，五藏六府之所終始，故法取於寸口也。

《靈樞‧五十營》：漏水下百刻，以分晝夜。人一呼脈再動，氣行三寸，一吸脈亦再動，氣行三寸，呼吸定息，氣行六寸。十息，氣行六尺。二百七十息，氣行十六丈二尺，氣行一周於身，下水二刻。二千七百息，氣行十周於身，下水二十刻。一萬三千五百息，氣行五十營於身，水下百刻，凡行八百一十丈。《靈樞‧營衛生會》：人受氣於穀，穀入於胃，以傳於肺，其清者為營，濁者為衛，營在脈中，衛在脈外，營周不休，五十而復大會。衛與營，俱行於陽二十五度，手足六陽。行於陰亦二十五度，手足六陰。一周也，故五十度而復大會於手太陰矣。會於手太陰之寸口。經脈一日五十周，今日平旦，始於手太陰之寸口，明日平旦，又會於手太陰之寸口，此五藏六府之所終始，故法取於寸口也。

會寸口者，營氣也，故氣口成寸，以決死生，但言營氣。若衛氣，則今日平旦，始於足太陽之睛明，明日平旦，又會於睛明，不會於寸口也。

二難

二難曰：脈有尺寸，何謂也？然：尺寸者，脈之大要會也。從關至尺是尺內，陰之所治也，從關至魚際是寸口內，陽之所治也。故分寸為尺，分尺為寸。故陰得尺中一寸，陽得寸內九分。尺寸始終，一寸九分，故曰尺寸也。

寸口者，脈之大要會，言是經脈中絕大之要會也。尺中主陰，寸口主陽，關上陰陽之中分也。分寸為尺者，分一尺之一寸為尺也，分尺為寸者，分一尺之九為寸也。陰得尺中之一寸，曰尺者，以一寸為一尺也，陽得寸內之九分，曰寸者，以一分為一寸也。其實尺寸始終，止得一寸九分而已。

三難

三難曰：脈有太過，有不及，有陰陽相乘，有覆有溢，有關有格，何謂也？然：關之前者，陽之動也，脈當見九分而浮。過者，法曰太過，減者，法曰不及。遂上魚為溢，為外關內格，此陰乘之脈也。關以後者，陰之動也，脈當見一寸而沉。過者，法曰太過，減者，法曰不及。遂入尺爲覆，爲內關外格，此陽乘之脈也。故曰覆溢，是其真藏之脈，人不病而死也。

　　掌內手大指根豐肉曰魚。關前爲陽脈，當見九分而浮。遂上魚爲溢，此不止九分，而浮亦乖常，是陽脈之太過者，爲外關內格，此陰乘陽位之脈也。關後爲陰脈，當見一寸而沉。遂入尺爲覆，此不止一寸，而沉亦殊恆，是陰脈之太過者，爲內關外格，此陽乘陰位之脈也。外關內格者，陰格於內而陽關於外也。內關外格者，陽格於外而陰關於內也。溢者，如水之滿溢也。覆者，如墙之傾覆也。真藏之脈，胃氣絕也。義詳《素問·玉機真藏》。《靈樞·終始》：人迎四盛，且大且數，名曰溢陽，溢陽爲外格，外格不通，死不治。寸口四盛，且大且數，名曰溢陰，溢陰爲內關，內關不通，死不治。義與此異。

四難

　　四難曰：脈有陰陽之法，何謂也？然：呼出心與肺，吸入腎與肝，呼吸之閒，脾受穀味也，其脈在中。浮者陽也，沉者陰也，故曰陰陽也。

　　陽浮而陰沉，心肺爲陽，故呼出者，心肺之氣也，腎肝爲陰，故吸入者，腎肝之氣也。呼吸之閒，不浮不沉，其應在脾，是脾之受穀味，而在中者也。

　　心肺俱浮，何以別之？然：浮而大散者，心也，浮而短澀者，肺也。肝腎俱沉，何以別之？然：牢而長者，肝也，按之而濡，舉指來實者，腎也。脾主中州，故其脈在中。是陰陽之法也。

　　心肺俱浮，而心則大散，肺則短澀，是肺脈浮而微沉也。肝腎俱沉，而腎則濡實，肝則牢長，是肝脈沉而微浮也。

　　脈有一陰一陽，一陰二陽，一陰三陽，有一陽一陰，一陽二陰，一陽三陰，如此之言，寸口有六脈俱動耶？然：此言者，非有六脈俱動也，謂浮、沉、長、短、滑、澀也。浮者陽也，滑者陽也，長者陽也，沉者陰也，短者陰也，澀者陰也。所謂一陰一

陽者，謂脈來沉而滑也。一陰二陽者，謂脈來沉滑而長也。一陰
三陽者，謂脈來浮滑而長，時一沉也。所謂一陽一陰者，謂脈來
浮而澀也。一陽二陰者，謂脈來長而沉澀也。一陽三陰者，謂脈
來沉澀而短，時一浮也。各以其經所在，名病逆順也。

　　各以其經所在，名病逆順，左寸候心，右寸候肺，兩關候肝
脾，兩尺候腎也。

五難

五難曰：脈有輕重，何謂也？然：初持脈，如三菽之重，與
皮毛相得者，肺部也，如六菽之重，與血脈相得者，心部也，如
九菽之重，與肌肉相得者，脾部也，如十二菽之重，與筋平者，
肝部也，按之至骨，舉指來疾者，腎部也，故曰輕重也。

　　肺主皮，心主脈，脾主肉，肝主筋，腎主骨，故其脈各見其
部。菽，豆也。

六難

六難曰：脈有陰盛陽虛，陽盛陰虛，何謂也？然：浮之損
小，沉之實大，故曰陰盛陽虛，沉之損小，浮之實大，故曰陽盛
陰虛，是陰陽虛實之意也。

　　陰位於裏，其脈沉，陽位於表，其脈浮。

七難

七難曰：經言少陽之至，乍大乍小，乍短乍長，陽明之至，
浮大而短，太陽之至，洪大而長，太陰之至，緊大而長，少陰之
至，緊細而微，厥陰之至，沉短而敦，此六者，是平脈也？將病
脈耶？然：皆王脈也。

　　經，《內經》。《素問·著至教論》：太陽脈至，洪大以長，少
陽脈至，乍數乍疏，乍短乍長，陽明脈至，浮大而短。舊[1]誤在
平人氣象論。王脈，脈之得令而氣王也。

　　其氣以何月？各王幾日？然：冬至後，得甲子，少陽王，復

---

〔1〕　舊　指舊本。黃氏謂其著述爲“新書”（見《素問懸解自序》），相對而言，指
　　《難經》之世傳本爲舊本。下同。

得甲子，陽明王，復得甲子，太陽王，復得甲子，太陰王，復得甲子，少陰王，復得甲子，厥陰王。王各六十日，六六三百六十日，以成一歲。此三陰三陽之王時日大要也。

一歲三百六十日，六氣分王，各六十日。冬至子半陽生，始得甲子，三陽當令，夏至午半陰生，始得甲子，三陰司氣。日六竟[1]而周甲，甲六復而終歲，《素問·六節藏象論》語。六氣分王六甲，而終一歲，一定之數也。

八難

八難曰：寸口脈平而死者，何謂也？然：諸十二經脈者，皆繫於生氣之原。所謂生氣之原者，謂十二經之根本也，謂腎間動氣也。此五藏六府之本，十二經脈之根，呼吸之門，三焦之原，一名守邪之神。故氣者，人之根本也，根絕則莖葉枯矣。寸口脈平而死者，生氣獨絕於內也。

氣根於水，腎間動氣，是謂人身生氣之原，五藏六府之本，十二經脈之根，呼吸之門，三焦之原，一名守邪之神。此氣者，人之根本，譬之樹木，根絕則莖葉枯矣。寸口脈平而人死者，水中生氣獨絕於內也。守邪之神，保固真氣，捍禦外邪也。

九難

九難曰：何以別知藏府之病？然：數者府也，遲者藏也，數則爲熱，遲則爲寒，諸陽爲熱，諸陰爲寒，故以別知藏府之病也。

府脈數，藏脈遲，數爲熱，遲爲寒。

十難

十難曰：一脈十變者，何謂也？然：五邪剛柔相逢之意也。假令心脈急甚者，肝邪干心也，心脈微急者，膽邪干小腸也，心脈大甚者，心邪自干心也，心脈微大者，小腸邪自干小腸也，心脈緩甚者，脾邪干心也，心脈微緩者，胃邪干小腸也，心脈澀甚者，肺邪干心也，心脈微澀者，大腸邪干小腸也，心脈沉甚者，

---

[1] 竟（qìng 慶）《說文》：“竟，終也。”《禮記·儒行》：“起居竟信其志。”

腎邪干心也，心脈微沉者，膀胱邪干小腸也。五藏各有剛柔邪，故令一脈輒變爲十也。

一脈十，變義見《靈樞·邪氣藏府病形論》。五邪，五藏五府之邪。剛柔，藏邪剛，府邪柔。肝脈急，肝合膽，心脈大，心合小腸，脾脈緩，脾合胃，肺脈濇，肺合大腸，腎脈沉，腎合膀胱，剛則脈甚，柔則脈微。藏府之邪各五，二五爲十，故令一脈變爲十也。此候小腸與心脈，即候心小腸於左寸，肺大腸於右寸之法也。

大小腸府雖至濁，而其經自手走頭，乃六陽中之至清者，故可候於兩寸。後世庸愚，乃欲候二腸於兩尺，狂妄極矣！

十一難

十一難曰：經言脈不滿五十動而一止，一藏無氣者，何藏也？然：人吸者隨陰入，呼者因陽出，今吸不能至腎，至肝而還，故知一藏無氣者，腎氣先盡也。

經，《靈樞》。五十營：五十動而不一代者，五藏皆受氣，四十動一代者，一藏無氣，三十動一代者，二藏無氣，二十動一代者，三藏無氣，十動一代者，四藏無氣，不滿十動一代者，五藏無氣。人吸者隨陰入，呼者因陽出，今吸不能至腎，至肝而還，則五十動中，必見代止，故知一藏無氣者，腎氣先盡也。由腎而肝，由肝而脾，由脾而心，由心而肺，其次第也。

十二難

十二難曰：經言五藏脈已絕於內，用鍼者反實其外，五藏脈已絕於外，用鍼者反實其內，內外之絕，何以別之？然：五藏脈已絕於內者，腎肝脈絕於內也，而醫反補其心肺，五藏脈已絕於外者，心肺脈絕於外也，而醫反補其腎肝。陽絕補陰，陰絕補陽，是謂實實虛虛，損不足而補有餘。如此死者，醫殺之耳。

經，《靈樞》。九鍼十二原：五藏之氣已絕於內，而用鍼者反實其外，是謂重竭，重竭則必死，其死也靜。五藏之氣已絕於外，而用鍼者反實其內，是謂逆厥，逆厥則必死，其死也躁。肝腎爲陰，心肺爲陽，陽在外，陰在內，絕於內者，腎肝之氣也，絶於外者，心肺之氣也。

十三難

十三難曰：經言見其色而不得其脈，反得相勝之脈者即死，得相生之脈者病即自已，色之與脈，當參相應，爲之奈何？然：五藏有五色，皆見於面，亦當與寸口、尺内相應。假令色青，其脈當弦而急，色赤，其脈浮大而散，色黄，其脈中緩而大，色白，其脈浮澀而短，色黑，其脈沉濡而滑。此所謂五色之與脈，當參相應也。

經，《靈樞》。邪氣藏府病形：色青者，其脈弦，赤者，其脈鉤，黄者，其脈代，白者，其脈毛，黑者，其脈石。見其色而不得其脈，反得其相勝之脈則死矣，得其相生之脈則病已矣。濡、輭同。

脈數，尺之皮膚亦數，脈急，尺之皮膚亦急，脈緩，尺之皮膚亦緩，脈澀，尺之皮膚亦澀，脈滑，尺之皮膚亦滑。

此段《靈樞·邪氣藏府病形》文。

五藏各有聲、色、臭、味，當與寸口、尺内相應，其不應者，病也。假令色青，其脈浮澀而短，若大而緩，爲相勝，浮大而散，若小而滑，爲相生也。經言知一爲下工，知二爲中工，知三爲上工，上工者十全九，中工者十全八，下工者十全六，此之謂也。

肝木色青，浮澀而短，肺脈，勝肝者也。大而緩，脾脈，肝所勝也。浮大而散，心脈，肝所生也。小而滑，腎脈，生肝者也。經言知一爲下工六語[1]，亦邪氣藏府病形文。

十四難

十四難曰：脈有損至，何謂也？然：一呼再至曰平，三至曰離經，四至曰奪精，五至曰死，六至曰命絶，此至之脈也。何謂損？然：一呼一至曰離經，二呼一至曰奪精，三呼一至曰死，四呼一至曰絶命，此損之脈也。至脈從下上，損脈從上下也。

至脈從下上，自下而升也。損脈從上下，自上而降也。

---

[1] 六語　指"經言知一爲下工……下工者十全六"六語。

損脈之爲病奈何？然：一損損於皮毛，皮聚而毛落，二損損於血脈，血脈虛少，不能榮於五藏六府也，三損損於肌肉，肌肉消瘦，飲食不能爲肌膚，四損損於筋，筋緩不能自收持，五損損於骨，骨痿不能起於牀。反此者，至脈之病也。從上下者，骨痿不能起於牀者死，從下上者，皮聚而毛落者死。

肺主皮毛，心主血脈，脾主肌肉，肝主筋，腎主骨，損脈從上下，骨痿不起者，自肺而之[1]腎也，至脈從下上，皮聚毛落者，自腎而之肺也。

治損之法奈何？然：損其肺者，益其氣，損其心者，調其營衛，損其脾者，調其飲食，適其寒溫，損其肝者，緩其中，損其腎者，益其精，此治損之法也。

肝病者，木鬱土賊，腹滿裏急，故宜緩其中。

脈有一呼再至，一吸再至，有一呼三至，一吸三至，有一呼四至，一吸四至，有一呼五至，一吸五至，有一呼六至，一吸六至，有一呼一至，一吸一至，有再呼一至，再吸一至。脈來如此，何以別知其病也？

損至之脈有輕重，則病亦不同，應有分別之法。

然：脈來一呼再至，一吸再至，不大不小曰平。一呼三至，一吸三至，爲適[2]得病。前大後小，即頭痛目眩，前小後大，即胸滿短氣。一呼四至，一吸四至，病欲甚，脈洪大者苦煩滿，沉細者腹中痛，滑者傷熱，澀者，中霧露。一呼五至，一吸五至，其人當困，沉細夜加，浮大晝加，不大不小，雖困可治，其有大小者，爲難治。一呼六至，一吸六至，爲死脈也，沉細夜死，浮大晝死。

前謂寸，後謂尺，寸大尺小，濁氣上逆，故頭痛目眩，寸小尺大，清氣下陷，肝脾[3]不升，則肺胃不降，故胸滿短氣。脈

---

〔1〕 之 至也。《焚書·雜述》："忠臣挾忠……則臨難自舊，之死靡它。"

〔2〕 適 纔也。頃也。《漢書·賈誼傳》："陛下之臣，雖有悍如馮敬者，適啟其口，匕首已陷其胸矣。"

〔3〕 肝脾 原作"脾肝"，據下文"肺胃不降"、"肝脾下陷"文例乙轉。

洪大者，苦煩滿，膽胃上逆而火升也。膽木化氣相火。沉細者，腹中痛，肝脾下陷而土賊也。滑者，傷熱，溫氣內鬱而肝病也。澀者，中霧露，寒氣外襲而肺病也。夜爲陰，晝爲陽，沉細陰盛故夜加，浮大陽盛故晝加，甚者則死也。

一呼一至，一吸一至，名曰損，人雖能行，猶當著牀。所以然者，血氣皆不足故也。再呼一至，再吸一至，名曰無魂。無魂者，當死也，人雖能行，名曰行屍。

無魂，魂絕而神敗也。

上部有脈，下部無脈，其人當吐，不吐者死。上部無脈，下部有脈，雖困無能爲害。所以然者，人之有尺，譬如樹之有根，枝葉雖[1]枯槁，根本將自生，脈有根本，人有元氣，故知不死。

飲食不消，停蓄中脘，陽遏不降，故上部有脈，下部無脈，當吐之則愈。若非吐證，而見此脈者，是根本敗竭，法主死也。

十五難

十五難曰：經言春脈弦，夏脈鉤，秋脈毛，冬脈石，是王脈耶？將病脈也？然：弦、鉤、毛、石者，四時之脈。春脈弦者，肝東方木也，萬物始生，未有枝葉，故其脈之來，濡弱而長，故曰弦。夏脈鉤者，心南方火也，萬物之所茂，垂枝布葉，皆下曲如鉤，故其脈之來，來[2]疾去遲，故曰鉤。秋脈毛者，肺西方金也，萬物之所終，草木華葉，皆秋而落，其枝獨在，若毫毛也，故其脈之來，輕虛以浮，故曰毛。冬脈石者，腎北方水也，萬物之所藏也，極冬之時，水凝如石，故其脈之來，沉濡而滑，故曰石。此四時之脈也。

經，《素問·玉機真藏論》。

如有變奈何？然：春脈弦，反者爲病。何謂反？然：其氣來實強，是謂太過，病在外，氣來虛微，是謂不及，病在內。氣來[3]厭厭聶聶，如循榆葉曰平，益實而滑，如循長竿曰病，急

---

〔1〕　雖　原脱，諸本均同，據《難經本義·十四難》及下文“根本將自生”補。

〔2〕　來　原脱，據本難前後文例補。

〔3〕　來　原脱，諸本均同，據《難經本義·十五難》補。

而勁益强，如新張弓弦曰死。春脈微弦曰平，弦多胃氣[1]少曰病，但弦無胃氣[2]曰死，春以胃氣爲本。

《素問·平人氣象論》：平肺脈來，厭厭聶聶，如落榆莢，曰肺平。

夏脈鈎，反者爲病。何謂反？然：氣來實强，是謂太過，病在外，氣來虛微，是謂不及，病在內。脈來纍纍如環，如循琅玕曰平，來而益數，如鷄舉足曰病，前曲後居，如操帶鈎曰死。夏脈微鈎曰平，鈎多胃氣少曰病，但鈎無胃氣曰死，夏以胃氣爲本。

平人氣象論：實而益數，如鷄舉足，曰脾病。

秋脈毛，反者爲病。何謂反？然：其氣來實强，是謂太過，病在外，氣來虛微，是謂不及，病在內。其脈來藹藹如車蓋，按之益大曰平，不上不下，如循鷄羽曰病，按之蕭索，如風吹毛曰死。秋脈微毛曰平，毛多胃氣少曰病，但毛無胃氣曰死，秋以胃氣爲本。

仲景脈法[3]：脈藹藹如車蓋者，名曰陽結也。

冬脈石，反者爲病。何謂反？然：氣來實强，是謂太過，病在外，氣來虛微，是謂不及，病在內。脈來上大下兌[4]，濡滑如雀之喙曰平，啄啄連屬，其中微曲[5]曰病，來如解索，去如彈石曰死。冬脈微石曰平，石多胃氣少曰病，但石無胃氣曰死，冬以胃氣爲本。

平人氣象論：銳堅如烏之喙，曰脾死。喘喘連屬，其中微曲，曰心病。

胃者，水穀之海，主稟四時，皆以胃氣爲本，是謂四時之變

---

[1] [2] 氣　原脫，諸本均同，據《難經本義·十五難》及本難後文文例補。

[3] 仲景脈法　指《傷寒論·辨脈篇》。

[4] 兌（ruì 瑞）　通“銳”。《史記·天官書》：“三星隨北端兌。”《漢書·天文志》：“兌作銳。”

[5] 曲　《素問·平人氣象論》王冰注：“謂中手而偃曲也。”“偃”，停也。止息也。《莊子·徐無鬼》：“爲義偃兵，造兵之本也。”

病，生死之要會也。脾者，中州也，其平和不可得見，衰乃見耳。來如雀之喙，如水之下漏，是脾衰之見也。

主稟四時，四時所稟也。此篇引玉機真藏、平人氣象二論，而語微顛倒。

十六難

十六難曰：脈有三部九候，有陰陽，有輕重，有六十首，一脈變爲四時，離聖久遠，各自是其法，何以別之？然：是其病，有內外證。

三部九候，見十八難。陰陽，見四難。輕重，見五難。六十首，《素問·方盛衰論》：聖人持診之道，先後陰陽而持之，奇恆之勢，乃六十首。蓋上古診法也。一脈變爲四時，即十五難春弦、夏鈎、秋毛、冬石也。脈法不一，離聖久遠，人各自是其法，何以別其是非長短也？是其病，有內外證，言凡病但以內外之證驗之，自得其真，不必拘拘於諸法也。

其病爲之奈何？然：假令得肝脈，其外證善潔，面青，善怒，其內證臍左有動氣，按之牢若痛，其病滿閉，溲便難，四肢轉筋。有是者，肝也，無是者，非也。

肝脈弦，其色青，其志怒，凡物稍不如意則怒生，是爲善潔。其位在臍左，其主筋，其性疏泄。風木鬱遏，疏泄不行，則腹滿便閉，前後皆阻，四肢轉筋也。

假令得心脈，其外證面赤，口乾，善笑，其內證臍上有動氣，按之牢若痛，其病煩心，心痛，掌中熱而啘[1]。有是者，心也，無是者，非也。

心脈鈎，其色赤，其聲笑，其位在臍上。啘，嘔而無物，心煩作惡也。

假令得脾脈，其外證面黃，善噫，善思，善味，其內證當臍上有動氣，按之牢若痛，其病腹脹滿，食不消，體重節痛，怠惰嗜臥，四肢不收。有是者，脾也，無是者，非也。

---

[1] 啘（yuě 噦） 乾嘔。

脾脈代，脾脈緩，隨四時更代，弦、鉤、毛、石之中而有緩象，是即脾脈，脾不主時也。其色黃，其志思，其主味，其位當臍，其主四肢。脾爲太陰濕土，濕旺脾鬱，不能消化水穀，則腹滿食停，脾鬱腹滿，則胃氣上逆，而生噦噫。體重節痛，濕流關節。怠惰嗜臥，脾土困倦，則欲臥眠。四肢不收也。

假令得肺脈，其外證面白，善嚏，悲愁不樂，欲哭，其內證臍右有動氣，按之牢若痛，其病喘咳，洒淅寒熱。有是者，肺也，無是者，非也。

肺脈毛，其色白，其竅鼻，肺氣逆衝，出於鼻竅，則爲嚏。其志悲，其聲哭，其位在臍右，其藏氣，肺氣阻逆，則生喘咳。其主皮毛，皮毛感傷，則生寒熱。洒淅，皮毛振悚。

假令得腎脈，其外證色黑，善恐欠，其內證臍下有動氣，按之牢若痛，其病逆氣，小腹急痛，泄而下重，足脛寒而逆。有是者，腎也，無是者，非也。

腎脈石，其色黑，其志恐，其性蟄藏。日暮陰隆，腎氣上引，陽將蟄而未蟄，陰引而下，陽引而上，則爲欠。欠者，開口呵氣也。其位在臍下，木生於水，水寒不能生木，甲木上拔，則病逆氣，乙木下衝，則小腹急痛，泄而下重。其主骨髓，骨髓失溫，則足脛寒逆也。

十七難

十七難曰：經言病或有死，或有不治自愈，或連年月不已，其生死存亡，可切脈而知之耶？然：可盡知也。

經，《素問》脈要精微、平人氣象諸論。

診病若閉目不欲見人者，脈當得肝脈強急而長，而反得肺脈浮短而澀者，死也。

肝竅於目，閉目不欲見人，肝木陷也，故當得肝脈。而反得肺脈者，死，金剋木也。

病若開目而渴，心下牢者，脈當得緊實而數，而反得沉濡而微者，死也。

肝膽同氣，開目而渴，心下牢者，膽木上逆也，故當得膽脈。而反得腎脈者，死，膽木化氣於相火，水剋火也。

病若吐血，復鼽衄血者，脈當沉細，而反浮大而牢者，死也。鼽，音求。

吐血、衄血，肺胃上逆，收氣不行也。而反得心脈者，死，火剋金也。

病若譫言妄語，身當有熱，脈當洪大，而反手足厥冷，脈沉細微者，死也。

譫言妄語，心火上炎也，故身當有熱，脈當洪大。而反得腎脈者，水剋火也。水勝火熄而譫言者，神敗也，是以死。

病若大腹而泄者，脈當微細而澀，反緊大而滑者，死也。

大腹而泄者，脾土濕陷而木賊也。微細而澀，肺脈也。而反得肝脈者，死，木剋土也。

十八難

十八難曰：脈有三部，部有四經，手有太陰陽明，足有太陽少陰，爲上下部，何謂也？然：手太陰陽明，金也，足少陰太陽，水也，金生水，水流下行而不能上，故在下部也。足厥陰少陽，木也，生手太陽少陰火，火炎上行而不能下，故爲上部。手心主少陽火，生足太陰陽明土，土主中宮，故在中部也。此皆五行子母更相生養者也。

脈有三部，寸、關、尺也。部有四經，兩寸，心、肺、二腸，兩關，肝、膽、脾、胃，兩尺，腎、膀胱、心主、三焦也。手太陰肺陽明大腸，金也，右寸。生足少陰腎足太陽膀胱水，左尺。水流下行而不能上，故在下部。足厥陰肝少陽膽，木也，左關。其實肝脾見於左關，膽胃見於右關。生手太陽小腸手少陰心火，左寸。火炎上行而不能下，故爲上部。手心主包絡少陽三焦，火也，右尺。生足太陰脾足陽明胃土，右關。土主中宮，故在中部也。

脈有三部九候，各何所主之？然：三部者，寸、關、尺也。九候者，浮、中、沉也。上部法天，主胸已上至頭之有疾也，中部法人，主膈下至臍之有疾也，下部法地，主臍下至足之有疾也。審而刺之者也。

《素問·三部九候》法與此不同。

人病有沉滯久積聚，可切脈而知之耶？然：診病在右脇有積聚，得肺脈結，脈結甚則疾甚，結微則積微。診不得肺脈，而右脇有積氣者，何也？然：肺脈雖不見，右手脈沉伏。其外痼疾同法耶？將異也？然：結者，脈來去時一止，無常數，名曰結也。伏者，脈行筋下也。浮者，脈在肉上行也。左右表裏，法皆如此。假令脈結伏者，內無積聚，脈浮結者，外無痼疾。有積聚脈不結伏，有痼疾脈不浮結，而〔1〕脈不應病，病不應脈，是爲死病也。

藏病曰積，府病曰聚。

十九難

十九難曰：脈有逆順，男女有恆，而反者，何謂也？然：男子生於寅，寅爲木，陽也，女子生於申，申爲金，陰也，故男脈在關上，女脈在關下，是以男子尺脈恆弱，女子尺脈恆盛，是其常也。反者，男得女脈，女得男脈也。

男子生於寅，女子生於申，男一歲起丙寅，順行二歲丁卯，以陽生於子，子至寅而三陽成也。女一歲起壬申，逆行二歲辛未，以陰生於午，午至申而三陰成也。命家〔2〕起小運〔3〕法。寅木生火，火炎上，故男脈在關上，申金生水，水流下，故女脈在關下，是以男子尺脈恆弱，寸脈恆盛，女子尺脈恆盛，寸脈恆弱，是其常也。反者，男得女脈，寸弱而尺盛也，女得男脈，尺弱而寸盛也。

---

〔1〕　而　《禮記·檀弓》：“而曰然。”《注》：“而，猶乃也。”王引之云：“乃與而，對言之則異，散言之則通。”

〔2〕　命家　“命”，《詩·周頌》：“維天之命，於穆不已。”《疏》：“言天道轉運，無極止時也。”“命家”，天文家。

〔3〕　小運　即元運，堪輿家言。大致以《皇極經世》之説，以甲子六十年爲一元，歷上、中、下三元爲一周，歷三周，凡五百四十年爲一運。又以一元六十年爲大運，一元之中，每二十年爲小運，以此定地氣之衰旺。

其爲病何如？然：男得女脈爲不足，病在内，左得之，病在左，右得之，病在右，隨脈言之也。女得男脈爲太過，病在四肢，左得之，病在左，右得之，病在右，隨脈言之。此之謂也。

男得女脈，以陽而變陰，故爲不足。陰盛於内，故病在内。女得男脈，以陰而變陽，故爲太過。陽盛於四肢，故病在四肢。

二十難

二十難曰：經言脈有伏匿，伏匿於何藏而言伏匿耶？然：謂陰陽更相乘，更相伏也。脈居陰部，而反陽脈見者，爲陽乘陰也，脈雖時沉澀而短，此謂陽中伏陰也。脈居陽部，而反陰脈見者，爲陰乘陽也，脈雖時浮滑而長，此謂陰中伏陽也。

陽脈而見陰來，謂之陽中伏陰。陰脈而見陽來，謂之陰中伏陽。

重陽者狂，重陰者癲。脱陽者見鬼，脱陰者目盲。

重陽者狂，木火之陽旺也。重陰者癲，金水之陰旺也。心主喜，肝主怒，狂者木火有餘，故多喜怒。腎主恐，肺主悲，癲者金水有餘，故多悲恐。脱陽者陰旺，鬼，陰類也，故見之。肝竅於目，緣肝藏血，血舍魂，魂化神，魂神升發，而生光明，上開雙竅，則爲兩目。陰者，陽之宅也，陰脱宅傾，神魂散亡，是以目盲。名曰脱陰，而實脱陰中之陽氣也。

二十一難

二十一難曰：經言人形病脈不病曰生，脈病形不病曰死，何謂也？然：人形病脈不病，非有不病者也，謂息數不應脈數也。此大法。

形病脈不病，非有不病，此以診者息數不調，不應脈數也。

二十二難

二十二難曰：經言脈有是動，有所生病，一脈輒變爲二病者，何也？然：經言是動者，氣也，所生病者，血也。邪在氣，氣爲是動，邪在血，血爲所生病。

經，《靈樞·經脈》也。

氣主呴之，血主濡之，氣留而不行者，爲氣先病也，血滯而不濡者，爲血後病也，故先爲是動，後所生也。

氣留則血滯，故氣先病而血後病。

二十三難

二十三難曰：手足三陰三陽脈之度數，可曉以不？然：手三陽之脈，從手至頭，長五尺，五六合三丈。手三陰之脈，從手至胸中，長三尺五寸，三六一丈八尺，五六三尺，合二丈一尺。足三陽之脈，從足至頭，長八尺，六八四丈八尺。足三陰之脈，從足至胸，長六尺五寸，六六三丈六尺，五六三尺，合三丈九尺。人兩足蹻脈，從足至目，長七尺五寸，二七一丈四尺，二五一尺，合一丈五尺。督脈、任脈，各[1]長四尺五寸，二四八尺，二五一尺，合九尺。凡脈長一十六丈二尺，此所謂經脈長短之數也。

此引《靈樞·脈度》文。

經脈十二，絡脈十五，何始何窮也？然：經脈者，行血氣，通陰陽，以榮於身者也。其始從中焦注手太陰陽明，陽明注足陽明太陰，太陰注手少陰太陽，太陽注足太陽少陰，少陰注手心主少陽，少陽注足少陽厥陰，厥陰復還注手太陰。別絡十五，皆因其原，如環無端，轉相灌溉，朝於寸口、人迎，以處百病，而決死生也。

經脈十二相注之次，見《靈樞·經脈》。別絡十五別走之道，見《靈樞·經別》。絡脈之行，皆與經脈同原，而別交他經，如環無端，轉相灌溉，而悉朝於寸口、人迎，人迎，足陽明動脈，在喉旁。以處百病，而決死生也。

經曰：明知終始，陰陽定矣，何謂也？然：知終始者，脈之紀也。寸口、人迎，陰陽之氣，通於朝使，如環無端，故曰始也。終者，三陰三陽之脈絕，絕則死，死各有形，故曰終也。

《靈樞·終始》：凡刺之道，畢於終始，明知終始，五藏爲紀，陰陽定矣。朝，朝宗也。使，使道也。即經隧也。三陰三陽

---

[1] 各 原作"合"，形近之誤，據《難經集注·二十三難》《靈樞·脈度》改。

之脈絕則死，死各有形，故曰終，是謂十二經終，詳見《靈樞·終始》。亦載《素問·診要經終》。

二十四難

二十四難曰：手足三陰三陽氣已絕，何以爲候？可知其吉凶否？然：足少陰氣絕，則骨枯。少陰者，冬脈也，伏行而溫於骨髓。故骨髓不溫，即肉不著骨，骨肉不相親，即肉濡而卻，肉濡而卻，故齒長而枯，髮無潤澤，無潤澤者，骨先死，戊日篤，己日死。

腎主骨，其榮髮，戊篤己死，土勝水也。

足太陰氣絕，則脈不榮其口脣。口脣者，肌肉之本也。脈不榮，則肌肉不滑澤，肌肉不滑澤，則人中滿，人中滿，則脣反，脣反，則肉先死，甲日篤，乙日死。

脾主肉，其榮脣，甲篤乙死，木勝土也。人中滿，舊訛作肉滿，依《靈樞》改。

足厥陰氣絕，則筋縮引卵與舌卷。厥陰者，肝脈也，肝者，筋之合也，筋者，聚於陰器而絡於舌本。故脈不榮，即筋縮急，筋縮急，即引卵與舌，故舌卷卵縮，此筋先死，庚日篤，辛日死。

肝主筋，聚於陰器而終於舌本，庚篤辛死，金勝木也。

手太陰氣絕，則皮毛焦。太陰者，肺也，行氣溫於皮毛者也。氣弗榮，則皮毛焦，皮毛焦，則津液去，津液去，則皮節傷，皮節傷，則皮枯毛析，毛析者，則毛先死，丙日篤，丁日死。

肺主皮，其榮毛，丙篤丁死，火勝金也。

手少陰氣絕，則脈不通，脈不通，則血不流，血不流，則色澤去，故面黑如黎[1]，此血先死，壬日篤，癸日死。

心主脈，其榮色，壬篤癸死，水勝火也。

五陰氣俱絕，則目眩轉，轉則目瞑。目瞑者，爲失志，失志

―――――――――――

[1] 黎　通"黧"。《書·禹貢》："厥土青黎。"《玉篇》："黑也。"

者，則志先死，志先死，則遠一日半死矣。

五陰，五藏之陰也。五藏主藏五神，目瞑不見，神敗光失也。

六陽氣俱絕，則陰與陽相離，陰陽相離，則腠理泄，絕汗乃出，大如貫珠，轉出不流，即氣先死，旦占[1]夕死，夕占旦死。

六陽，六府之陽也。陽主外衛，陽亡表泄，故出絕汗。此篇全引《靈樞·病傳》文，舊誤在經脈中。而字句微異。其訛舛之甚者，依《靈樞》正之。

二十五難

二十五難曰：有十二經，五藏六府十一耳，其一經，何等經也？然：一經者，手少陰與心主別脈也。心主與三焦爲表裏，俱有名而無形，故言經有十二也。

心主，手厥陰心包絡也，與手少陽三焦爲表裏。

二十六難

二十六難曰：三焦何稟何生？何始何終？其治常在何許？可曉以不？然：三焦者，水穀之道路，氣之所終始也。上焦者，在心下，下膈，當胃上口，主內而不出，其治在膻中，玉堂下一寸六分，直兩乳間陷者是。中焦者，在胃中脘，不上不下，主腐熟水穀，其治在臍旁。下焦者，在臍下，當膀胱上口，主分別清濁，出而不內，以傳導也，其治在臍下一寸。故名曰三焦，其府在氣街。

膻中者，《素問·十二藏相使》[2]：膻中者，臣使之官，喜樂出焉，《靈樞·脹論》：膻中者，心主之宮城也，膻中即心包所在。玉堂，任脈穴。氣街，足陽明穴，其府在氣街。府，氣府也，《素問·氣府論》：經絡腧穴，氣之府也。氣街，氣之道路也，《靈樞·標本》[3]：胸氣有街，腹氣有街，頭氣有街，脛氣

---

[1] 占 《爾雅·釋言》："占，隱占也。"《疏》："占者，視兆以知吉凶也。"

[2] 《素問·十二藏相使》 即王注本《素問·靈蘭秘典論》。黃氏據《素問》全元起本，於《素問懸解》內更此篇名。

[3] 《靈樞·標本》 即通行本《靈樞·衛氣》，黃氏於《靈樞懸解》內更此篇名。

有街。蓋氣之所聚會曰府，氣之所通達曰街，足陽明藏府之原，多血多氣，故獨有氣街之名。三焦下腧，並足太陽之經，下行胸中，出於委陽，見《靈樞‧本輸》。路由陽明之氣街，在毛際兩旁。是亦三焦之氣府也。三焦之經，爲手少陽三焦相火，生脾胃而化水穀，全賴乎此。故上焦主受內飲食，中焦主腐化水穀，下焦主傳輸便溺，所謂決瀆之官，水道出焉。十二藏相使語。緣其火足土燥，蒸水化氣，氣降水生，注於膀胱，而後水道能出也。

二十七難

二十七難曰：經有十二，絡有十五，餘三絡者，是何等絡也？然：有陽絡，有陰絡，有脾之大絡。陽絡者，陽蹻之絡也，陰絡者，陰蹻之絡也，故絡有十五焉。

十五絡，見《靈樞‧經別》。本以督脈之別、任脈之別與脾之大絡，合爲十五，不數陰陽二蹻，與此不同。

二十八難

二十八難曰：脈有奇經八脈者，不拘於十二經，何謂也？然：有陽維，有陰維，有陽蹻，有陰蹻，有衝，有督，有任，有帶之脈。凡此八脈者，皆不拘於經，故曰奇經八脈也。

不拘於經，不與經脈同行也。

經有十二，絡有十五，凡二十七氣，相隨上下，何獨不拘於經也？然：聖人圖設溝渠，通利水道，以備不然。天雨下降，溝渠滿溢，當此之時，霶霈〔1〕妄行，聖人不能復圖也，此絡脈滿溢，諸經不能復拘也。

十二經脈，各有疆界，自經脈而入奇經，則經脈不能復拘。譬之天雨下降，溝渠滿溢，霶霈妄行，不拘井田分畫之舊制也。

二十九難

二十九難曰：其奇經八脈者，既不拘於十二經，皆何起何經也？然：督脈者，起於下極之腧，並於脊裏，上至風府，入屬

---

〔1〕 霶霈 “霶”，通“滂”。《集韻》：“霶，同滂。”“霈”，“沛”別字。《張衡思玄賦》：“滂沛雨盛貌。”

於腦。

下極，纂後之屏翳穴，即會陰也。督行於背，自脊裏而上風府，督脈穴名。入於腦中。

任脈者，起於中極之下，以上毛際，循腹裏，上關元，至咽喉，上頤，循面，入目，絡舌。

中極，任脈穴名。任行於腹，自腹裏而上關元，任脈穴名。升於頭上。

衝脈者，起於氣衝，并足陽明之經，挾臍上行，至胸[1]中而散。

並足陽明之經，《素問·經絡論》作少陰之經。舊本誤在骨空論。按，衝脈起於足陽明之氣衝，上會橫骨、大赫等十一穴，皆足少陰經也。

帶脈起於季脇，迴身一周。

迴，繞也。

陽蹻脈者，起於跟中，循外踝上行，入風池也。

陽蹻，足太陽之別，起於足太陽之申脈，循外踝上行，入於足少陽之風池也。

陰蹻脈者，亦起於跟中，循內踝上行，至咽喉，交貫衝脈。

陰蹻，足少陰之別，起於足少陰之照海，循內踝，上至咽喉，而交衝脈。

陽維、陰維者，維絡於身，故陽維起於諸陽會，陰維起於諸陰交也。

陽維、陰維，維絡於身，陽維主一身之表，起於諸陽會，足太陽之金門也，陰維主一身之裏，起於諸陰交，足少陰之築賓也。

比於聖人，圖設溝渠，溝渠滿溢，流於深湖，故聖人不能拘通也。而人脈隆盛，入於八脈，而不環周，溢蓄不能環流灌溉諸經者也，故十二經亦不能拘之。其受邪氣，畜則腫熱，砭射

---

[1] 胸　原作"腹"，據《素問·骨空論》《難經本義·二十八難》改。

之也。

八脈者，十二經之絡脈也。經脈隆盛，入於八脈，則溢蓄於外，不能灌溉諸經，故經脈不能拘之。其受邪氣感襲，則表陽蓄積，而生腫熱，宜以砭石瀉之也。

三十難

三十難曰：奇經之爲病何如？然：陰蹻爲病，陽緩而陰急。陽蹻爲病，陰緩而陽急。衝之爲病，逆氣而裏急。督之爲病，脊強而厥。任之爲病，其内苦[1]結，男子七疝，女子瘕聚。帶之爲病，腹滿，腰溶溶如坐水中。陽維爲病苦寒熱。陰維爲病苦心痛。陽維維於陽，陰維維於陰，陰陽不能自相維，則悵然失志，溶溶不能自收持。此奇經八脈之爲病也。

陰蹻行於骹裏，病則外緩而内急。陽蹻行於骹外，病則内緩而外急。衝行於身前，病則經氣上衝，逆氣而裏急。督則行於身後，病則經脈失榮，脊強而身厥。任爲諸陰之宗，陽根下潛，蟄藏於此，陽泄根拔，寒凝氣結，男子則爲七疝，女子則爲瘕聚。帶脈環腰如帶，橫束諸經，病則帶脈不束，腹滿，腰冷溶溶，若坐水中。陽維主一身之表，病則表傷而苦寒熱。陰維主一身之裏，病則裏傷而苦心痛。蓋陽維維於諸陽，陰維維於諸陰，若陰陽不能自相維，則悵然失志，溶溶不能自收持，表裏越渫[2]，喪其保障故也。

難經懸解卷上終

---

〔1〕苦 原作"若"，據乾隆本及《難經本義·二十九難》改。
〔2〕渫（xiè洩）《說文》："渫，除去也。"《易·井》："井渫不食。"

三十一難

三十一難曰：營氣之行，常與衛氣相隨不？然：經言人受氣於穀，穀入於胃，以傳於肺，五藏六府皆以受氣，其清者爲營，濁者爲衛，營行脈中，衛行脈外，營周不休，五十而復大會，陰陽相貫，如環無端，故知營衛相隨也。

此引《靈樞·營衛生會》文。營自平旦起於手太陰之氣口，五十度而復會於氣口，衛氣自平旦起於足太陽之睛明，五十度而復會於睛明，本不同道，曰相隨者，言其並行於經中也。若宗氣，則與營氣相隨耳。胸中大氣曰宗氣。義詳《靈樞》營氣、衛氣諸篇。

三十二難

三十二難曰：五藏俱等，而心肺俱在膈上者，何也？然：心者血，肺者氣，血爲營，氣爲衛，相隨上下，謂之營衛，通行經絡，營周於外，故令心肺在膈上也。

在藏府曰氣血，在經絡曰營衛。

三十三難

三十三難曰：肝青象木，肺白象金，肝得水而沉，木得水而浮，肺得水而浮，金得水而沉，其義何也？然：夫肝者，非爲純木也。乙，角也，庚之柔，大言陰與陽，小言夫與婦，釋其微陽，而吸其微陰之氣，其意樂金，又行陰道多，故令肝得水而沉也。肺者，非爲純金也。辛，商也，丙之柔，大言陰與陽，小言夫與婦，釋其微陰，婚而就火，其意樂火，又行陽道多，故令肺得水而浮也。肺熱而復沉，肝熱而復浮者，何也？故知辛當歸庚，乙當歸甲也。

乙與庚合，其意樂金，又自水位上升，是行於陰道多也，故肝得水沉。辛與丙合，其意樂火，又自火位下降，是行於陽道多也，故肺得水浮。及至肺熱而復沉，肝熱而復浮，則是辛金終當歸庚，乙木終當歸甲也。

三十四難

三十四難曰：五藏各有聲、色、臭、味，皆可曉知以不？然：《十變》言肝色青，其臭臊，其味酸，其聲呼，其液泣，心色赤，其臭焦，其味苦，其聲言，其液汗，脾色黃，其臭香，其味甘，其聲歌，其液涎，肺色白，其臭腥，其味辛，其聲哭，其液涕，腎色黑，其臭腐，其味鹹，其聲呻，其液唾，是五藏聲、色、臭、味也。

肝主五色，心主五臭，脾主五味，肺主五聲，腎主五液。

五藏有七神，各何所主也？然：藏者，人之神氣所舍藏也，故肝藏魂，肺藏魄，心藏神，脾藏意與智，腎藏精與志也。

魂、魄、神、意、智、精、志，是謂七神。

三十五難

三十五難曰：五藏各有所府，皆相近，而心肺獨去大腸小腸遠者，何謂也？然：經言心營肺衛，通行陽氣，故居在上，大腸、小腸，傳陰氣而下，故居在下，所以相去而遠也。

心肺行其精華，故居於上，二腸傳其糟粕，故居於下，因而相去之遠也。

又謂：府者，皆陽也，清淨之處，今大腸、小腸、胃與膀胱，皆受不淨，其義何也？然：諸府者，謂是非也。經言小腸者，受盛之府也。大腸者，傳瀉行道之府也。膽者，清淨之府也。胃者，水穀之府。膀胱者，津液之府。一府猶無兩名，故知非也。小腸者，心之府，大腸者，肺之府，胃者，脾之府，膽

者，肝之府，膀胱者，腎之府。小腸爲赤腸，大腸爲白腸，膽者
爲青腸，胃者爲黄腸，膀胱者爲黑腸，下焦所治也。

謂是非也，謂其如是則非也。經，《素問·十二藏相使》。王
冰改爲靈蘭秘典。據《内經》所言，清淨之府，唯有膽也，其餘皆
受水穀，而傳渣滓，何得清淨！一府並無兩名，經之所言，即今
之所稱，故知此謂非也。蓋府者，五藏之府庫也。諸府皆謂之
腸，是腸則傳導糟粕而下，悉屬下焦所治，下爲濁陰，故受不
淨也。

三十六難

三十六難曰：藏各有一耳，腎獨有兩者，何也？然：腎兩
者，非皆腎也，其左者爲腎，右者爲命門。命門者，諸精神之所
舍，原氣之所繫也，男子以藏精，女子以繫胞，故知腎有一也。

火降於右，水升於左，故左者爲腎，右者爲命門。命門者，
神根於此，精藏於中，是一身原氣之所繫也。男子以之藏精，女
子以之繫胞，《素問·腹中論》：胞絡者，繫於腎是也。

三十七難

三十七難曰：藏唯有五，府獨有六者，何也？然：所以府有
六者，謂三焦也。有原氣之別焉，主持諸氣，有名而無形，其經
屬手少陽，此外府也，故言府有六焉。

腎爲原氣之正，三焦爲原氣之別。外府，謂在諸府之外也。
按，《靈樞·本藏》曰三焦膀胱厚，三焦膀胱薄，是有形也，與
此不同。

三十八難

三十八難曰：經言府有五，藏有六者，何也？然：六府者，
止有五府也。然：五藏亦有六藏者，謂腎有兩藏也，其左爲腎，
右爲命門。命門者，謂精神之所舍也，男子以藏精，女子以繫
胞，其氣與腎通，故言藏有六也。府有五[1]者，何也？然：五

―――――――――――

[1] 五　原作“六”，諸本均同，據本難末句“故言府有五焉”及《難經本義·三
十九難》改。

藏各一府，三焦亦是一府，然不屬於五藏，故言府有五焉。

其氣與腎通，命門之陽氣通於腎也。

三十九難

三十九難曰：肝獨有兩葉，以何應也？然：肝者，東方木也，木者春也，萬物之始生，其尚幼小，意無所親，去太陰尚近，離太陽尚遠，猶有兩心，故令有兩葉，亦應木葉也。

心爲陽中之太陽，腎爲陰中之太陰。見《素問·六節藏象論》。

四十難

四十難曰：經言肝主色，心主臭，脾主味，肺主聲，腎主液。鼻者肺之候，而反知香臭，耳者腎之候，而反聞聲，其意何也？然：肺者，西方金也，金生於巳，巳者南方火，火者心，心主臭，故令鼻知香臭。腎者，北方水也，水生於申，申者西方金，金者肺，肺主聲，故令耳聞聲。

心主臭，火也，肺金開竅於鼻，而內有巳火，故能知臭。肺主聲，金也，腎水開竅於耳，而內有申金，故能聞聲。

四十一難

四十一難曰：五藏之氣，於何發起？通於何許？可曉以不？然：五藏者，嘗內閱於上七竅也，故肺氣通於鼻，鼻和則知香臭矣，肝氣通於目，目和則知黑白矣，脾氣通於口，口和則知穀味矣，心氣通於舌，舌和則知五味矣，腎氣通於耳，耳和則知五音矣。五藏不和，則七竅不通，六府不和，則留結爲聚。

嘗內閱於上七竅也，舊訛作當上閱於九竅也，以《靈樞》改正之。張潔古認真，九竅添三焦之氣通於喉，喉和則聲鳴矣二句，謬妄不通。

經言氣獨行於五藏，不榮於六府者，何也？然：夫氣之行，如水之流，不得息也，故陰脈榮於五藏，陽脈榮於六府，如環無端，莫知其紀，終而復始。其流溢之氣，內溫於藏府，外濡於腠理。

其流溢之氣，舊訛作而不覆溢，人氣，依《靈樞》正之。

邪在六府，則陽脈不和，陽脈不和，則氣留之，氣留之，則陽脈盛矣。邪在五藏，則陰脈不和，陰脈不和，則血留之，血留之，則陰脈盛矣。陰氣太盛，則陽氣不得相榮也，故曰格。陽氣太盛，則陰氣不得相榮也，故曰關。陰陽俱盛，不得相榮也，故曰關格。關格者，不得盡其命而死矣。

氣無獨行而不相榮者，其不相榮者，邪客之也。陰盛格陽於外，曰格，陽盛關陰於內，曰關。

此篇全引《靈樞·脈度》文。

四十二難

四十二難曰：人腸胃長短，受水穀多少，各幾何？然：脣至齒，長九分，口廣二寸半。齒以後至會厭，深三寸半，大容五合。舌重十兩，長七寸，廣二寸半。咽門重十兩，廣二寸半，至胃長一尺六寸。喉嚨重十二兩，廣二寸，長一尺二寸，九節。胃重二斤十四兩，紆曲屈伸，長二尺六寸，大一尺五寸，徑五寸，容穀二斗，水一斗五升。小腸重二斤十四兩，長三丈二尺，廣二寸半，徑八分分之少半，左迴疊積十六曲，容穀二斗四升，水六升三合合之大半。大腸重二斤十二兩，長二丈一尺，廣四寸，徑一寸半，當臍右迴疊積十六曲，盛穀一斗，水七升半。肛門重十二兩，大八寸，徑二寸大半，長二尺八寸，受穀九升三合八分合之一。膀胱重九兩二銖，縱廣九寸，受溺九升八合。此腸胃長短，受水穀之數也。

會厭在喉嚨上，所以分司氣管、食管之開闔者。肛門，謂廣腸下至肛門，即直腸也。

此引《靈樞·腸胃》文。

肝重四斤四兩，左三葉，右四葉，凡七葉，主藏魂。心重十二兩，中有七孔三毛，盛精汁三合，主藏神。脾重二斤三兩，扁廣三寸，長五寸，有散膏半斤，主裹血，溫五藏，主藏意。肺重三斤三兩，六葉兩耳，凡八葉，主藏魄。腎有兩枚，重一斤二兩，主藏志。膽在肝之短葉間，重三兩二銖，盛精汁三合。

魂、神、意、魄、精，是謂五神。

四十三難

四十三難曰：人不食飲者，七日而死，何也？然：胃大一尺

五寸，徑五寸，長二尺六寸，橫屈受水穀三斗五升，其中長[1]
留穀二斗，水一斗五升。小腸大二寸半，徑八分分之少半，長三
丈二尺，受穀二斗四升，水六升三合合之大半。迴腸大四寸，徑
一寸半，長二丈一尺，受穀一斗，水七升半。廣腸大八寸，徑二
寸半，長二尺八寸，受穀九升三合八分合之一。腸胃凡長五丈八
尺四寸，合受水穀九斗二升一合八分合之一。此腸胃所受水穀之
數也。此段舊誤在四十二難中。依《靈樞》正之。

　　人胃中當留穀二斗，水一斗五升。平人日再至圊，一行二升
半，日中五升，七日五七三斗五升，而水穀盡矣。故平人不食飲
七日而死者，水穀津液俱盡，即死矣。

　　此篇全引《靈樞·平人絕穀》文。

四十四難

四十四難曰：七衝門何在？然：脣爲飛門，齒爲戶門，會厭
爲吸門，胃爲賁門，太倉下口爲幽門，大腸小腸會爲闌門，下極
爲魄門，故曰七衝門也。

　　衝，要也。賁與奔同，胃之上口，水穀下奔之路也。太倉，
胃也。幽門，胃之下口，即小腸上口。闌門，小腸下口，即大腸
上口。下極，謂會陰穴，在前後二陰之閒，會陰之後，即魄門，
二十九難：督脈起於下極之腧，即此。

四十五難

四十五難曰：經言八會者，何也？然：府會太倉，藏會季
脇，筋會陽陵泉，髓會絕骨，血會膈俞，骨會大杼，脈會太淵，
氣會三焦外一筋直兩乳內也。熱病在內者，取其會之氣穴也。

　　太倉，胃也，地當任脈之中脘，胃爲六府之長，故府會於
此。季脇，足厥陰之章門，脾之募也，脾爲五藏之長，故藏會於
此。陽陵泉，足少陽穴，肝膽主筋，故筋會於此。絕骨，外踝上
光骨，當足少陽之懸鐘。膈俞，足太陽穴。大杼，亦足太陽穴，
在大椎上。太淵，手太陰穴。三焦，上焦地在外一筋直兩乳之

---

〔1〕長　通“常”。《廣雅·釋詁》：“長，常也。”

內，當任脈之膻中，宗氣在此，三焦之上原也。熱病在內者，取其所會之氣穴，以瀉其熱也。

四十六難

四十六難曰：老人臥而不寐，少壯寐而不寤者，何也？然：經言少壯者，血氣盛，肌肉滑，氣道通，營衛之行，不失其常，故晝日精，夜不寤。老人血氣衰，肌肉不滑，營衛之道澀，故晝日不能精，夜不能寐也，故知老人不能寐也。

《靈樞·營衛生會篇》。

四十七難

四十七難曰：人面獨能耐寒者，何也？然：人頭者，諸陽之會也，諸陰脈皆至頸、胸中而還，獨諸陽脈皆上至頭耳，故令面耐寒也。

此難，《靈樞·邪氣藏府病形篇》其面不衣一段。足之三陰，自足走胸，其上者，至頸而止。手之三陰，自胸走手，手少陰，上挾咽。手之三陽，自手走頭，足之三陽，自頭走足。惟手足三陽，皆上至頭，是諸陽之所會也。

四十八難

四十八難曰：人有三虛三實，何謂也？然：有脈之虛實，有病之虛實，有診之虛實也。脈之虛實者，濡者爲虛，緊牢者爲實。病之虛實者，出者爲虛，入者爲實，言者爲虛，不言者爲實，緩者爲虛，急者爲實。診之虛實者，濡者爲虛，牢者爲實，癢者爲虛，痛者爲實，外痛內快，則爲外實內虛，內痛外快，爲內實外虛。

自內而外出者爲虛，內先損傷也。自外而內入者爲實，外先感襲也。緩者，氣鬆緩也。急者，氣迫急也。

四十九難

四十九難曰：有正經自病，有五邪所傷，何以別之？然：憂愁思慮則傷心，形寒飲冷則傷肺，恚怒氣逆，上而不下則傷肝，飲食勞倦則傷脾，久坐濕地，強力入水則傷腎，是正經自病也。

久坐濕地，則濕土賊水，強力汗出入水，水入汗孔化濕，亦能賊水，故皆傷腎。

何謂五邪？然：有中風，有傷暑，有飲食勞倦，有傷寒，有中濕，此之謂五邪。

五邪，皆自外至者。

假令心病，何以知中風得之？然：其色當赤。何以言之？肝主色，自入爲青，入心爲赤，入脾爲黃，入肺爲白，入腎爲黑，肝爲心邪，故知當赤色也。其病身熱，脇下滿痛，其脈浮大而弦。

肝脈行於兩脇，心脈浮大，肝脈弦。

何以知傷暑得之？然：當惡臭。何以言之？心主臭，自入爲焦臭，入脾爲香臭，入肺爲腥臭，入腎爲腐臭，入肝爲臊臭，故知心病傷暑得之，當惡臭也。其病身熱而煩，心痛，其脈浮大而散。

心脈浮大而散。

何以知飲食勞倦得之？然：當喜苦味也。虛爲不欲食，實爲欲食。何以言之。脾主味，自入爲甘，入肺爲辛，入腎爲鹹，入肝爲痠，入心爲苦，故知脾邪入心，爲喜苦味也。其病身熱而體重嗜臥，四肢不收，其脈浮大而緩。

土濕則體重。脾倦則嗜臥。中氣不運，四肢失稟，則縱緩不收。脾脈緩。

何以知傷寒得之？然：當譫言妄語。何以言之？肺主聲，自入爲哭，入腎爲呻，入肝爲呼，入心爲言，入脾爲歌，故知肺邪入心，爲譫言妄語也。其病身熱，洒洒惡寒，甚則喘咳，其脈浮大而濇。

肺脈濇。

何以知中濕得之？然：當喜汗出不可止。何以言之？腎主液，自入爲唾，入肝爲泣，入心爲汗，入脾爲涎，入肺爲涕，故知腎邪入心，爲汗出不可止也。其病身熱，小腹痛，足脛寒而逆，其脈沉濡而大。此五邪之法也。

腎脈沉濡。

五十難

五十難曰：病有虛邪，有實邪，有賊邪，有微邪，有正邪，何以別之？然：從後來者爲虛邪，從前來者爲實邪，從所不勝來者爲賊邪，從所勝來者爲微邪，自病爲正邪。何以言之？假令心病，中風得之爲虛邪，傷暑得之爲正邪，飲食勞倦得之爲實邪，傷寒得之爲微邪，中濕得之爲賊邪。

心爲火，假令心病，中風木邪，火所由生也，是自後來。傷暑火邪，是爲自病。飲食勞倦土邪，火之所由生也，是從前來。傷寒金邪，是從所勝來。中濕水邪，是從所不勝來也。

五十一難

五十一難曰：病有欲得溫者，有欲得寒者，有欲見人者，有不欲[1]見人者，而各不同，病在何藏府也？然：病欲得寒，而欲見人者，病在府也。病欲得溫，而不欲見人者，病在藏也。何以言之？府者陽也，陽病欲得寒，又欲見人。藏者陰也，陰病欲得溫，又欲閉户獨處，惡聞人聲。故以別知藏府之病也。

陽病熱，陰病寒，陽病動，陰病静，其性然也。

五十二難

五十二難曰：府藏發病，根本等不？然：不等也。其不等奈何？藏病者，止而不移，其病不離其處，府病者，彷彿賁響，上下流行，居處無常，故以此知藏府根本不同也。

彷彿者，游移無定之象。賁響，賁走而鳴轉也。

五十三難

五十三難曰：病有積，有聚，何以別之？然：積者，陰氣也，聚者，陽氣也，故陰沉而伏，陽浮而動。氣之所積名曰積，氣之所聚名曰聚，積者五藏所生，聚者六府所成。積者，陰氣也，其發有常處，其痛不離其部，上下有所終始，左右有所窮處，聚者，陽氣也，其始發無根本，上下無所留止，其痛無常

―――――――――――――――――――

〔1〕　不欲　原作“欲不”，諸本均同，據《難經本義·五十一難》、本難下文“而不欲見人者”及其文文義乙轉。

處，故以是別知積聚也。

此申明上章之義。

五十四難

五十四難曰：五藏之積，各有名乎？以何月何日得之？然：肝之積，名曰肥氣，在左脇下，如覆杯，有頭足。久不愈，令人發咳逆，瘄瘧，連歲不已，以季夏戊己日得之。何以言之？肺病傳肝，肝當[1]傳脾，脾季夏適王，王者不受邪，肝復欲還肺，肺不肯受，故留結爲積，故知肥氣以季夏戊己日得之。

肝位在左脇，肝膽同氣，咳逆，膽火逆刑肺金也。瘄瘧，膽火閉於重陰之中，鼓動欲出，而陰邪外束，故生寒慄。及其鬱蒸透發，則寒變而爲熱也。

心之積，名曰伏梁，起臍上，大如臂，上至心下。久不愈，令人病煩心，以秋庚辛日得之。何以言之？腎病傳心，心當傳肺，肺秋適王，王者不受邪，心復欲還腎，腎不肯受，故留結爲積，故知伏梁以秋庚辛日得之。

心位在臍上。

脾之積，名曰痞氣，在胃脘，覆大如盤。久不愈，令人四肢不收，發黃疸，飲食不爲肌膚，以冬壬癸日得之。何以言之？肝病傳脾，脾當傳腎，腎以冬適王，王者不受邪，脾復欲還肝，肝不肯受，故留結爲積，故知痞氣以冬壬癸日得之。

脾位在中脘。

肺之積，名曰息賁，在右脇下，覆大如杯。久不已，令人洒淅寒熱，喘咳，發肺壅，以春甲乙日得之。何以言之？心病傳肺，肺當傳肝，肝以春適王，王者不受邪，肺復欲還心，心不肯受，故留結爲積，故知息賁以春甲乙日得之。

肺位在右脇。息賁，喘息奔逆也。

腎之積，名曰賁豚，發於少腹，上至心下，若豚狀，或上或

---

〔1〕 當　原作“病”，諸本均同，據《難經本義·五十六難》、及本難下文“心當”、“脾當”、“肺當”、“腎當”文例改。

下無時。久不已，令人喘逆，骨痿少氣，以夏丙丁日得之。何以言之？脾病傳腎，腎當傳心，心以夏適王，王者不受邪，腎復欲還脾，脾不肯受，故留結爲積，故知賁豚以夏丙丁日得之。此五積之要法也。

腎位在少腹。賁豚發作，狀如豚奔，上至心下，痛苦欲死，故曰賁豚。

五十五難

五十五難曰：經言七傳者死，閒藏者生，何謂也？然：七傳者，傳其所勝也。閒藏者，傳其子也。何以言之？假令心病傳肺，肺傳肝，肝傳脾，脾傳腎，腎傳心，一藏不再傷，故言七傳者死也。閒藏者，傳其所生也。假令心病傳脾，脾傳肺，肺傳腎，腎傳肝，肝傳心，是子母相傳，周而復始，如環無端，故言生也。

閒藏者，不傳所勝，隔二藏而傳其所生也。

五十六難

五十六難曰：藏病難治，府病易治，何謂也？然：藏病所以難治者，傳其所勝也，府病易治者，傳其子也，與七傳、閒藏同法也。

藏病之難治者，傳其所勝也，府病之易治者，傳其所生也。藏病深，故傳所勝，府病淺，故傳所生。蓋平人無病，皆傳所生，府病輕微，未至乖常失度，彼此剋賊，故傳其所生，與平人相同也。

五十七難

五十七難曰：泄凡有幾？皆有名不？然：泄凡[1]有五，其名不同，有胃泄，有脾泄，有大腸泄，有小腸泄，有大瘕泄，名曰後重。胃泄者，飲食不化，色黃。脾泄者，腹脹滿，泄注，食即嘔吐逆。大腸泄者，食已窘迫，大便色白，腸鳴切痛。小腸泄

---

〔1〕 凡　原作"皆"，諸本均同，據《難經本義·五十七難》、本難"泄凡有幾"改。

者，溲而便膿血，少腹痛。大瘕泄者，裏急後重，數至圊而不便，莖中痛。此五泄之法也。

胃泄者，甲木之剋戊土也。胃以受盛爲職，乘以甲木之邪，胃府鬱迫，水穀莫容，則生吐泄。傷寒陽明少陽之泄，皆此證也。脾泄者，乙木之賊己土也。脾土濕寒，不能蒸水化氣，水穀並下，脾濕愈滋，土陷木遏，肝氣不達，風木衝決，開其後竅，則生泄注。內傷之泄，皆此證也。食則嘔吐逆者，脾陷則胃逆也。大腸泄者，金斂而木不泄也。乙木陷於大腸，上達無路，欲衝後竅而出，而大腸斂之，不得暢泄，故窘迫欲後，腸鳴而痛切也。大便白者，金色也。小腸泄者，寒水鬱其丙火也。小腸以丙火而化寒水，水寒生泄，不過大便溏注而已，不作膿血也。病則丙火不化寒水，鬱於濕土之中，丙火不化寒水，因於土濕。內熱淫蒸，膿血腐化。寒水絕其上源，故溲溺淋澀。風木鬱衝，故小腹痛作也。大瘕泄者，水土之鬱陷也。水土濕寒，陰氣凝結，瘕塊累生。乙木不得溫升，陷衝後竅，而疏泄失政，未能順下，故溲便頻數，裏急後重，而糞溺艱澀不利也。

泄雖有五，唯胃泄爲膽胃病，其四皆脾肝之證。而癸水之寒，乃其根本也。

五十八難

五十八難曰：傷寒有幾？其脈有變不？然：傷寒有五，有中風，有傷寒，有濕溫，有熱病，有溫病，其所苦各不同。

中風，風傷衝也，傷寒，寒傷營也，詳仲景《傷寒》。濕溫，中濕[1]而發熱者也。熱病，暑病也，即仲景暍病。溫病，春月而病感者也。《素問》熱病，即溫病之發於夏月者，評熱病論：先夏至者爲病溫，後夏至者爲病暑是也。與此不同。

中風之脈，陽浮而滑，陰濡而弱。濕溫之脈，陽濡而弱，陰小而急。傷寒之脈，陰陽俱甚而緊澀。熱病之脈，陰陽俱浮，浮之而滑，沉之散澀。溫病之脈，行在諸經，不知何經之動也，各

---

[1] 濕　原作“溫”，形近之誤，據《難經集注·五十八難》改。

隨其經之所在而取之。

溫病各經不同，行在於諸經之中，不知何經之動也，各隨其經之所在而取之。溫病不過六經，而經隨日傳，六日而盡，須逐日診之，難以預定也。溫病一日太陽，二日陽明，三日少陽，四日太陰，五日少陰，六日厥陰，法詳《素問·熱論》[1]。

傷寒有汗出而愈，下之而死者，有汗出而死，下之而愈者，何也？然：陽虛陰盛，汗出[2]而愈，下之即死，陽盛陰虛，汗出而死，下之而愈。

陽虛陰盛，下則亡陽，故可汗愈，陽盛陰虛，汗則亡陰，故可下愈。

寒熱之病，候之如何也？然：皮寒熱者，皮不可近席，毛髮焦，鼻槁，不得汗。肌寒熱者，皮膚痛，脣舌槁，無汗。骨寒熱者，病無所安，汗注不休，齒本槁痛。

此段引《靈樞·寒熱病》文。

五十九難

五十九難曰：狂癲之病，何以別之？然：狂之始發，少[3]臥而不飢，自高賢也，自辯智也，自貴倨[4]也，妄笑好歌樂，妄行不休是也。癲病始發，意不樂，直視僵仆，其脈三部陰陽俱盛是也。

此引《靈樞·癲狂》文。

六十難

六十難曰：頭心之病，有厥痛，有真痛，何謂也？然：手三陽之脈，受風寒，伏留而不去者，則名厥頭痛，入連在腦者，名真頭痛。其五藏相干，名厥心痛，其痛甚，但在心，手足清[5]

---

〔1〕 論 原作“病”，據《素問·熱論》改。
〔2〕 出 原作“之”，諸本均同，據《難經本義·五十八難》、本難“傷寒有汗出而愈”改。
〔3〕 少 原作“坐”，諸本均同，據《靈樞·癲狂》《難經本義·五十九難》改。
〔4〕 倨（jù巨）《說文》：“倨，不遜也。”
〔5〕 清 通“清”，《集韻》：“清，與清同，寒也。”

者，即名真心痛。其真心痛者，旦發夕死，夕發旦死。

此難《靈樞·厥病》厥病真頭痛，頭痛甚，腦盡痛，手足寒至節，死不治。

六十一難

六十一難曰：經言望而知之謂之神，聞而知之謂之聖，問而知之謂之工，切而知之謂之巧，何謂也？然：望而知之者，望見其五色，以知其病。聞而知之者，聞其五音，以別其病。問而知之者，問其所欲五味，以知其病所起所在。切脈而知之者，診其寸口，視其虛實，以知病在何藏府也。經言：以外知之曰聖，以內知之曰神，此之謂也。

以外知之，驗其外而知之也。以內知之，洞其內而知之也。

六十二難

六十二難曰：藏井滎有五，府獨有六者，何謂也？然：府者陽也，三焦行於諸陽，故置一腧，名曰原，所以府有六者，亦與三焦共一氣也。

五藏五腧，井、滎、俞、經、合也，六府六腧，井、滎、俞、原、經、合也，詳見《靈樞·本輸》。府有六腧者，以五府之外，又有三焦一府，故多置一原穴以配之，此亦與三焦共一氣也。

六十三難

六十三難曰：《十變》言五藏六府滎合，皆以井爲始者，何謂也？然：井者，東方木也，萬物之始生，故蚑行喘息，蜎飛蠕動，當生之物，莫不以春生，故歲數始於春，日[1]數始於甲，故以井爲始也。

滎合以井爲始，義詳《靈樞·本輸》。蚑行喘息，蜎飛蠕動，謂行息飛動，一切諸蟲也。

六十四難

六十四難曰：《十變》又言陰井木，陽井金，陰滎火，陽滎

---

〔1〕 日　原作"月"，諸本均同，據《難經本義·六十三難》改。

水，陰俞土，陽俞木，陰經金，陽經火，陰合水，陽合土，陰陽
皆不同，其意何也？然：是剛柔之事也。陰井乙木，陽井庚金，
陽井庚，庚者，乙之剛也，陰井乙，乙者，庚之柔也。乙爲木，
故言陰井木也，庚爲金，故言陽井金也。餘皆倣此。

　　陰井木，陽井金義，詳《靈樞・本輪》。

六十五難

　　六十五難曰：經言所出爲井，所入爲合，其法奈何？然：所
出爲井，井者，東方春也，萬物始生，故言所出爲井。所入爲
合，合者，北方冬也，陽氣入藏，故言所入爲合也。

　　萬物出於春，井之義也。陽氣入於冬，合之義也。

六十六難

　　六十六難曰：經言肺之原，出於太淵，心之原，出於大陵，
肝之原，出於太衝，脾之原，出於太白，腎之原，出於太谿，少
陰之原，出於兌骨，膽之原，出於丘墟，胃之原，出於衝陽，三
焦之原，出於陽池，膀胱之原，出於京骨，大腸之原，出於合
穀，小腸之原，出於腕骨，十二經皆以俞爲原者，何也？然：五
藏俞者，三焦之所行，氣之所留止也。三焦所行之俞爲原者，何
也？然：臍下腎間動氣者，人之生命也，十二經之根本也，故名
曰原。三焦者，原氣之別使也，主通行三氣，經歷於五藏六府。
原者，三焦之尊號也，故所止輒爲原。五藏六府之有病者，皆取
其原也。

　　肺之原，出於太淵五句，義見《靈樞・九鍼十二原》，此皆
五藏之俞穴也。左右各一[1]，共十穴，連膏之原，肓之原。膏
之原，出於鳩尾，肓之原，出於脖胦。合爲十二原。少陰之原，出於
兌骨，謂神門也。手少陰無俞，所謂心之原，出於大陵者，皆手
厥陰之俞也，義見《靈樞・逆順肥瘦》。舊本誤在邪客。故此補少陰之
原句。膽之原，出於丘墟六句，義見《靈樞・本輪》，此皆六府
之原穴也。十二經皆以俞爲原者，謂九鍼十二原中，皆以五藏之

──────────

〔1〕 一　原作"二"，據下文"共十穴"改。

俞穴爲原，非謂六府也。以五藏之俞，乃三焦之所行，是其氣所留止，故稱曰原。蓋腎閒動氣，一身之原氣也。三焦者，腎中原氣之別使，行於上下三焦，經歷五藏六府之俞穴，其所留止，輒謂之原，以其原於動氣閒而得名也。

六十七難

六十七難曰：五藏六府，各有井、滎、俞、經、合，皆何所主？然：經言所出爲井，所流爲滎，所注爲俞，所行爲經，所入爲合。井主心下滿，滎主身熱，俞主體重節[1]痛，經主喘咳寒熱，合主逆氣而泄，此五藏六府井滎俞經合所主病也。

六十八難

六十八難曰：五藏募皆在陰，俞皆在陽者，何謂也？然：陰病行陽，陽病行陰，故令募在陰，俞在陽也。

五藏之募皆在腹，肝之募期門，心之募巨闕，脾之募章門，肺之募中府，腎之募京門。俞皆在背，總出於足太陽之經。背爲陽，腹爲陰，陰病必行於陽，陽病必行於陰，故令募在於腹，俞在於背也。以募者，藏中陽氣之所結也，是以陽病行於陰，俞者，藏中陰氣之所輸也，是以陰病行於陽也。

六十九難

六十九難曰：經言虛者補之，實者瀉之，不虛不實，以經取之，何謂也？然：虛者補其母，實者瀉其子，當先補之，然後瀉之。不實不虛，以經取之者，是正經自生病，不中他邪也，當自取其經，故言以經取之。

經，《靈樞·經脈》。自取其經，取其本經，不取其子母也。

七十難

七十難曰：經言春夏刺淺，秋冬刺深者，何謂也？然：春夏者，陽氣在上，人氣亦在上，故當淺取之。秋冬者，陽氣在下，人氣亦在下，故當深取之。

經，《素問》四時刺逆從論諸篇。

---

[1] 節　原作"筋"，諸本均同，據《難經本義·六十八難》改。

春夏各致一陰，秋冬各致一陽者，何謂也？然：春夏溫，必致一陰者，初下鍼，沉之至腎肝之部，得氣，引而持之陰也。秋冬寒，必致一陽者，初內鍼，淺而浮之至心肺之部，得氣，推而內之陽也。是謂春夏必致一陰，秋冬必致一陽也。

腎肝之部，筋骨也。心肺之部，皮脈也。

七十一難

七十一難曰：經言刺營無傷衛，刺衛無傷營，何謂也？然：鍼陽者，臥鍼而刺之，刺陰者，先以左手攝按所鍼滎俞之處，氣散乃內鍼，是謂刺營無傷衛，刺衛無傷營也。

衛爲陽，營爲陰，刺衛者，臥鍼而刺之，則不傷營，衛行脈外，鍼入淺也。刺營者，先以左手攝按所鍼滎俞之處，衛氣開散乃內鍼，則不傷衛，營行脈中，鍼入雖深，而未嘗及衛也。

七十二難

七十二難曰：經言能知迎隨，氣可令調，調氣之方，必在陰陽，何謂也？然：所謂迎隨者，知營衛之流行，經脈之往來也。隨其逆順而取之，故曰迎隨。調氣之方，必在陰陽者，知其內外表裏，隨其陰陽而調之，故曰調氣之方，必在陰陽。

經，《靈樞》終始、九鍼十二原，往者爲逆，來者爲順，明知逆順，正行無間。迎而奪之，惡[1]得無虛！追而濟之，惡得無實！迎之隨之，以意和之是也。

七十三難

七十三難曰：諸井者，肌肉淺薄，氣少不足使也，刺之奈何？然：諸井者，木也，滎者，火也，火者木之子，當刺井者，以滎瀉之。故經曰補者不可以爲瀉，瀉者不可以爲補，此之謂也。

諸井穴在手足指端，經脈初發，肌肉淺薄，氣少不足使用，當刺者，瀉其滎穴。以滎火者，井木之子，所謂實者瀉其子也。井穴宜補不宜瀉，是故經云補者不可以爲瀉，瀉者不可以爲

---

[1] 惡（wū 屋）《韻會》：“惡，何也。”《論語·里仁》：“君子去仁，惡乎成名！”

補也。

七十四難

七十四難曰：經言春刺井，夏刺滎，季夏刺俞，秋刺經，冬刺合者，何也？然：春刺井者，邪在肝，夏刺滎者，邪在心，季夏刺俞者，邪在脾，秋刺經者，邪在肺，冬刺合者，邪在腎。其肝心脾肺腎而繫於春夏秋冬者，何也？然：五藏一病，輒有五也。假令肝病，色青者肝也，臊臭者肝也，喜酸者肝也，喜呼者肝也，喜泣者肝也，其病衆多，不可盡言也。四時有數，而並繫於春夏秋冬者，鍼之要妙，在於秋毫者也。

《靈樞·刺法》：冬刺井，春刺滎，夏刺俞，長夏刺經，秋刺合，與此不同。

井爲木，春刺井者，以其邪在肝木也。滎爲火，夏刺滎者，以其邪在心火也。俞爲土，季夏刺俞者，以其邪在脾土也。經爲金，秋刺經者，以其邪在肺金也。合爲水，冬刺合者，以其邪在腎水也。然五藏一病，輒有五條，未可拘也。假令肝病，色青者肝也，肝主色也，臊臭者肝也，而中有心病，心主臭，入肝爲臊也，喜酸者肝也，而中有脾病，脾主味，入肝爲酸也，喜呼者肝也，而中有肺病，肺主聲，入肝爲呼也，喜泣者肝也，而中有腎病，腎主液，入肝爲泣也。其病衆多，不可盡言，雖四時有數，並繫於春夏秋冬，刺法繫於四時。而鍼之要妙，則在於秋毫之閒，其變無窮也。

七十五難

七十五難曰：經言東方實，西方虛，瀉南方，補北方，何謂也？然：金木水火土，當更相平。東方木也，西方金也，木欲實，金當平之，火欲實，水當平之，土欲實，木當平之，金欲實，火當平之，水欲實，土當平之。東方者，肝也，則知肝實，西方者，肺也，則知肺虛。瀉南方火，補北方水，南方火，火者，木之子也。北方水，水者，木之母也，水勝火，子能令母實，母能令子虛，故瀉火補水，欲令金得平木也。經曰不得治其虛，何問其餘！此之謂也。

火者木之子，子能令母實，故瀉其子。水者木之母，母能令子虛，故補其母。瀉火補水，使木氣不實，則金得平之矣。

七十六難

七十六難曰：何謂補瀉？當補之時，何以取氣？當瀉之時，何所置氣？然：當補之時，從衛取氣，當瀉之時，從營置氣。其陽氣不足，陰氣有餘，當先補其陽，而後瀉其陰，陰氣不足，陽氣有餘，當先補其陰，而後瀉其陽。營衛通行，此其要也。

置，舍置也。衛氣收斂，故從衛取氣。營性疏泄，故從營置氣。

七十七難

七十七難曰：經言上工治未病，中工治已病者，何謂也？然：所謂治未病者，見肝之病，則知肝當傳之於脾，故先實其脾氣，無[1]令得受肝之邪也，故曰治未病焉。中工治已病者，見肝之病，不曉相傳，但一心治肝，故曰治已病也。

肝病傳脾，剋其所勝也。

七十八難

七十八難曰：鍼有補瀉，何謂也？然：補瀉之法，非必呼吸出內鍼也。知為鍼者，信其左，不知為鍼者，信其右。當刺之時，必先以左手厭按所鍼之處，彈而怒之，爪而下之。其氣之來，如動脈之狀，順鍼而刺之。得氣，推而內之，是謂補，動而伸之，是謂瀉。不得氣，乃與男外女內。不得氣，是謂十死不治也。

補者候呼內鍼，候吸出鍼，瀉者候吸內鍼，候呼出鍼，此補瀉之恆法耳。持鍼，右手也，而刺法之妙，全在左手，故知為鍼者，信其左手，不知為鍼者，信其右手。當刺之時，必先以左手厭同壓。按所鍼之處，以指彈而怒之，以爪引而下之，以致其氣。其氣之來，如動脈之狀，然後順鍼而刺之，此方是右手事耳。鍼下得氣，推其鍼而內入之，是謂補，動其鍼而引伸之，是

---

〔1〕 無 通"毋"。《書·洪範》："無偏無黨。"

謂瀉。若不得氣，乃與男外女內以求之。仍不得氣，是謂十死不治也。

七十九難

七十九難曰：經言迎而奪之，安得無虛？隨而濟之，安得無實？虛之與實，若得若失，實之與虛，若有若無，何謂也？然：迎而奪之者，瀉其子也，隨而濟之者，補其母也。假令心病，瀉手心主俞，是謂迎而奪之者也，補手心主井，是謂隨而濟之者也。所謂實之與虛者，濡牢之意也。氣來實牢者為得，濡虛者為失，故曰若得若失也。

經，《靈樞·九鍼十二原》。心為火，榮亦為火，瀉手心主俞土，火之子也，是謂迎而奪之，補手心主井木，火之母也，是謂隨而濟之。手少陰無俞，故取手心主。

八十難

八十難曰：經言有見如入，有見如出者，何謂也？然：所謂有見如入者，謂左手見氣來至乃內鍼，鍼入見氣盡乃出鍼，是謂有見如入，有見如出也。

有見如入，有見如出，有所見而入，有所見而出也。

八十一難

八十一難曰：經言無實實，無虛虛，損不足而益有餘，是寸口脈耶？將病自有虛實也？其損益奈何？然：是非謂寸口脈也，謂病自有虛實也。假令肝實而肺虛，肝者木也，肺者金也，金木當更相平，當知金平木。假令肺實，故知肝虛，微少氣，用鍼不補其肝，而反重實其肺，故曰實實虛虛，損不足而益有餘。此者，中工之所害也。

肺金剋肝木者，常也，假令肝實而肺虛，則當助金以平木。假令肺實，則肝氣必虛矣，若不補其肝，而反實其肺，是實其實，虛其虛，損不足而益有餘。若此者，乃中工之所害也。

難經懸解卷下終

書新刻黃氏遺書後

右書三種〔1〕，昌邑黃坤載先生所著也。

先生博極群書，尤邃於《易》，諸子百家，靡不精熟。中年〔2〕偶患目疾，頗爲醫工所誤，乃專致於黃帝、岐伯、越人、仲景四聖之書。探賾索隱，抉其陰陽升降之理，著書十一種〔3〕，今《四庫全書存目》中所著録者是也。

先生嫉近代諸醫家離經畔道，多逞私説，反復辨難，闢其乖謬，緣是爲世詬病〔4〕，故其書屏不傳。

嘉慶中葉，吾鄉先輩張皋聞、翰風〔5〕二先生昆仲，同客京師。一日，皋聞於廠肆廢麓〔6〕中得先生所著醫書一册，以示翰風，曰：其文駕魏晉上。翰風素工醫，讀之曰：豈特其文，其於醫，直仲景後一人而已。即之廠肆，編索他册，不可得。

道光己丑〔7〕，翰風權知〔8〕山東舘陶縣事。掖校官張君蘊山，昌邑人也，得先生所著《素靈微藴》《傷寒懸解》《四聖心源》《長沙藥解》《傷寒説意》《金匱懸解》，録以授翰風。舘陶趿刻工，翰風乃郵寄其尤要者刻於京師，世所傳《宛鄰書屋〔9〕》叢

〔1〕 右書三種 指《素問懸解》《靈樞懸解》《難經懸解》。

〔2〕 中年 指清雍正十二年甲寅，即公元一七三四年。

〔3〕 十一種 指《傷寒懸解》《金匱懸解》《四聖懸樞》《四聖心源》《長沙藥解》《傷寒説意》《素靈微藴》《玉楸藥解》《素問懸解》《靈樞懸解》《難經懸解》。

〔4〕 詬病 恥辱也。《禮·儒行》：“常以儒相詬病。”注：“詬病，猶恥辱也。”

〔5〕 翰風 即張琦。張琦，清陽湖人，初名翊，字翰風，號宛鄰，道光舉人。歷知章丘、舘陶等縣，所至有名績。工詩、古文及分隸，尤精輿地之學。有《戰國策釋地》《素問釋義》《古詩録》《宛鄰文集》。

〔6〕 麓 録也。《説文》：“麓，守山林吏也。又，録也。”

〔7〕 道光己丑 道光九年己丑，即公元一八二九年。

〔8〕 權知 謂攝理其事也。《鼠璞》：“權字唐始用之，韓愈權國子博士。”宋制，外郡之官，概以京官任之，號權知府事，權知軍州事。《國老談苑》普曰：“列郡以京官權知。”

〔9〕 宛鄰書屋 張琦之書室名，見《室名別號索引》。

書》中《黃氏遺書四種》〔1〕是也。

　　未幾，翰風先生歸道山〔2〕，令子仲遠同年〔3〕。承先志將南歸，丐其友董子遠孝廉、楊用明外翰兼程赴昌邑，擬盡録先生所著書。值先生子姓亦有喪，子遠、用明窮一日夜之力，僅録得《四聖懸樞》《玉楸藥解》，以報仲遠。邇年徐受衡侍郎刻於閩，歐陽曉岑觀察刻於皖，彭器之觀察刻於蜀，世所稱《黃氏遺書八種》〔4〕，皆轉輾從仲遠録出者也。而《素問》《靈樞》《難經》三懸解，卒鮮傳本，近更喪亂，昌邑亦經兵燹〔5〕，先生之書，將不可過問矣。

　　今歲正月，吾鄉馮贗廷〔6〕國學正〔7〕於廠肆中得先生生平著述鈔〔8〕本數册，則三懸解具在焉。贗廷固精於醫，而有志於振興斯道者，既幸先生之醫書得此而大備，而此三書者，世無刻本，急思公諸同好，以廣其傳。聞崇樸山將軍藏宋刻《素問》《靈樞》新校正本，假以校讐，爰付剞劂〔9〕，而屬曾向識其緣起如此。

　　翰風先生嘗曰：醫學盛於上古，衰於後世〔10〕。蓋自劉朱〔11〕之言盈天下，舉世惟知滋陰熄火之爲急，以此毒天下，而民從

───────────────

〔1〕《黃氏遺書四種》 《素靈微蘊》《傷寒懸解》《長沙藥解》《四聖心源》。

〔2〕 道山 仙山也。蘇軾詩：“道山蓬室知何處。”世因稱人死曰歸道山，謂其脱離塵世，而仙去也。

〔3〕 同年 《亭林文集·生員論》：“生員……一登科第……同榜之士，謂之同年。”

〔4〕《黃氏遺書八種》《傷寒懸解》《金匱懸解》《四聖懸樞》《四聖心源》《長沙藥解》《傷寒説意》《素靈微蘊》《玉楸藥解》。又名《黃氏醫書八種》。

〔5〕 兵燹（xiǎn 險） 因戰爭而遭焚燒破壞。《宋史·神宗紀》：“詔岷州界經鬼章兵燹者賜錢。”

〔6〕 馮贗廷 即馮承熙，字贗廷。

〔7〕 國學正 “學正”，官名。宋於國子監置學正，掌行學規，考教訓導，明、清因之。各州儒學教官，亦稱學正。“國學正”，國家級學正也。

〔8〕 鈔 通“抄”。《集韻》：“抄，與鈔同。”

〔9〕 剞（jī 机）劂（jué 厥） 書籍雕版之泛稱。《昌黎集·送文暢師北遊》：“先生閬窮巷，未得窺剞劂。”

〔10〕 醫學盛於上古，衰於後世 見張琦撰《四聖心源後序》。

〔11〕 劉朱 “劉”，劉完素，“朱”，朱震亨。

之，誠咄咄怪事！先生所爲，表闡四聖之旨，而於近代之邪說詖
辭[1]，拒之必力也。孟子曰：予豈好辯哉，予不得已也，先生
有焉。或謂先生論醫，偏於扶陽。考之《素問·生氣通天論》，
重言陽氣者五，《傷寒論·少陰篇》曰：少陰負趺陽者，爲順也，
陽貴陰賤，古訓昭然，先生豈臆說哉！

是故欲知醫，必盡通四聖之書，欲通四聖之書，必先讀先生
之書。今先生之書十一種具刊行於世，是天心之仁愛斯人，不忍
以斯人之疾病生死，終聽之於二三庸妄之說，而特啓先生，以昌
明四聖之學。後之君子，舉金元以來謬種流傳諸書，付之一炬，
獨守先生之言，與晉唐諸名醫參互考訂，以直按四聖心傳，庶幾
民無夭札，世登壽域。此則先生之志，亦即贗廷刊是書之志
也夫。

　　　　　　　　同治十一年秋八月陽湖趙曾向謹書

---

〔1〕 詖辭　偏頗之言也。《孟子·公孫丑》上：“詖辭知其所蔽。”